Wissens-Check Intensivmedizin für die Fachpflege

Reinhard Larsen

Wissens-Check Intensivmedizin für die Fachpflege

Kompaktes Kurzlehrbuch zum Wiederholen

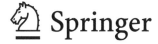 Springer

Reinhard Larsen
Homburg, Deutschland

ISBN 978-3-662-65061-5   ISBN 978-3-662-65062-2   (eBook)
https://doi.org/10.1007/978-3-662-65062-2

Die Deutsche Nationalbibliothek verzeichnet diese Publikation in der Deutschen Nationalbibliografie;
detaillierte bibliografische Daten sind im Internet über http://dnb.d-nb.de abrufbar.

Planung/Lektorat: Ulrike Hartmann

Springer ist ein Imprint der eingetragenen Gesellschaft Springer-Verlag GmbH, DE und ist ein Teil von
Springer Nature.
Die Anschrift der Gesellschaft ist: Heidelberger Platz 3, 14197 Berlin, Germany

Vorwort

» Lernen ist wie Rudern gegen den Strom. Wenn man damit aufhört, treibt man zurück
(Laotse)

Der vorliegende Wissens-Check dient v. a. der Vorbereitung auf die Prüfung für die Fachpflegeweiterbildung und ergänzt den hierzu bereits erschienenen Band „Wissens-Check Anästhesie" des Autors. Der Text umfasst die gesamte Intensivmedizin, setzt jedoch das Grundlagenwissen voraus. Um das schnelle Lernen und Wiederholen des Wissensstoffs zu erleichtern, sind alle Kapitel klar und systematisch gegliedert, der Inhalt verständlich, kompakt und ohne Abschweifungen dargestellt.

Das Buch wendet sich auch an die Fachpflegekräfte, die ihre Weiterbildung bereits erfolgreich abgeschlossen haben. Sie können hiermit nicht nur ihr Wissen auffrischen, sondern sich auch über die aktuellen Leitlinien, Empfehlungen und praktischen Vorgehensweisen in der Intensivmedizin informieren.

Wichtige Anregungen und Vorschläge für das Buch stammen von Frau Ulrike Hartmann, Springer Verlag. Unsere nun bereits Jahrzehnte zählende und mehrere Buchprojekte umfassende Zusammenarbeit war – wie immer – inspirierend und erfrischend.

Reinhard Larsen
Homburg
Juli 2022

Inhaltsverzeichnis

II   Lunge, Atmung und Beatmung

III   Spezielle Intensivmedizin

IV Ausgewählte Krankheitsbilder

Grundlagen

Inhaltsverzeichnis

Intensivmedizin und Intensivpflege

Inhaltsverzeichnis

© Springer-Verlag GmbH Deutschland, ein Teil von Springer Nature 2022
R. Larsen, *Wissens-Check Intensivmedizin für die Fachpflege*,
https://doi.org/10.1007/978-3-662-65062-2_1

1

1.1 In Kürze

1.1.1 Definitionen

Intensivmedizin Versorgung schwerst bis lebensbedrohlich erkrankter Patienten, die mit einem sehr hohen medizinischen und pflegerischen Aufwand versorgt werden müssen. Sie setzt sich zusammen aus Intensivüberwachung, Intensivtherapie und Intensivpflege.

Intensivüberwachung Eine weit über das übliche Maß hinausgehende klinische Beobachtung und apparative Überwachung von Patienten.

Intensivtherapie Ein mit erhöhtem Aufwand betriebene Intensivüberwachung und Behandlung von Patienten mit bedrohlichen Störungen verschiedener Organsysteme, besonders der Atmung und der Herz-Kreislauf-Funktion.

Intensivpflege Spezifische Pflege des Intensivpatienten im Gegensatz zur allgemeinen Krankenpflege.

1.1.2 Verschiedene Intensivstationen

Grundsätzliche Unterscheidung:
- Interdisziplinäre (fächerübergreifende) Intensivstation
- Fachspezifische Intensivstation: an das jeweilige Fachgebiet angegliedert
- Organ- oder erkrankungsspezifische Intensivstation

■ **Postoperative Einheiten**
Zwei Formen werden unterschieden:
- Aufwachraum: Meist in den Operationstrakt integriert. Überwachung für wenige Stunden
- Postoperative Überwachungsstation (Frischoperiertenstation)

■ **Intermediate Care Unit (IMC) oder High Dependency Unit (HDU)**
- Unterschieden werden interdisziplinäre und fachspezifische IMC
- Die Behandlungsstufe der IMC oder HDU liegt zwischen Intensivtherapie und Normal-/Minimalpflege.
- Die IMC versorgt primär Patienten, bei denen nur eine kontinuierliche Überwachung erforderlich ist.
- Invasive und nichtinvasive Beatmung, kontinuierliche extrakorporale Verfahren und erweitertes Monitoring gehören nicht zu den Aufgaben einer IMC

1.1.3 Struktur

■ **Lage**
- Operative und gemischte Intensivstationen: möglichst in direkter Nähe von Operationstrakt, Notfallaufnahme und Diagnostikabteilung, um gefährlich lange Transportwege zu vermeiden

■ **Größe und Aufbau**
- 5 % der Gesamtbettenzahl des Krankenhauses
- Größe: mindestens 4–6, obere Größe: variabel
- Aufbau: Patientenzone und Funktionszone mit Betriebs-, Schleusen- und Zentralräumen
- Bettplatzgröße: 25 m^2
- Patientenversorgung: offen (höhere Infektionsgefahr) oder in Einzelbox (längere Wege, schlechtere Überwachungsmöglichkeiten)

■ **Akutlabor**
In die Intensivstation integriertes Labor, in dem rund um die Uhr folgende Parameter bestimmt werden können:
- Grundleistungen wie Hämoglobin, Hämatokrit, Elektrolyte, Blutzucker, Serum- und Urinosmolarität, Urinstatus
- Blutgasanalyse und Säure-Basen-Parameter

— Laktat
— Standardgerinnungsanalysen

1.2 Personal einer Intensivstation

▪ Pflegepersonal
Als Richtwerte werden von der DIVI angegeben:
— Für 2 Behandlungsplätze 1 Pflegekraft pro Schicht
— Eine erhöhte Präsenz von Pflegepersonal – bis zu einer Pflegekraft pro Bettplatz – für spezielle Situationen oder Aufgaben
— Zusätzlich 1 Stelle für die Pflegedienstleitung pro Intensivstation

▪ Ärztliches Personal
— 1 Leiter und 7 Stationsarztstellen (40 Stundenwoche) pro 8–12 Intensivbetten

▪ Hilfskräfte
Für die Entlastung des Pflegepersonals von nichtmedizinischen Stationsarbeiten bzw. Tätigkeiten, die nicht unmittelbar der Patientenversorgung dienen. Bedarf:
— <8 Betten: 2 Hilfskräfte
— 8–12 Betten: 3 Hilfskräfte
— 12–16 Betten: 4 Hilfskräfte

1.2.1 Aufgaben des Behandlungsteams

Zum *Kern* des Behandlungsteams gehören das Fachpflegepersonal und die Intensivmediziner verschiedener Fachdisziplinen.

1.2.1.1 Fachpflegepersonal
Optimale Organisationsform ist die **Gruppenpflege**. Wesentliche Aufgaben sind:
— Allgemeine und spezielle Pflege des Intensivpatienten, Pflegedokumentation
— Beobachtung und Überwachung des Patienten, Dokumentation der überwachten Parameter

— Kontrolle der Überwachungsgeräte
— Vorbereitung, Funktionsprüfung und Bereitstellung von Geräten
— Bedienen von Geräten mit Erkennen und Beseitigen von Funktionsstörungen
— Beherrschung der kardiopulmonalen Wiederbelebung einschließlich Defibrillation
— Interpretation der häufigsten Herzrhythmusstörungen auf dem EKG-Monitor
— Arterielle und venöse Blutentnahmen
— Praktische Durchführung von enteraler und parenteraler Ernährung, Inhalationstherapie, Lagerungsdrainagen
— Legen von Magensonden und Blasenkathetern

▪ Ausbildung des Fachpflegepersonals
2-jährige berufsbegleitenden Weiterbildung, der eine 3-jährige Krankenpflegeausbildung vorangeht

1.2.1.2 Ärzte
Wesentliche Aufgaben:
— Diagnostische und behandelnde Maßnahmen am Patienten
— Aufstellung eines Verordnungsplans
— Überwachung des klinischen Zustands des Patienten durch Beobachtung und mithilfe von Überwachungsgeräten
— Überwachung der Ausführung ärztlicher Verordnungen und der Verordnungen durch das Pflegepersonal, Dokumentation der Behandlung
— Teilnahme an Visiten und Organisationsbesprechungen
— Durchführung organisatorischer Maßnahmen

▪ Weiterbildung
— Einen Facharzt für Intensivmedizin gibt es in Deutschland nicht. Die auf der Intensivstation tätigen Ärzte erwerben oder besitzen die *Zusatzbezeichnung Intensivmedizin.*

1

1.2.2 Interprofessionelle Zusammenarbeit

- Intensivmedizin erfordert die enge und vertrauensvolle Zusammenarbeit verschiedener Berufsgruppen.
- Die einzelnen Berufsgruppen bringen ihre Fachkompetenz und fachbezogene Sichtweise in den Behandlungsprozess ein.
- Die Aufgabenteilung im Team muss klar und eindeutig geregelt sein.
- Interprofessionelle Gespräche und Visiten verbessern die Patientenversorgung und das Behandlungsergebnis.

1.3 Situation des Patienten

- **Objektive Belastungen**
- Oft lebensbedrohliche Erkrankung
- Extreme Abhängigkeit
- Immobilisation
- Aufhebung oder massive Einschränkung der persönlichen Freiheit und Individualität
- Weitgehender Abbruch der bisherigen zwischenmenschlichen Beziehungen
- Fremde Umgebung
- Schläuche, Tuben, Beatmungsgeräte, Kabel, O_2-Masken, Überwachungsgeräte usw.
- Verlust der Blasen- und Darmkontrolle
- Mangel an Intimsphäre
- Schmerzhafte Maßnahmen
- Gestörte biologische Rhythmen
- Erleben der Reanimation und des Todes von Mitpatienten

- **Subjektive Belastungen**
- Beschwerden durch die Erkrankung oder Verletzung
- Ängste und Fantasien über das Geschehen, die Bedeutung der Krankheit, die Zukunft
- Trennungsängste, Gefühl der sozialen Isolierung und Vereinsamung

- Monotone Reizüberflutung mit Licht und Lärm
- Scham durch Entblößung und Aufhebung der Persönlichkeitsgrenzen
- Einfluss des Betriebsklimas der Intensivstation

- **Psychische Störungen**
Vereinfacht unterschieden werden:
- **Akute organische Psychosyndrome**, hervorgerufen durch organische Veränderungen im ZNS: Delir, Halluzinose, Wahn, affektive Störung, organische Angststörung
- **Reaktive Störungen aufgrund der Belastungssituation**: Angstzustände, Ohnmacht, Depression, Schlafstörungen, Infantilisierung, Gefühle extremer Hilflosigkeit und Abhängigkeit, Verleugnung der Erkrankungssituation

Prophylaxe und Behandlung
- **Basismaßnahmen** („Psychotherapie des täglichen Lebens")
  - Einfühlende Zuwendung (Empathie): Sicherheit, Geborgenheit und Vertrauen vermitteln
  - Häufige Kontaktangebote
  - Ausreichende Information über geplante Maßnahmen
- **Gezielte Maßnahmen/Behandlung**
  - Medikamente
  - Professionelle psychologische Mitbehandlung

1.3.1 Angehörigengespräche

- So früh wie möglich Erstgespräch mit Informationen über die Diagnose, Behandlungsmöglichkeiten und Prognose sowie Erfragen wichtiger Fakten über den Patienten
- Gespräche in separatem Raum und ruhiger, ungestörter Umgebung führen
- **Ziele des Angehörigengesprächs**:
  - Beruhigung und emotionale Entlastung der Angehörigen

– Stärkung ihrer Fähigkeiten, mit der Belastung umzugehen und Gefühle der Ohnmacht und Hilflosigkeit zu überwinden
– Prognose und zukünftige Perspektive erklären
▬ Alle Angehörigengespräche stichwortartig dokumentieren

■ **Umgang mit Angehörigen gestorbener Intensivpatienten**
▬ Der Übermittler der Todesnachricht soll sich auf die Gesprächssituation vorbereiten.
▬ Die Aufklärung der Angehörigen erfolgt möglichst in einem speziellen Raum, in dem die Angehörigen ungehindert und ungestört ihre Trauer äußern dürfen.
▬ Umständliche und ausschweifende Erklärung sind zu vermeiden.
▬ Empathie ausstrahlen, keine distanzierte Geschäftigkeit.
▬ Abschied von dem Toten ermöglichen; wenn erforderlich, die Angehörigen vorher auf den Anblick vorbereiten. Bei schwerst entstellten Patienten ggf. auf den direkten Anblick verzichten.

1.4 Risiken und Komplikationen der Intensivmedizin

Die typischen Komplikationen der Intensivmedizin entstehen durch technische Pannen, menschliches Versagen und die eigentlichen Intensivbehandlungsmaßnahmen. Typische Beispiele sind:
▬ **Technische Pannen**: Ausfall von Geräten, Störungen der Strom- und Gasversorgung
▬ **Menschliches Versagen**: Bedienungsfehler an Geräten, Verwechslungen, insbesondere von Medikamenten und deren Dosierungen, Übertragen von Aufgaben an ungenügend qualifizierte Mitarbeiter

▬ **Folgen des Grundleidens**: Stressulzera, Nierenversagen
▬ **Folgen der Behandlung**: Sepsis, Trachealstenose, Gefäßschäden, Überwässerung, Nebenwirkungen von Medikamenten
▬ **Psychische Schäden**: Psychosyndrome, reaktive psychische Störungen
▬ **Körperliche Spätfolgen**: Behinderungen, Berufsunfähigkeit, vielfältige Beschwerden

1.5 Ethik und Recht in der Intensivmedizin

1.5.1 Selbstbestimmungsrecht des Patienten

▬ Artikel 1 und 2 des Grundgesetzes schützen das Selbstbestimmungsrecht und die Körperintegrität des Menschen.
▬ Alle medizinischen Maßnahmen, auch die der Intensivtherapie, sind Eingriffe in die Körperintegrität und objektiv eine Körperverletzung.
▬ Eine Körperverletzung liegt juristisch nicht vor, wenn der Patient in die medizinischen Maßnahmen eingewilligt hat.

■ **Muss der Patient auch in die Intensivbehandlung einwilligen?**
▬ Der Wille des Patienten ist oberstes Gebot: Jeder Patient entscheidet frei, ob er sich ärztlich behandeln oder der Krankheit ihren Verlauf lassen will.
▬ Auch bei der Intensivbehandlung muss der Patient in jede einzelne diagnostische und therapeutische Maßnahme einwilligen.
▬ Die Einwilligung in die Intensivbehandlung kann jederzeit widerrufen werden.
▬ Juristisch ist aber eine Einwilligung nur dann wirksam, wenn der Patient *einwilligungsfähig*, d. h. im Vollbesitz seiner geistigen Kräfte und außerdem ausreichend informiert bzw. aufgeklärt ist.

1

- ■ **Was tun, wenn der Intensivpatient nicht einwilligungsfähig ist?**
- ▬ Ist ein Patient nicht ansprechbaren oder aus anderen Gründen nicht einwilligungsfähig, entscheiden die **Personensorgeberechtigten** an seiner Stelle.
- ▬ Bei Kindern und Minderjährigen sind dies in der Regel die **Eltern**, bei nichtwillensfähigen Erwachsenen ein durch das Vormundschaftsgericht bestellter **Betreuer**.
- ▬ Wenn ein Patient nicht oder nicht rechtzeitig über die erforderlichen medizinischen Maßnahmen entscheiden kann, so gilt sein **mutmaßlicher Wille**.
- ▬ Angehörige, denen das Sorgerecht nicht übertragen wurde, können **nicht** für den Patienten entscheiden. Sie sind für den Arzt lediglich Auskunftspersonen.

- ■ **Patientenverfügung**
- ▬ Eine schriftliche Verfügung des Patienten, in der eine Intensivbehandlung abgelehnt wird, muss berücksichtigt werden.
- ▬ Eine mündliche Willensäußerung im Beisein reicht ebenfalls aus.

- ■ **Was gilt bei Suizid?**
- ▬ Suizidpatienten, die ihre Entscheidungsfähigkeit verloren haben, z. B. durch Bewusstseinsverlust nach Einnahme von Schlafmitteln, **müssen** medizinisch behandelt werden.
- ▬ Dies gilt auch dann, wenn eindeutig klar ist, dass der Patient diese Hilfe nicht gewollt hätte, wäre er noch entscheidungsfähig gewesen.
- ▬ Nach der Zumutbarkeitsklausel darf aber die Hilfe unterlassen werden, wenn der Suizidpatient nur um den Preis schwerer Gesundheitsschäden gerettet werden könnte.

1.5.2 Wo liegen die Grenzen der Behandlungspflicht?

- ▬ Grundsätzlich endet die Behandlungspflicht mit dem **Tod** des Patienten als irreversiblem Ende der menschlichen Persönlichkeit.
- ▬ Tod im medizinischen und juristischen Sinn ist der irreversible Funktionsausfall des Gehirns, der **Hirntod**, nicht der Herz- und Atemstillstand.

- ■ **Was gilt für lebensverlängernde Maßnahmen?**
- ▬ Grundsätzlich hat jeder Patient das Recht, eine lebensverlängernde Intensivbehandlung zu verweigern.
- ▬ Dieses Recht muss von den Behandelnden respektiert werden, auch wenn sie die Gründe nicht nachvollziehen oder akzeptieren können.
- ▬ Bei Intensivpatienten, die noch unter dem Einfluss von Sedativa und Analgetika stehen, muss der Arzt – nach sorgfältiger Prüfung aller Umstände – seine Entscheidung am **mutmaßlichen Willen** des Patienten ausrichten.
- ▬ Angehörige können dem Arzt bei der Entscheidungsfindung nur helfen, nicht aber selbst entscheiden. Entscheiden können sie nur dann, wenn ihnen durch ein Gericht das **Personensorgerecht** übertragen worden ist.

- ■ **Wiederbelebungsmaßnahmen**
- ▬ Ist kein Wille des Patienten erkennbar, lebensverlängernden Maßnahmen zuzustimmen, kann der Arzt bei einem vorauszusehenden Herz- oder Atemstillstand am Ende einer nicht mehr therapierbaren Erkrankung oder als natürliche Folge seines hohen Lebensalters auf Wiederbelebungsmaßnahmen

verzichten, wenn hierdurch nur das Sterben verlängert werden würde.
- Dies gilt auch für intensivmedizinische Maßnahmen, die den zu erwartenden und nicht mehr abwendbaren Tod nur hinauszögern.

1.5.2.1 Behandlungsverzicht und Behandlungsabbruch

- Lebensverlängernde Maßnahmen können unterlassen oder abgebrochen werden, wenn sie lediglich den nicht mehr abwendbaren Sterbevorgang hinauszögern und keine Hilfe mehr für den Patienten darstellen.
- Auch eine zunächst unter aussichtsreichen Voraussetzungen begonnene Intensivtherapie kann abgebrochen werden, wenn sich im weiteren Behandlungsverlauf herausstellt, dass sie aussichtslos ist.
- Unter bestimmten Umständen ist es aber auch schon früher gerechtfertigt, auf lebensverlängernde Maßnahmen zu verzichten und sich auf die Linderung des Leidens bzw. auf die Pflege zu beschränken, z. B. bei Fällen irreversibler Bewusstlosigkeit.

1.5.2.2 Reduzierte Intensivtherapie

- Hierbei wird trotz eindeutiger Hoffnungslosigkeit der Weiterbehandlung, die Intensivbehandlung nicht eingestellt, sondern nur ihr Umfang reduziert, oft mit der Anweisung „keine Wiederbelebung".
- Die reduzierte Therapie wird von zahlreichen Intensivmedizinern als inkonsequent und unethisch abgelehnt.

1.5.2.3 Humanitäre Basistherapie

- Auch bei Verzicht auf jede Intensivtherapie muss eine Basistherapie, v. a. die Grundpflege, aufrechterhalten werden.
- Hierzu gehört auch die Linderung von Schmerzen bzw. Leiden, Durst oder Atemnot, jedoch nicht die Bestimmung

von Laborwerten, wenn hieraus keine Konsequenzen mehr gezogen werden.
- Weiterhin sollte der Patient nicht allein gelassen werden; Angehörige müssen unbeschränkten Zugang erhalten.

1.5.3 Sterbehilfe

Zu unterscheiden ist zwischen passiver und aktiver Sterbehilfe.

Der Begriff Euthanasie (gr. „schöner Tod") wird gleichbedeutend verwendet, ist aber wegen der verbrecherischen Tötungen von Geisteskranken in der Zeit der nationalsozialistischen Diktatur in Verruf geraten.

1.5.3.1 Was ist passive Sterbehilfe?

- Sie umfasst schmerzlindernde und andere symptomatische Maßnahmen, die dem Sterbenden das Sterben erleichtern.
- Diese Art der Sterbehilfe gehört zu den ethischen und rechtlichen Pflichten der Heilkunde des Arztes.
- Sie ist auch dann gerechtfertigt, wenn durch diese Maßnahmen das Bewusstsein getrübt oder gar das Leben verkürzt wird.
- In der Intensivmedizin bedeutet Sterbehilfe den Verzicht auf die Einleitung oder Fortführung der Intensivbehandlung.

1.5.3.2 Was ist aktive Sterbehilfe?

- Handlung des Arztes, durch die der Patient stirbt, d. h. eine Hilfe *zum* Sterben. Passive Sterbehilfe erleichtert nur das Sterben, aktive Sterbehilfe hingegen tötet.
- Passive Sterbehilfe ist dem Arzt erlaubt, aktive Sterbehilfe dagegen eine strafbare Handlung.
- Das Abschalten des Respirators ist keine aktive Sterbehilfe, wenn es sich hierbei lediglich um die Beendigung lebensverlängernder Maßnahmen bzw. einen Behandlungsabbruch bei einem Sterbenden handelt.

1

1.5.3.3 Tötung auf Verlangen

- Tötung auf Verlangen ist strafbar (§ 216 StGB), passive Sterbehilfe nicht.
- Das Selbstbestimmungsrecht des Patienten wird eingeschränkt, auch wenn er sein Tötungsverlangen im Vollbesitz seiner geistigen Kräfte geäußert hat.

1.6 Der sterbende Intensivpatient

- Sterben und Tod sind Bestandteil und Gesetz des Lebens.

- Der humane Umgang mit dem sterbenden Intensivpatienten erfordert professionelle Fähigkeiten von Pflegekräften und Ärzten.
- Die Betreuung sterbender Intensivpatienten darf sich nicht auf distanzierte „maschinelle Verrichtungen" beschränken.
- Das Behandlungsteam muss sich auch auf eine gefühlsmäßige Auseinandersetzung mit dem Patienten einlassen, d. h. den ganzen Menschen annehmen und behandeln.
- Ziel ist die mitmenschliche Unterstützung des Patienten beim Sterben.

Aufnahme des Patienten und Dienstübergabe

Inhaltsverzeichnis

© Springer-Verlag GmbH Deutschland, ein Teil von Springer Nature 2022
R. Larsen, *Wissens-Check Intensivmedizin für die Fachpflege*,
https://doi.org/10.1007/978-3-662-65062-2_2

2

2.1 Aufnahme des Patienten

- In der Regel nach Voranmeldung, nur in Ausnahmefällen notfallmäßig
- Vor der Ankunft wesentliche Informationen über den Patienten einholen:
  - Was ist die Hauptdiagnose bzw. der Grund für die Aufnahme?
  - Ist der Patient intubiert und beatmet?
  - Benötigt er kardiovaskuläre Medikamente?

■ **Bettplatzcheck**

Überprüfung der Monitore, ihrer Messwerte, Alarmgrenzen und Kurvenbilder:

- Überprüfung der arteriellen Druckmessung, ihrer Zuleitungen, Spülvorrichtungen usw.
- Kontrolle der angeschlossenen Perfusoren: Medikamente, Laufraten, Dosierung, korrekte Beschriftung
- Kontrolle der ZVK-Anschlüsse, Belegung der Lumina (wo befindet sich der Zuspritzschenkel, wo laufen die Katecholamine?)
- Kontrolle des Endotrachealtubus oder der Trachealkanüle: Fixierung, Lagekontrolle, Cuffdruck
- Kontrolle des Beatmungsmonitorings
- Kontrolle der Einstellung des Beatmungsgeräts, der Steckverbindungen und Schläuche

■ **Patientencheck**

- Auskultation des Thorax und Abdomens
- Kontrolle der Pupillen und des Bewusstseins

- Therapie- und Pflegekontrollen: Analgesie, Sedierungsgrad, Magensonde, Wunden, Verbände, Hautzustand, Drainagen
- Einschätzung der Lagerung und Positionierung des Patienten

2.2 Dienst- und Patientenübergabe

- Erfolgt am Patientenbett ohne Ablenkungen und Unterbrechungen
- Umfasst Bericht über den aktuellen Stand der Pflege, Therapie, Diagnostik und den Krankheitsverlauf
- Die ablösende Pflegekraft: verschafft sich eigenen Überblick über die aktuelle Situation des Patienten

2.2.1 Übergabe nach dem SBAR-Konzept

Nach diesem Konzept werden Informationen in einer definierten und thematisch geordneten Reihenfolge übermittelt:

- S = Situation
- B = Background (Hintergrund)
- A = Assessment (Einschätzung)
- R = Recommendation (Empfehlung)

■ **Situation**

- Name
- Alter und Geschlecht
- Hauptdiagnose oder Grund für den Aufenthalt auf der Intensivstation
- Datum der Aufnahme in die Intensivstation

- **Background (Hintergrund)**
- Schilderung des medizinischen und pflegerischen Verlaufs
- Überblick der diagnostischen und therapeutischen Maßnahmen, z. B. Art des Eingriffs einschließlich intraoperativer Ereignisse und Besonderheiten
- Ereignisse im Behandlungsverlauf wie Reintubation, Komplikationen

- **Assessment (Einschätzung)**

Aktuelle Situation, Behandlungsverlauf, Besonderheiten der aktuellen Situation:
- Monitoring
- Herz-Kreislauf-Situation und -Medikation
- Volumenstatus
- Beatmung und Weaning-Ziele
- Temperaturmanagement
- Zugänge, Drainagen
- Laborwerte einschließlich Blutgasanalyse
- Neurologischer Status, Sedierungsgrad
- Pflegerische Besonderheiten, z. B. Hautzustand, Lagerung
- Mikrobiologie, vorhandene Infektionen
- Wundbehandlung
- Kommunikationsstand mit den Angehörigen und psychosoziale Gesichtspunkte

- **Recommendation (Empfehlung)**
- Geplante Untersuchungen oder Interventionen
- Änderungen im Therapieplan
- Festgelegte Therapieziele und -prioritäten

- Ausstehende pflegerische Maßnahmen wie z. B. Verbandswechsel
- Noch zu klärende offene Fragen

2.3 Tagesziele festlegen und überprüfen

- Tagesziele sind wichtig, um die Genesung des Patienten voranzubringen.
- Die Tagesziele müssen realistisch und für alle Mitglieder des Teams verbindlich sein.
- Hierbei sind folgende Faktoren zu berücksichtigen:

- **Welche Faktoren müssen bei den Tageszielen berücksichtigt werden?**
- Analgesie, Sedierung und Delirbehandlung
- Beatmung, Entwöhnung von der Beatmung, Atemtherapie
- Herz-Kreislauf-Situation, Katecholamin- und Flüssigkeitstherapie
- Ernährung, bei Bedarf Inkontinenzversorgung/Ausscheidungen
- Frühmobilisation, Bewegungsförderung
- Umgang mit Infektionen
- Notwendigkeit invasiver Katheter kritisch überprüfen
- Präventionsmaßnahmen festlegen, z. B. Physiotherapie oder Ergotherapie
- Notwendige diagnostische und therapeutische Maßnahmen
- Kommunikation abstimmen: Konsile, Angehörige, weiterbehandelnde Einrichtungen

Überwachung des Patienten

Inhaltsverzeichnis

© Springer-Verlag GmbH Deutschland, ein Teil von Springer Nature 2022
R. Larsen, *Wissens-Check Intensivmedizin für die Fachpflege*,
https://doi.org/10.1007/978-3-662-65062-2_3

3

3.1 Überwachte Funktionen und Systeme

Im Mittelpunkt der Überwachung stehen die **Vitalfunktionen** (Herz-Kreislauf-Funktion, Atmung, Hirnfunktion) sowie die Durchblutung und Funktion unmittelbar lebenswichtiger Organe (Niere, Leber und Magen-Darm-Trakt).

- **Welche Funktionen müssen überwacht werden?**
- Herz und Kreislauf, O_2-Transport
- Ventilation und pulmonaler Gasaustausch
- Säure-Basen-Haushalt, Laktat
- Wasser- und Elektrolythaushalt, Flüssigkeitsbilanz
- Blutgerinnung
- Stoffwechsel, Blutzucker
- Temperaturregulation
- Niere
- Leber
- Magen-Darm-Trakt
- Neurologische Funktionen

Basismonitor des Intensivpatienten
Jeder Intensivpatient wird an einen Basismonitor angeschlossen, der mindestens folgende Parameter erfassen kann:
- **EKG**: gleichzeitige Anzeige von mindestens zwei Ableitungen
- **Invasive Drücke**: mindestens ≥2 Anzeigen, z. B. arterieller Druck, ZVD
- **Pulsoxymeter**: SpO_2, analog und digital (Zahlenwerte und Pulskurve)
- **Kapnometer**
- **NIBP**
- **Temperatur**: 2 Kanäle
- **Alarmfunktionen** für jeden einzelnen Parameter

3.2 Monitoring der Herz-Kreislauf-Funktion

Die apparative Überwachung der Herz-Kreislauf-Funktion besteht aus zwei Komponenten:

- **Basismonitoring (► Abschn. 3.3.1)**
- EKG-Monitor: Herzfrequenz und Herzrhythmus
- Arterieller Blutdruck
- Zentraler Venendruck (als Verlaufsparameter)
- Pulsoxymeter

- **Erweitertes Monitoring (► Abschn. 3.3.2)**
- PiCCO-Monitoring
- Pulmonaliskatheter
- Linker Vorhofdruck
- TEE (transösophagealen Echokardiographie)
- TTE (transthorakale Echokardiographie)

3.2.1 Hämodynamisches Basismonitoring

3.2.1.1 EKG-Monitor

- Jeder Intensivpatient wird an einen EKG-Monitor angeschlossen.
- Mit dem EKG-Monitor sollen **Arrhythmien** und **Myokardischämien** (durch ST-Streckenanalyse) festgestellt werden.
- Der Monitor sollte mindestens 2 Ableitungen ermöglichen:
  - Ableitung II und V5 (erfasst ca. 80 % aller ST-Streckenveränderung) oder
  - Ableitung II und V3 oder
  - Ableitung II und V4 oder
  - V3, V4 und V5.

3.2.1.2 Arterielle Blutdruckmessung

Der arterielle Blutdruck muss lückenlos überwacht werden, beim kritisch Kranken invasiv, beim weniger schwer kranken nichtinvasiv.

■ **Wovon hängt der arterielle Druck ab?**

Der arterielle Mitteldruck ergibt sich aus dem Herzzeitvolumen (HZV in l/min) und dem peripheren Gesamtwiderstand der Gefäße:
— **Arterieller Mitteldruck (MAP)** = HZV × totaler peripherer Widerstand (TPW)

■ **Was sagt der Blutdruck aus?**
— Der arterielle Mitteldruck ist **ein** Indikator u. a. für die Durchblutung der Organe.
— Ein zu niedriger Blutdruck führt zur Minderdurchblutung (Ischämie).
— Ein zu hoher Blutdruck belastet das Myokard und die arteriellen Blutgefäße.

Invasive Blutdruckmessung

Hierfür muss eine periphere Arterie kanüliert und mit einem Druckaufnehmer verbunden werden.

■ **Vorteile der invasiven Messung**
— Kontinuierliche Schlag-für-Schlag-Druckregistrierung
— Rasches Erkennen hämodynamischer Störungen
— Sichere Kreislaufüberwachung bei Herzrhythmusstörungen
— Größere Messgenauigkeit als die nichtinvasive Messung
— Zugang für arterielle Blutproben

Welche Arterie wird kanüliert?

A. radialis
— Häufigster Punktionsort mit gutem Kollateralkreislauf über die A. ulnaris. Einfache Kanülierungstechnik
— Komplikationen: Thrombose der A. radialis, Embolie, Hämatom, Fingernekrosen, arteriovenöse Fistel.

Alternative Punktionsstellen
— A. ulnaris: nur selten
— A. brachialis in der Ellenbeuge per Seldinger-Technik
— A. femoralis per Seldinger-Technik
— A. dorsalis pedis auf dem Fußrücken: nur ausnahmsweise kanülieren

■ **Bestandteile einer Druckmessvorrich tung**
— Arterielle Kanüle: 18 oder 20 G für Erwachsene, 20–22–24 G für Kinder
— Flüssigkeitsgefülltes Schlauchsystem, druckbeständig
— Druckaufnehmer (Transducer): wird in Thoraxmitte als Referenzpunkt platziert. Nullabgleich und Kalibrierung sind erforderlich
— Monitor mit Verstärker und Anzeige: angezeigt werden systolischer, diastolischer und mittlerer Druck

■ **Störungen der Druckmessung**
Störungen können zu falschen Schlüssen über den Zustand des Patienten führen!
— **Schleuderzacken**: meist durch überlange Zuleitung bedingt
— **Gedämpfte Kurve**: hierdurch wird der systolische Druck zu niedrig und der diastolische zu hoch gemessen. Ursachen: Luftbläschen oder Blutgerinnsel im System oder in der Kanüle
— **Transducer lässt sich nicht abgleichen.** Ursachen:
  – Druckaufnehmer defekt
  – Druckaufnehmer falsch angeschlossen
  – Verstärker defekt
  – Menüauswahl stimmt nicht mit Aufbau überein
— **Druckkurve driftet.** Ursache: Kabel abgeknickt
— **Druck wird zu niedrig angezeigt.** Ursachen:
  – Kurve gedämpft
  – Transducer nicht richtig abgeglichen
  – Transducer nicht in richtiger Referenzhöhe platziert, sondern zu hoch

3

- **Druck wird zu hoch angezeigt.** Ursachen:
  - Transducer falsch platziert, zu tief angebracht oder heruntergefallen
  - Transducer nicht richtig abgeglichen
- **Keine Kurve auf dem Monitor.** Ursachen:
  - Transducer falsch angeschlossen
  - Transducer defekt
  - Verstärker defekt
  - Menüeinstellung nicht korrekt
- **Direkte Druckmessung stimmt nicht mit Manschettendruck überein.**

■ **Kanülenpflege**
- Kontinuierliche Druckspülung, hierdurch wird das Thrombose- und Embolierisiko gesenkt
- Beachtung der Hygiene bei Bedienung der Zuleitungen, 3-Wege-Hähne und Transducer
- Regelmäßige aseptische Verbandswechsel

Nichtinvasive Blutdruckmessung (NIBP)
- Bei hämodynamisch stabilen Intensivpatienten kann der Blutdruck meistens nichtinvasiv gemessen werden
- **Normalwerte:** 120–129/80–84 mmHg; hochnormal 130–139/85–89 mmHg; Mitteldruck >65 mmHg

■ **Automatische NIBP-Messung**
- Die NIBP-Messung erfolgt in der Regel, *oszillometrisch*, mit automatischen, mikroprozessorgesteuerten Geräten.
- Gemessen werden der systolische und der diastolische Blutdruck, während der arterielle Mitteldruck (MAP) vom Gerät berechnet wird. Die Werte werden auf dem Monitor angezeigt.

Voraussetzungen für genaue Messwerte
- Korrekte Manschettenbreite: mindestens 20 % größer als der Durchmesser des Messarms. Zu schmale Manschetten: falsch hoher Druck, zu breite Manschetten: geringe Verfälschung der Messwerte

- Straffes Anlegen der luftleeren Manschette am unbekleideten Oberarm

■ **Was kann zu falschen Messwerten führen?**
- Falsche Größe und falsche Platzierung der Manschette
- Blutdruckabfall, Gefäßkonstriktion, Schock
- Hypertonie
- Hypothermie
- Übergewicht
- Arrhythmien des Herzens mit peripheren Druckschwankungen oder Pulsdefizit (bei der oszillometrischen Messung)

3.2.1.3 Messung des zentralen Venendrucks

Definition: Der zentrale Venendruck (ZVD) ist der Druck in der oberen V. cava. Er entspricht dem Druck im rechten Vorhof während der Diastole.
- Steigt er an, wird das Herz stärker gefüllt; und das Schlagvolumen nimmt zu, ebenso das Herzzeitvolumen (wenn die Herzfrequenz konstant bleibt).

■ **Wovon häng der ZVD ab?**
Der ZVD hängt von mehreren Faktoren ab:
- Füllungszustand des Gefäßsystems bzw. intravasales Volumen
- Peripherer Venentonus
- Dehnbarkeit des rechten Ventrikels
- Höhe des intrathorakalen Drucks
- Zufuhr kardiovaskulärer Medikamente

■ **Warum wird der ZVD gemessen?**
- Einzelne Messwerte sind wenig aussagekräftig
- Kontinuierliche Verlaufsmessungen und die Analyse der Kurven ermöglichen aber Rückschlüsse auf den Füllungszustand des Gefäßsystems bzw. das intravasale Blutvolumen und auf die Funktion des rechten Herzens

- **Wodurch ändert sich die Höhe des ZVD?**
- Bei Volumenmangel ist der ZVD niedrig
- Bei Hypervolämie, Rechtsherzinsuffizienz, Lungenembolie, Perikardtamponade, Spannungspneumothorax, Beatmung mit PEEP ist der ZVD erhöht
- Steigt das HZV an, nimmt der ZVD ab (Gefäßfunktionskurve)

- **Wie wird der ZVD gemessen?**
- Der ZVD wird in der Regel über einen zentralen Venenkatheter in der oberen Hohlvene (V. cava superior) oder (ausnahmsweise) im rechten Vorhof über einen Pulmonaliskatheter gemessen.
- Beim Intensivpatienten wird der ZVD elektronisch gemessen und zusammen mit der Venendruckkurve auf dem Monitor angezeigt.
- Referenzpunkt für die Platzierung des Druckaufnehmers ist die **Thoraxmitte.**
- Für die Messung muss der Patient flach auf dem Rücken liegen.
- Die Digitalanzeige des Verstärkers wird auf Mitteldruckanzeige eingestellt.
- **Normalwerte**: 1–10 mmHg.
- Lagerung und Beatmungssituation bei der Messung sollten für spätere Interpretationen in der Verlaufskurve dokumentiert werden.

- **Verlauf der Venendruckkurve**
Die Kurve verläuft wellenförmig:
- a-Welle: Vorhofsystole
- c-Welle: Schluss der Trikuspidalklappe
- v-Welle: Ventrikelsystole

- **Wie verläuft die Kurve unter Beatmung?**
Unter maschineller Beatmung schwankt die Kurve stärker, bedingt durch den zyklischen Anstieg des intrathorakalen Drucks:
- Während der Inspiration fällt der ZVD ab, während der Exspiration steigt er wieder an.

- Bei intravasalem **Volumenmangel** sind die Druckschwankungen stärker ausgeprägt und am Kurvenverlauf auf dem Monitor deutlich zu erkennen.

3.2.2 Erweitertes hämodynamisches Monitoring

Hierzu gehören:
- Thermodilution und Pulskonturanalyse (PiCCO), HZV
- Pulmonaliskatheter
- Echokardiographie (TEE)

- **Bei welchen Patienten ist ein erweitertes hämodynamisches Monitoring erforderlich?**
- Bei hämodynamischer Instabilität mit Zufuhr kardiovaskulärer Medikamente: PiCCO, TEE, Pulmonaliskatheter
- Beim Lungenödem: PiCCO, TEE, Pulmonaliskatheter
- Beim Rechtsherzversagen: TEE, Pulmonaliskatheter
- Multiorganversagen: PiCCO, gemischt-venöse O_2-Sättigung

3.2.2.1 PiCCO-Monitoring
- PiCCCO (Pulse invasive Contour Cardiac Output) misst kontinuierlich das HZV und errechnet verschiedene hämodynamische Parameter.
- Ermöglicht ein umfassenderes und zugleich weniger invasives (kein Pulmonaliskatheter erforderlich!) hämodynamisches Monitoring.
- Wird v. a. bei hämodynamisch instabilen Patienten mit Funktionsstörungen des linken Herzens eingesetzt.

3

■ **Was für Katheter werden benötigt?**
- Ein Thermodilutionskatheter, der in eine Arterie (bevorzugt die A. femoralis) eingeführt wird,
- ein zentraler Venenkatheter.

■ **Mess- und Rechengrößen**
Mit dem PiCCO-plus-System werden folgende Parameter aus der arteriellen Druckkurve berechnet:
- Pulskontur-HZV (PC-HZV) in l/min oder PC-Herzindex (PC-CI) in l/min/m², normal 3–5 l/min/m²
- Arterieller Blutdruck (systolisch, diastolisch, Mitteldruck)
- Herzfrequenz
- Schlagvolumen (SV) oder Schlagvolumenindex (SVI), Schlagvolumenvariation (SVV)
- Pulsdruckvariation (PPV)
- Systemischer Gefäßwiderstand (SVR)
- Linksventrikulärer Kontraktilitätsindex dp/dt$_{max}$

Zusätzlich berechnet das Gerät aus der transpulmonalen Thermodilution folgende Parameter:
- Globales enddiastolisches Volumen (GEDV)
- Intrathorakales Blutvolumen (ITBV) als Indikator der Vorlast des Herzens
- Extravasales, d.h. außerhalb der Lungengefäße befindliches Lungenwasser (EVLW) als Indikator eines interstitiellen Lungenödems; je höher der Wert, desto kritischer der Patientenzustand

■ **PiCCO bei welchen Patienten?**
- Hämodynamisch instabile Patienten
- Patienten mit Multiorganversagen

❯ Bei rechtsventrikulären Funktionsstörungen ist dagegen der Pulmonaliskatheter vorteilhafter.

■ **Fehlmessungen**
Mit PiCCO und mit dem Pulmonaliskatheter (PKA; Abschn. 3.3.2.2) sind folgende Fehlmessungen möglich:
- Eine Klappeninsuffizienz vor dem Messort führt aufgrund wiederholter Indikatorpassagen zu falsch niedrigen HZV-Werten.
- Bei intrakardialen Shunts liefern weder PiCCO noch PKA korrekte HZV-Werte.
- Aortenaneurysmen und größere Perfusionsstörungen der Lunge verfälschen die volumetrischen Parameter.
- Extreme Veränderungen der Körpertemperatur begrenzen beide Verfahren.
- Bei intraaortaler Ballongegenpulsation (IABP) ist die kontinuierliche PiCCO-Messung nicht einsetzbar.
- Massivtransfusionen und -infusionen verfälschen die gemessenen Temperaturkurven.
- Falsche Eingaben von Körpergewicht und Größe führen zu Fehlberechnungen der Indexparameter, ebenso falsche Eingaben der Injektionsmenge bei der Thermodilution.
- Ein erheblicher Totraum zwischen Injektionsort und Gefäß verfälscht die HZV-Messung.

3.2.2.2 **Pulmonaliskatheter**

Definition Mehrlumiger Ballonkatheter, dessen Spitze in der Pulmonalarterie liegt. Dient der Überwachung hämodynamisch instabiler Intensivpatienten.

■ **Anschlüsse**
- **Distal**: Hierüber werden die Pulmonalarteriendrücke und der Wedge-Druck gemessen.
- **Proximal**: Öffnung liegt im rechten Vorhof. Hierüber wird der zentrale Venendruck gemessen und der Kältebolus injiziert, um das HZV zu messen (Thermodilutionsmethode).

- **Ballonzuleitung**: Hierüber wird Luft in den Ballon an der Katheterspitze gespritzt; bei geblocktem Ballon und richtiger Lage der Katheterspitze wird der Lungenkapillarenverschluss über das distale Lumen gemessen.
- **Thermistorverbindung**: An diese Verbindung zum Thermistor im Pulmonaliskatheter wird der HZV-Computer angeschlossen.

■ **Was kann mit dem Pulmonaliskatheter gemessen werden?**
- Zentraler Venendruck
- Pulmonalarteriendrücke (systolisch, diastolisch, Mitteldruck)
- Lungenkapillarenverschlussdruck (Wedge-Druck)
- Herzzeitvolumen

■ **Wann wird der Pulmonaliskatheter eingesetzt?**
Wegen der erheblichen Risiken, v. a. bei längerer Anwendung, wird der Pulmonaliskatheter nur noch selten beim Intensivpatienten eingesetzt, z. B. zur Überwachung bei schwersten Störungen der (rechtsventrikulären) Herz-Kreislauf-Funktion. Mögliche **Indikationen** sind:
- Kardiogener Schock
- Pulmonale Hypertonie
- Akutes Rechtsherzversagen bei ARDS
- Überwachung einer NO-Inhalationstherapie
- Sepsis mit instabiler Herz-Kreislauf-Funktion
- Überwachung der medikamentösen Therapie oder der intraaortalen Ballongegenpulsation bei schwerster Herzinsuffizienz

■ **Wie wird der Kathether eingeführt?**
Der Katheter wird meist über eine Schleuse in die rechte V. jugularis interna – unter kontinuierlicher Druckkontrolle auf dem Monitor – in eine Pulmonalarterie vorgeschoben.
Messwerte des Pulmonaliskatheter

Pulmonalarteriendrücke
- Anschluss des Druckaufnehmers an die distale Katheteröffnung
- Nach Nullabgleich und Kalibrierung kann der Pulmonalarteriendruck kontinuierlich gemessen werden.
- **Normalwerte** des Pulmonalarteriendrucks:
  - Systolisch: 15–28 mmHg (Mittel 24)
  - Diastolisch: 5–16 mmHg (Mittel 10)
  - Mitteldruck: 10–22 mmHg (Mittel 16)

Lungenkapillarenverschlussdruck (Wedge-Druck)
- Zunächst muss der Ballon an der Katheterspitze vorsichtig mit ca. 1 ml Luft geblockt werden.
- Dann schwemmt sich der Katheter mit wenigen Herzschlägen selbst in die Wedge-Position.
- In dieser Position entspricht der Druck an der Katheterspitze angenähert dem linken Vorhofdruck (LAP) und dem linksventrikulären enddiastolischen Druck (LVED).

❯ Sobald der Wedge-Druck gemessen worden ist, muss der Ballon wieder entblockt werden, damit kein Lungeninfarkt auftritt!
- **Normalwerte** des Wedge-Drucks: 5–16 mmHg (Mittel 9 mmHg)

Herzzeitvolumen
- Der Anschluss des Temperaturfühlers im Pulmonaliskatheter wird mit dem HZV-Computer verbunden.
- Dann werden einige ml kalte Lösung in die proximale Öffnung (rechter Vorhof) des Katheters gespritzt. Die kalte Lösung strömt zum Temperaturfühler nahe der Katheterspitze; auf ihrem Weg wird sie erwärmt.
- Der Computer errechnet aus der Verdünnung des Kältebolus das Herzzeitvolumen oder den Herzindex (Cardiac Index, CI = HZV/Körperoberfläche).
- **Normalwerte** des HZV: 5–6 l/min

3

Gemischtvenöses Blut
- Aus der distalen Katheteröffnung kann gemischtvenöses Blut entnommen werden, um die Blutgase und Säure-Basen-Parameter zu bestimmen.

■ **Risiken und Komplikationen des Pulmonaliskatheters?**

Die Pulmonaliskatheter ist ein risikoreiches Instrument:
- Arrhythmien: v. a. beim Vorschieben
- Ballonruptur: bei zu starker Blockung
- Lungeninfarkt: durch zu lange dauernde Wedge-Position
- Ruptur der Pulmonalarterie: durch zu starkes Blocken des Ballons. Darum: behutsam füllen!
- Schädigungen der Herzklappen können bereits nach wenigen Stunden auftreten. Darum den Katheter niemals unnötig lange liegen lassen.
- Knotenbildung: Tritt besonders leicht auf, wenn der Katheter zu weit in den rechten Ventrikel vorgeschoben wird und nicht in die Pulmonalarterie gelangt.

3.2.2.3 Messung des linken Vorhofdruckes
- Wird über einen intraoperativ in den linken Vorhof eingelegten Katheter gemessen
- Dient der Überwachung der Funktion des linken Herzens nach herzchirurgischen Eingriffen.
- **Normalwerte** des LAP: 4–12 mmHg (Mittel 7 mmHg)

3.2.2.4 Transösophageale Echokardiographie (TEE)
- Die TEE-Sonde wird in den Ösophagus vorgeschoben.
- Das Verfahren ist genauer als die transthorakale Echokardiographie.

■ **Was kann mit der TEE beurteilt werden?**
- Struktur und Funktion der Klappen, pathologische Veränderungen
- Ventrikelfunktion/Myokardkontraktilität bei hämodynamisch instabilen Patienten
- Volumenstatus (Füllungsverhältnisse) des Herzens

■ **Einsatz beim Intensivpatienten**

Die TEE gehört zum Standard bei herzchirurgischen Patienten, wird jedoch auch bei anderen Intensivpatienten eingesetzt, v. a., um eine instabile Hämodynamik einzuschätzen:
- Vorlast, Nachlast, Kontraktilität und Klappenfunktion des Herzens
- Linksventrikuläre Ejektionsfraktion (LV-EF)
- Die **Leitlinien** empfehlen die TEE:
- Wenn der Patient hämodynamisch instabil ist oder auf die hämodynamische Therapie nicht anspricht
- Um die Art eines Schockzustands abzuklären
- Bei Verdacht auf Lungenembolie bzw. Perikardtamponade
- Beurteilung des Volumenstatus
- Beim Lungenödem
- Ausschluss einer Aortendissektion, Endokarditis oder von Vorhofthromben

3.3 Überwachung der Atemfunktion

Atemstörungen gehören zu den häufigsten Gründen für eine Intensivbehandlung. Daher spielt die Überwachung der Atemfunktion eine zentrale Rolle.

Überwachungsparameter der Atemfunktion
- **Ventilation**
  - Atemfrequenz
  - Atemzugvolumen
  - Atemminutenvolumen

- Vitalkapazität
- Compliance des Respirators
- **Pulmonaler Gasaustausch:**
  - Pulsoxymetrie: kontinuierlich
  - Arterielle Blutgase: wiederholt; Häufigkeit nach Bedarf
  - Shunt-Durchblutung: zu berechnen bei besonderen Fragestellungen
  - Alveoloarterielle Gradienten der Blutgase pO_2 und pCO_2: zu berechnen bei besonderen Fragestellungen

3.3.1 Pulsoxymetrie

- Nichtinvasives Basisverfahren zur kontinuierlichen (Schlag für Schlag) Überwachung der **Oxygenierung** (O_2-Sättigung) des arteriellen Hämoglobins und damit der O_2-Aufnahme in der Lunge.
- Gemessen wird die partielle oder funktionelle O_2-Sättigung (SpO_2)[1] im Blut.
- **Mögliche Messorte:** Finger, Zehen, Stirn, Ohr, Nasenrücken, Lippen

Partielle O_2-Sättigung Prozentualer Anteil des oxygenierten Hämoglobins (HbO_2) am Gesamt-Hb (Oxy-Hb + Desoxy-Hb + CO-Hb + Methämoglobin):
$SpO_2 = HbO_2/(HbO_2 + Hb)$
SpO_2-Normalwerte: 96–98 %

Zu beachten

Bei einer SpO_2 von 90 % beträgt der paO_2 nur noch 60 mmHg!

---

[1] Das „p" kennzeichnet die pulsoxymetrisch bestimmte O_2-Sättigung und unterscheidet sie von der direkt im Blut gemessenen.

- **Was misst und zeigt das Pulsoxymeter an?**
- Angezeigte Parameter:
  - Partielle O_2-Sättigung (SpO_2) im arteriellen Blut
  - Pulsfrequenz
  - Pulskurve
- Die Werte und die Kurve müssen auf dem Monitor kontinuierlich angezeigt werden.
- Die Messwerte werden normalerweise innerhalb weniger Sekunden angezeigt. Pulssuche des Sensors, eingeschränkte Durchblutung der Messstelle und Bewegungen können die Anzeige der Messwerte aber stark verzögern.
- Die Messgenauigkeit ist hoch, nimmt aber ab, wenn die O_2-Sättigung auf unter 80 % fällt.
- Dunkle Hautfarbe hat keinen Einfluss auf die Messwerte.
- Die Messung setzt voraus, dass der Messort ausreichend durchblutet wird.

Zu beachten

Die Messung ist nur über **pulsierenden** Arterien möglich. Wenn kein Puls vorhanden ist, werden auch keine Messwerte und keine Pulskurve angezeigt.

- **Wofür Pulsoxymetrie beim Intensivpatienten?**
- Zu kontinuierlichen Überwachung der Oxygenierung
- Als Warninstrument bei akutem Abfall der O_2-Sättigung des Blutes, z. B.
  - Während des Absaugens der Lunge
  - Bei Bronchoskopien
  - Bei technischen Komplikationen
  - Bei Lagerungsmanövern, Physiotherapie
  - Bei der Entwöhnung vom Respirator
  - Nach der Extubation

3

- **Alarmsicherung**
- Die Anzeige der SpO$_2$ und der Pulsfrequenz sind obligatorisch durch sicht- und hörbare **Alarme** gesichert.

> **Zu beachten**
>
> Wenn das Pulsoxymeter einen korrekten Sättigungsalarm auslöst, besteht bereits ein O$_2$-Mangel und es muss **sofort** nach der Ursache gesucht werden, weil sich sehr schnell eine lebensbedrohliche **Hypoxämie** entwickeln kann.

- **Wichtigste Ursachen für einen Abfall der arteriellen O$_2$-Sättigung:**
- Plötzlicher Abfall der O$_2$-Sättigung:
  - Verlegung der Atemwege
  - Tubusdislokation (falsche Lage) oder Tubusdiskonnektion (nicht mehr verbunden)
  - Zu niedrige O$_2$-Konzentration im Gasgemisch (Gerätefehler)
  - Notfallmaßnahme: sofort mit dem Handbeutel mit 100 % Sauerstoff beatmen
- Verzögerter Abfall der O$_2$-Sättigung:
  - Ungenügende Ventilation (Hypoventilation)
  - Lungen- oder Luftembolie

- **Was zeigt das Pulsoxymeter nicht oder nicht rechtzeitig an?**
- Fehllage des Tubus im Ösophagus
- Einseitige Intubation
- Höhe des arteriellen pO$_2$
- Ob das Blut CO- oder MetHb enthält
- Ob der Patient hypoventiliert und hyperventiliert (ist)

Welche Störungen und Fehlmessungen können auftreten?

Falsch niedrige O$_2$-Sättigung
- Ungenügende arterielle Durchblutung am Messort, z. B. durch Vasokonstriktion,

niedriges HZV, Kompression der Arterie durch die Manschette, Hypothermie
- Blauer, grüner oder schwarzer Nagellack (rot und purpur haben keinen Einfluss)
- Anämie (Hb <8 g/dl)
- Xenon- und Fluoreszenzlicht

Falsch hohe O$_2$-Sättigung
- Erhöhte CO-Hb- oder MetHb-Konzentration: starke Raucher, CO-Vergiftung, Methämoglobinämie (z. B. durch Prilocain)
- Starke Hautpigmentierung, Hautstruktur (Menschen aus Iran, Indien und Pakistan)

Keine Werte messbar
- Muskelzittern
- Ausgeprägte Kreislaufzentralisation, Herzstillstand
- Kein Kontakt zwischen Sensor und Haut

3.3.2 Kapnometrie und Kapnographie

Definition
- Nichtinvasive Messung der ausgeatmeten CO$_2$-Konzentration (Kapnometrie) und Darstellung des Kurvenverlaufs (Kapnographie) auf dem Monitor.
- Angezeigt wird der endtidale bzw. endexspiratorische Messwert, etCO$_2$, entweder in mmHg oder in Vol-%. Er entspricht dem alveolären pCO$_2$ und angenähert dem arteriellen pCO$_2$ (Der paCO$_2$ ist ca. 2–3 mmHg höher als der etpCO$_2$)
- **Normalwerte**: 33–43 mmHg oder 4,3–5,7 Vol.-%.

Wofür wird die Kapnometrie eingesetzt?
- Einstellung des Beatmungsgeräts
- Überwachung der Ventilation

- **Interpretation der Messwerte**
- Konstant erhöhter etCO$_2$: Hypoventilation (zu niedriges Atemminutenvolumen)

- Gradueller Anstieg des etCO$_2$: zunehmende Hypoventilation, Abnahme der effektiven alveolären Ventilation, erhöhte Körpertemperatur (vermehrte CO$_2$-Produktion)
- Ein konstant erniedrigter etCO$_2$ ist Hinweis auf eine Hyperventilation (zu hohes Atemminutenvolumen) oder eine Hypothermie (verminderte CO$_2$-Produktion)
- Plötzlicher Abfall der etCO$_2$ auf fast null: Tubusfehllage im Ösophagus (Abfall nach 1–2 Beatmungshüben), versehentliche Extubation, Diskonnektion
- Exponentieller Abfall der etCO$_2$: Herzstillstand, Lungenembolie, hoher Blutverlust, schlagartiger Blutdruckabfall

3.3.3 Arterielle Blutgasanalyse

- Jede Respiratortherapie muss durch arterielle Blutgasanalysen kontrolliert werden!
- Wie oft analysiert werden muss, hängt ganz wesentlich vom respiratorischen Funktionszustand des Patienten ab.

❯ Jede **größere** Veränderung der Beatmungsmuster am Respirator sollte nach 10–15 min durch eine arterielle Blutgasanalyse überprüft werden
  - Angestrebt werden ein arterieller pO$_2$ von mindestens 70 mmHg und eine O$_2$-Sättigung von >90 %.

3.4 Überwachung der Körpertemperatur

- Die Körpertemperatur wird bei allen kritisch kranken Intensivpatienten kontinuierlich überwacht.
- Gemessen wird die Kerntemperatur.
- Verwendet werden elektrische Messgeräte.

Temperaturbereiche und ihre Auswirkungen
- 36–37,8 °C: Normothermie
- 37,9–40 °C: Fieber, Hyperthermie
- 40–44 °C: Versagen der Thermoregulation, Hitzschlag, Krämpfe
- >44 °C: Eiweißdenaturierung, Tod
- 33–36 °C: milde Hypothermie
- 30–33 °C: Hypothermie, Abnahme des Metabolismus, Atemdepression, Bewusstseinsstörungen
- 27–30 °C: tiefe Hypothermie, Versagen der Thermoregulation, Kammerflimmern
- 20–27 °C: drohender Tod, lichtstarre Pupillen, extreme Bradykardie
- <20 °C: Asystolie, Tod

- **Was soll festgestellt werden?**
- Ob der Patient Fieber hat oder unterkühlt ist.
- Ob die therapeutische Kühlung oder Erwärmung wirksam ist.

- **Wo soll gemessen werden?**
Mögliche Messorte sind:
- Distaler Ösophagus
- Harnblase, wenn ein Katheter liegt
- Trommelfell
- Im Blut: A. femoralis oder brachialis, Pulmonalarterie. Genaueste Methode!
- Mund, Nasopharynx oder Rektum

❯ Für die Temperaturmessung sollten jeweils die gleiche Messmethode und der gleiche Messort gewählt werden, um eine bessere Verlaufsbeurteilung der Temperaturwerte zu ermöglichen.

3

3.5 Überwachung des Wasser-Elektrolyt-Haushalts

- Physiologische und metabolische Funktionen verlaufen nur ungestört, wenn der Wasser- und Elektrolythaushalt ausgeglichen ist.
- Störungen sind beim Intensivpatient sehr häufig. Daher ist Überwachung anhand von Laborparametern erforderlich.

■ **Welche Parameter sollen überwacht werden?**
- Körpergewicht
- Gesamteinfuhr und -ausfuhr (Bilanzierung)
- Serumelektrolyte: alle 12–24 h, bei Bedarf öfter
- Blutzucker: 1-mal/Tag; bei Diabetes, Insulintherapie oder totaler parenteraler Ernährung öfter
- Serumosmolarität: 1-mal/Tag
- Plasmavolumen
- Spezielle parenterale Zufuhr, Art und Volumen 1- bis 4-stündlich
- Spezielle Ausfuhr; an welcher Stelle, Volumen, Elektrolytkonzentration: 1- bis 4-stündlich
- Urinausscheidung: stündlich
- Ggf. Diarrhöen
- Beurteilung klinischer Parameter wie Hautturgor, Schleimhäute und Augenbulbus
- Thorax- und sonstige Drainagen: abhängig vom Zustand des Patienten und von der Geschwindigkeit der Verluste

3.6 Hämatologie und Blutgerinnung

Je nach Zustand des Patienten, werden folgende beispielhafte Parameter 1-mal pro Tag, bei Bedarf auch öfter, bestimmt:

- Hämoglobin (Hb), Hämatokrit (Hkt)
- Erythrozyten
- Leukozyten
- Thrombozyten

Wenn indiziert, sollten bestimmt werden:
- Blutungszeit
- Quick-Test oder INR
- Partielle Thromboplastinzeit (aPTT)
- Thrombinzeit
- Fibrinogen, D-Dimere, Fibrinogenspaltprodukte
- Antithrombin
- Retikulozyten
- Differenzialblutbild

3.7 Entzündungsparameter

Wichtigste Parameter sind:
- CRP (C-reaktives Protein),
- PCT (Procalcitonin): Sepsisparameter
- Interleukin 6
- Akut-Phase-Proteine

3.8 Überwachung metabolischer Parameter

Mit Hilfe metabolischer Parameter soll v. a. ein kataboler Zustand eingeschätzt werden. Wichtige Parameter sind:
- Körpertemperatur: 4-stündlich
- Körpergewicht bei Aufnahme und im Verlauf einmal pro Woche und bei Entlassung
- Gesamteinfuhr/Gesamtausfuhr
- Kalorienaufnahme
- Blutzucker
- Laktat
- Gesamteiweiß
- Stickstoffbilanz in 24 h
- Kaliumausscheidung
- Serumalbumin
- O_2-Verbrauch

Die meisten dieser Parameter werden nicht routinemäßig bestimmt, sondern nur bei kritisch kranken Intensivpatienten, z. B. mit Sepsis.

3.9 Überwachung der Nierenfunktion

Wichtige Parameter sind:
- Urinausscheidung/Tag
- Urinausscheidung/h: Trend?
- Urinosmolalität
- Urinbakteriologie
- Harnstoff und Kreatinin im Urin
- Urinelektrolyte
- Glukose im Urin
- Freie Wasserclearance
- Kreatininclearance
- Serumharnstoff und -kreatinin

Wie oft die einzelnen Parameter bestimmt werden, hängt im Wesentlichen vom Zustand des Patienten ab.

3.10 Überwachung der Leber- und Magen-Darm-Funktion

Wichtigste Parameter sind:
- Bilirubin
- Alkalische Phosphatase
- SGOT (AST) und SGPT (ALT)
- Serumproteine
- Magensaft-pH
- Darmsaft-pH
- Hämotest auf okkultes Blut
- Amylase
- Lipase

Weiterhin sollten Peristaltik und Reflux mindestens alle 8 h kontrolliert werden.

3.11 Neuromonitoring

▶ Kap. 35

Frühmobilisation

Inhaltsverzeichnis

© Springer-Verlag GmbH Deutschland, ein Teil von Springer Nature 2022
R. Larsen, *Wissens-Check Intensivmedizin für die Fachpflege*,
https://doi.org/10.1007/978-3-662-65062-2_4

4

4.1   In Kürze

Frühmobilisation Sie bezeichnet die Mobilisierung des Intensivpatienten innerhalb
von 72 h nach der Aufnahme in die Intensivstation. Unterschieden werden:
- Passive Mobilisierung
- Unterstützte aktive Mobilisierung
- Aktive Mobilisierung

▪ **Welche Folgen hat die Immobilität?**
- Jede Immobilität des Intensivpatient bewirkt eine Abnahme der Muskelmasse,
  Muskelkraft und Muskelfunktion.
- Diese Schäden können nur durch eine
  frühzeitige Mobilisierung begrenzt werden.

Organspezifische Folgen der Immobilität
beim Intensivpatienten sind:
- **Bewegungsapparat**
  - Aktivitätsintoleranz
  - Muskelschwäche und Muskelatrophie
  - Gelenkkontrakturen, Gelenkknor-
    peldegeneration, Knochendemine-
    ralisierung
  - Periphere Nervenverletzungen, De-
    generationen
- **Herz-Kreislauf-System**
  - Blutdruckabfall bei Lagewechsel
    (orthostatische Hypotension)
  - Vermindertes Schlagvolumen, Ab-
    nahme des Herzzeitvolumens
  - Erhöhte Herzfrequenz
- **Störungen der Mikrozirkulation**
  - Thromboembolien
  - Verschiebung von Plasma in den
    extrazellulären Raum
  - Verschiebung von Körperflüssigkeiten
    und Elektrolyten
- **Lunge**
  - Sekretverhalt
  - Atelektasen
  - Abnahme aller Atemvolumina
  - Atrophie der Atemmuskulatur ein-
    schließlich Zwerchfell

- **Verdauungssystem**
  - Abnahme der Magensekretion und
    Peristaltik
  - Obstipation
  - Insulinresistenz
- **Zentrales Nervensystem**
  - Gleichgewichtsstörungen
  - Sensorische Deprivation (Depression)
- **Zerebraler Status**
  - Desorientierung
  - Kognitive Dysfunktion
  - Angst, Depression, Schlafstörungen
- **Sonstiges**
  - Systemische Entzündungen
  - Druckulzerationen   prädestinierter
    Stellen (über Knochenvorsprüngen)
  - Ödeme

4.1.1   Critical-Illness-Myopathie und Critical-Illness-Polyneuropathie

Reversible neuromuskuläre Erkrankungen
des Intensivpatienten, teilweise über Monate und Jahre verlaufend

▪ **Was sind die Folgen?**
- Erschwerte Entwöhnung vom Respirator
- Verlängerte Intensivbehandlung

▪ **Welche Risikofaktoren sind bekannt?**
- Sepsis und Multiorganversagen
- Längere Zufuhr von Kortikosteroiden
  und von ND-Muskelrelaxanzien
- Immobilisierung
- Organtransplantationen
- Status asthmaticus

4.1.1.1   Critical-Illness-Polyneuropathie

Erkrankung der peripheren **Nerven,** vermutlich ausgelöst durch Mikrozirkulationsstörungen und Entzündungsreaktionen
- Kennzeichen: schlaffe Lähmungen und
  starke Muskelatrophien

- Diagnose: Neurographie und Elektromyographie
- Therapie: symptomatisch. Keine spezifische Therapie bekannt

4.1.1.2 Critical-Illness-Myopathie

Erkrankung der **Muskulatur** nach längerer Intensivbehandlung, gekennzeichnet durch diffuse Muskelschädigung, vermutlich ausgelöst durch Mikrozirkulationsstörungen
- Kennzeichen: Muskelschwäche, Sensibilitätsstörungen und Muskelatrophien
- Diagnose: histologisch
- Therapie: symptomatisch. Keine spezifische Therapie bekannt

4.2 Praxis der Frühmobilisation

- **Bei welchen Patienten?**
- Frühmobilisation ist grundsätzlich bei **allen** Intensivpatienten indiziert, sofern keine Ausschlusskriterien vorliegen
- **Ausschlusskriterien:**
  - Erhöhter Hirndruck
  - Akute Myokardischämie
  - Hämodynamische Instabilität
  - Instabile Beckenfraktur
  - Instabile Wirbelsäulenfrakturen
  - Akute Blutungen
  - Agitiertes Delir
- Intubation und maschinelle Beatmung sind *keine* Kontraindikationen für eine Frühmobilisation!

- **Was ist das Ziel?**
- Erhalt oder das Wiedererlangen der körperlichen Eigenaktivität oder Mobilität des Patienten
- Verkürzung der Behandlungsdauer
- Verhinderung oder Reduzierung immobilitäts- und krankheitsbedingter Komplikationen und Schädigungen

4.2.1 Mobilisierung nach Konzept und im Team

Pflege im Fokus
- Mobilisierung ist eine interprofessionelle Teamaufgabe.
- Sie erfordert eine gemeinsame Planung und Koordination der beteiligten Berufsgruppen.
- Die Zuständigkeiten und die Verantwortung müssen vorab festgelegt werden.
- Ausgeführt werden die Mobilisierungsschritte durch Pflegekräfte und Physiotherapeuten.
- Während der Mobilisierung sind die Auswirkungen auf den Patienten sorgfältig zu überwachen.

Der Patient wird nach einem an seinen Krankheitszustand angepassten Konzept mobilisiert.

Folgende **Mobilisierungsmaßnahmen** werden unterschieden:
- Alle passiven Bewegungen, die aktiv angeleitet werden, z. B. Bewegungen aller Extremitäten, Kipptisch, Stehbrett
- Alle aktiven Bewegungen, die teilweise unterstützt werden, z. B. aktive Bewegungen in Rückenlage mit manueller Unterstützung, aufrechtes Hinsetzen oder Drehen im Bett
- Alle aktiven Bewegungen, z. B. Sitzen an der Bettkante, Stehversuch, Gehen mit und ohne Gehhilfe

Hierbei können folgende **Mobilisierungsstufen** unterschieden werden:
- **Stufe 4:** Der Patient ist im Bett mobil oder kann im Bett gelagert werden.

4

- **Stufe 3**: Der Patient kann den Pilotsitz einnehmen und/oder ist bis zum Sitzen an der Bettkante mobil.
- **Stufe 2**: Der Patient kann in den Stuhl mobilisiert werden und einige Schritte gehen.
- **Stufe 1**: Der Patient kann selbständig gehen.

■ **Welche Voraussetzungen müssen erfüllt sein**
- Patient kreislaufstabil und schmerzfrei
- Alle Zu- und Ableitungen sowie Tubus oder Trachealkanüle gesichert
- Geschultes und erfahrenes Team
- Vorgehen nach **strukturiertem Protokoll**

■ **Welche Mobilisationshilfsmittel werden eingesetzt**
- Spezielle Betten zur schnellen, personalunabhängigen Herstellung einer adäquaten Sitzposition
- Drehscheibe (Transferhilfe bei fixierten Füßen)
- Rollbrett (Transferhilfe vom Bett in den Sessel)
- Gleitbrett (Transferhilfe bei Instabilität in den Beinen)
- Rollator, Gehwagen
- Lifter, Aufstehlifter
- Stehtische
- Rollstuhl bzw. Mobilisationssessel
- Kamm, Zahnbürste, Bälle, flexibles Übungsband
- Bettfahrrad

■ **Wie oft, wie stark und wie lange wird der Patient mobilisiert?**
- Wenn möglich mehrmals täglich

- Die Belastung wird stufenweise gesteigert. Begonnen wird mit passiver Mobilisation
- Dauer: mindestens 20 min

■ **Was muss bei der Frühmobilisierung überwacht werden?**
Im Mittelpunkt der Überwachung stehen die Vitalfunktionen. Erfasst werden folgende Parameter:
- Herzfrequenz und -rhythmus
- Blutdruck
- Arterielle O_2-Sättigung
- Atmung
- Bei beatmeten Patienten: Beatmungsparameter

■ **Wann muss die Frühmobilisation abgebrochen werden?**
- Abfall der arteriellen O_2-Sättigung <88 %
- Wesentliche Tachykardie (>20 % Anstieg) oder Bradykardie (<40/min)
- Blutdruckabfall auf <110 mmHg
- Blutdruckanstieg auf >180 mmHg systolisch

■ **Welche Komplikationen können bei der Frühmobilisierung auftreten?**
- Blutdruckabfall und Ohnmacht durch orthostatische Fehlregulation
- Herzrhythmusstörungen
- Abfall der O_2-Sättigung
- Agitiertheit, Stress
- Sturz des Patienten
- Respiratorische Erschöpfung
- Dislokation von Gefäßkathetern, unbeabsichtigte Extubation oder Dekanülierung
- Herz-Kreislauf-Stillstand

Hygiene, Infektionen und Antibiotikatherapie

Inhaltsverzeichnis

© Springer-Verlag GmbH Deutschland, ein Teil von Springer Nature 2022
R. Larsen, *Wissens-Check Intensivmedizin für die Fachpflege*,
https://doi.org/10.1007/978-3-662-65062-2_5

5

5.1 Nosokomiale Infektionen

Nosokomiale Infektionen Infektionen, die im Krankenhaus entstehen und bei der Aufnahme weder vorhanden noch in Inkubation waren. Der Tag mit dem ersten Symptom (Infektionstag) ist frühestens der dritte Tag des Krankenhausaufenthalts.

- Gehören zu den häufigsten Komplikationen der Intensivbehandlung
- Verlängern die Behandlungsdauer und erhöhen das Sterberisiko
- Entstehen meistens endogen durch Keime der eigenen Flora (Darm, Nasen-Rachen-Raum, Magen)
- Exogen: Übertragung von Keimen aus der Umgebung (Geräte, Instrumente) mit den kontaminierten Händen des Personals
- Hauptursachen sind invasive Maßnahmen am Patienten

- **Welche Faktoren erhöhen das Infektionsrisiko?**
- Schwere der Grunderkrankung und der Begleiterkrankungen (z. B. Diabetes mellitus)
- Hohes Lebensalter
- Immunsuppression
- Operation
- Zentraler Venenkatheter
- Harnblasenkatheter
- Endotrachealtubus

- **Welches sind die häufigsten Infektionen?**
- Postoperative Wundinfektion
- Harnwegsinfektion
- Pneumonie
- Clostridium-difficile-Infektionen
- Sepsis

5.1.1 Erreger

- Die Erreger nosokomialer Infektionen sind klinikgebunden (jedoch verschleppbar)

- Weisen oft eine mehrfache Resistenz gegenüber Antibiotika (▶ Abschn. 5.3) sowie eine hohe Infektiosität auf
- Die meisten gramnegativen Sepsiserreger gehören zur physiologischen Darmflora und sind damit nur fakultativ pathogen.

Wichtige Erreger nosokomialer Infektionen
- **Gramnegative Bakterien:**
  - Pseudomonaden
  - Enterobacter
  - Escherichia coli
  - Proteus
  - Klebsiellen,
- **Grampositive Bakterien:**
  - Staphylococcus aureus
  - Staphylococcus epidermidis
  - Streptokokken
  - Pneumokokken
  - Enterokokken
  - Clostridien
- **Pilze** (Candida und Aspergillen) und **Viren**

5.1.2 Infektionsquellen

- Patient (Gastrointestinaltrakt, Haut)
- Personal (gesunde Ausscheider)
- Besucher
- Blut- und Organspender
- Harnblasenkatheter
- Zentraler Venenkatheter
- Instrumente und Geräte
- Medikamente und Infusionen
- Luft

5.1.3 Übertragungswege?

- Kontakt- oder Schmierinfektion: 90 % aller nosokomialen Infektionen
- Aerogene Infektion: ca. 10 %

- Nahrungsmittelinfektion, Trinkwasserinfektion
- Transmissive Infektion: durch Fliegen und Kakerlaken (extrem selten)

▪ **Wie gelangt der nosokomiale Erreger in den Patienten?**
- Über die natürlichen Körperöffnungen
- Über alle künstlich geschaffenen Zugänge des Intensivpatienten:
  - Blasenkatheter
  - Endotrachealtubus und Trachealkanüle
  - Zentrale und periphere Venenkatheter
  - Arterielle Kanüle
  - Drainagen und Sonden

5.1.4 Welche Infektionen sind am häufigsten?

- **Harnwegsinfektionen**: Die Erreger gelangen beim Vorschieben des Katheters in die Blase.
- Untere **Atemwegsinfektionen, Pneumonien**: besonders bei beatmeten Patienten
- **Wundinfektionen**
- **Sepsis**: durch Gefäßkatheter oder sekundär mit dem Blutstrom, u. a. bei Pneumonie, Harnwegsinfekten, Wundinfektion

5.1.5 Verhinderung nosokomialer Infektionen

- Auf der Intensivstation besteht ein erhöhtes Infektionsrisiko (Risikobereich).
- **Asepsis**, d. h. Keimarmut, ist eine Grundvoraussetzung für die Prävention nosokomialer Infektionen auf Intensivstationen.
- Asepsis allein reicht nicht aus, sondern muss durch hygienebewusste Intensivpflege und andere infektionsverhütende Maßnahmen ergänzt werden.

▪ **Entscheidenden Hygieneregeln auf der Intensivstation**
- Konsequentes Händewaschen und Händedesinfektion von Pflegepersonal und Ärzten
- Gründliche Schulung und strikte Einhaltung der Hygienedisziplin durch Pflegekräfte und Ärzte
- Spezielle hygienische Pflege von Beatmungszubehör, Venen- und Arterienkathetern, Harnblasenkathetern, Drainagen und Wunden
- Gezielte, wirksame und sinnvolle Desinfektions- und Sterilisationsverfahren
- Wirksame und einfache Isolierungstechniken des Patienten
- Ausreichender Pflegepersonal-Patienten-Schlüssel! Zu wenig Personal führt zur Vernachlässigung der hygienischen Aufgaben.
- Perioperative Antibiotikaprophylaxe nur für gesicherte Indikationen und nicht länger als 24 h
- Gezielte Antibiotikatherapie nach Antibiogramm bei nachgewiesenen Infektionen
- Schriftlich formulierte Richtlinien für die Antibiotikaprophylaxe und -therapie
- Enge Zusammenarbeit mit dem Krankenhaushygieniker und den Hygienefachpflegekräften
- Spezielle Hygieneprophylaxen bei Venenkathetern, Harnblasenkathetern, Beatmungszubehör, beim endotrachealen Absaugen, bei der Wundpflege usw.

▪ **Isolierung septischer Patienten**
Infizierte Patienten müssen häufig zusammen mit Nichtinfizierten versorgt werden. Hierdurch wird die Gefahr einer Kreuzinfektion über das Pflegepersonal erhöht. Daher werden septische Patienten jeweils isoliert durch eine bestimmte Pflegekraft betreut.

Eine strenge räumliche, apparative und personelle Isolierung ist erforderlich bei:
- Therapieresistenten Infektionen, z. B. mit MRSA

— Organtransplantationen
— Schwerer Verbrennungskrankheit
— Patienten unter Chemotherapie oder Immunsuppressiva
— Patienten mit Zusammenbruch der Abwehrlage
— Ausscheidung bestimmter Erreger

Bei der strikten Isolierung von Patienten ist zu beachten Isolierung in eigenem Zimmer oder eigener Box, möglichst mit vorgeschalteter Schleuse
— Pflege durch fest zugeordnete Pflegekräfte
— Eigene Geräte, Instrumente und Zubehör für den isolierten Patienten
— Strenge Trennung des reinen vom unreinen Bereich (sichere Entsorgung von infektiösen Ausscheidungen und verunreinigtem Zubehör)
— Kleider- bzw. Kittelwechsel vor und nach Betreten des Isolierzimmers, Händehygiene und Einmalhandschuhe bei Kontakt, Gesichtsmasken

5.1.5.1 Organisatorische und pflegerische Maßnahmen

— Organisatorische und pflegerische Hygienemaßnahmen dienen dem Schutz aller Beteiligter.
— Sie dürfen nicht als Behinderungen der täglichen Arbeit gewertet werden.
— Für die Organisation und Überwachung hygienischer Maßnahmen auf Intensivstationen sind v. a. folgende Personen verantwortlich:
  – Ärztlicher Leiter: Er hat die Verantwortung für die Hygiene auf der Intensivstation.
  – Hygienebeauftragter: zuständig für hygienische Probleme und die Koordination der hygienischen Maßnahmen
  – Hygienefachpflegekraft: zuständig für die Durchführung der im Hygieneplan aufgestellten Hygienemaßnahmen (in selbstständiger Tätigkeit ohne zusätzliche Dienstverpflichtungen)

Händehygiene

— Die Hände von Pflegekräften und Ärzten sind das wichtigste Transportmittel für Kreuzinfektionen beim Intensivpatienten.
— Hände kontaminieren außerdem Geräte und Zubehör und schaffen damit neue Infektionsquellen.

❯ Die wiederholte hygienische Händedesinfektion ist ein Schlüsselfaktor, mit der Kreuzinfektionen und Kontaminationen des Intensivpatienten verhindert werden.

■ **Indikationen für die hygienische Händedesinfektion (nach WHO)**
— Vor jedem Betreten und nach jedem Verlassen der Patientenumgebung/des Bettplatzes
— Vor dem Patientenkontakt
— Nach dem Patientenkontakt
— Vor invasiven Maßnahmen oder aseptischer Tätigkeit
— Nach jeder Manipulation, die zur Kontamination führte oder mit Kontaminationsgefahr verbunden war, z. B. Kontakt mit Körperflüssigkeiten

■ **Unsterile Einmalhandschuhe**
Tragen bei:
— Körperreinigung des Intensivpatienten
— Verbandwechsel
— Pflege von Patienten mit schweren Infektionen (z. B. Sepsis)
— Dekubituspflege
— Einführung von Suppositorien und rektalen Sonden
— Maßnahmen an kontaminiertem Zubehör, wie z. B. Sonden, Drainagen, Bettwäsche

■ **Sterile Handschuhe**
Tragen bei:
— Der Anlage von Venen- und Blasenkathetern
— Endotrachealen Absaugungen
— Punktionen
— Chirurgischen Eingriffen

Kleidungshygiene

- Personalschleusen sind nicht erforderlich.
- Die Arbeitskleidung von Pflegekräften muss an jedem Arbeitstag gewechselt werden, bei entsprechender Verunreinigung auch öfter.
- Personen, die keinen direkten pflegerischen oder ärztlichen Kontakt mit dem Patienten haben, benötigen keine Schutzkleidung.
- Bei allen pflegerischen Maßnahmen, wie z. B. Waschen des Patienten, Entfernen von Kot, Urin und anderen Ausscheidungen werden zusätzlich *Einmalschürzen* getragen.
- Spezielle Bereichsschuhe sind nicht erforderlich; Plastiküberziehschuhe sind überflüssig.
- *Schutzhauben* und *Masken* sind für die Routineintensivpflege *nicht* erforderlich, jedoch bei bestimmten Umständen indiziert, z. B. bei strenger Isolierpflege, Lungentuberkulose, Einführen von Kathetern und Thoraxdrainagen.

Persönliche Hygiene

- Ziel: Übertragung *eigener* Erreger auf den Patienten verhindern.
- Während der Arbeit keine Uhren (am Handgelenk), Ringe und andere Schmuckstücke tragen.
- Dauerausscheider pathogener Erreger, z. B. Hepatitisviren, Salmonellen, akut an Enteritis oder Erkältung erkrankte Personen und Personen mit entzündlichen Hauterkrankungen, z. B. Pyodermie, Herpes, dürfen nicht im Intensivbehandlungsbereich eingesetzt werden.

Schutz des Personals

- Durch spezifische Unterweisung in hygienische Maßnahmen und Verhaltensschulung beim Umgang mit Patienten, Geräten, Material, Gefäßzugängen usw.

- Kontrolluntersuchungen und Impfungen, z. B. gegen Hepatitis, Masern, Coronaviren

Schutz der Patienten

- Bei allen Maßnahmen am Patienten muss die Infektionsverhütung beachtet werden.
- Das gilt besonders für invasive Zugänge und die Zufuhr von Infusionslösungen und Medikamenten

- **Besucher**
- Grundsätzlich großzügige Besuchsregelung, um die Heilung zu fördern
- Unterweisung des Besuchers in hygienische Grundregeln beim Kontakt mit dem Patienten
- Händedesinfektion vor dem Patientenkontakt und vor Verlassen der Station
- Grundsätzlich sollen Besucher beim Aufenthalt auf der Intensivstation Schutzkittel tragen und keine Nahrungsmittel oder Getränke etc. mitbringen.

Geräte, Instrumente und Gebrauchsgegenstände

- Geräte und Instrumente, die weiterverwendet werden, müssen gereinigt und desinfiziert werden.
- Hierbei ist eine bestimmte **Reihenfolge** einzuhalten:
  - zunächst Entsorgung, d. h. Dekontamination bzw. Desinfektion,
  - danach Reinigung (manuell oder maschinell),
  - Schlussdesinfektion und/oder Sterilisation.

Folgende Instrumente müssen **steril**, d. h. vollkommen **frei von Erregern** (vegetative Formen und Sporen) sein:
- Harnblasenkatheter
- Gefäßkatheter und Kanülen
- Intrakranielle Druckaufnehmer

5

- Thoraxdrainagen
- Intraabdominelle Drainagen
- Periduralkatheter, Spinalkatheter
- Chirurgische Instrumente, Prothesen

Frei von vegetativen Keimen müssen sein:
- Endotrachealtubus, Trachealkanüle
- Absaugkatheter
- Zubehör des Beatmungsgeräts
- Vibrationsmassagegeräte
- Gastrointestinale Sonden
- Oropharyngeale Tuben
- Beatmungsbeutel
- Blutdruckmanschetten
- Monitore
- Patientenbett

■ **Beatmungsgeräte**
- Desinfektion vor dem Einsatz am Patienten nach den Vorschriften des Herstellers
- Im laufenden Betrieb müssen v. a. die Anfeuchter der Respiratoren sorgfältig überwacht und gewechselt werden (besondere Keimquelle)

■ **Wäsche**
- Frische Patientenwäsche muss keimarm sein, bei Verbrennungspatienten steril
- Alle Wäscheteile des Patientenbettes sind als kontaminiert anzusehen
- Daher beim Wäschewechsel Einmalhandschuhe tragen
- Alle ausgewechselten Wäschestücke sofort, vorsichtig (Keimaufschüttung in die Umgebung), in keimdichte Säcke verpacken.

Flächen- und Raumreinigung bzw. -desinfektion

■ **Reinigung und Desinfektion von Räumen**
- Scheuerdesinfektion des Fußbodens: 2-mal pro Tag
- Reinigung des Patientenplatzes und des Waschbeckens: 1-mal pro Tag

- Keine routinemäßige Raumdesinfektion durch Verdampfen oder Vernebeln von Formaldehyd, auch nicht bei einigen meldepflichtigen Erkrankungen nach dem Bundesseuchengesetz, z. B. bei offener Lungentuberkulose

■ **Flächenreinigung und -desinfektion**
Folgende Oberflächen sind besonders häufig kontaminiert:
- Alle patientennahen Ablageflächen
- Oft berührte Gegenstände und Handgriffe
- Bedienungsknöpfe und -schalter von Geräten
- Feuchtstellen, wie Waschbecken, Badewanne, Bodenabläufe

❯ Drei Grundsätze, um eine Kontamination zu verhindern:
- Unnötige Berührungen vermeiden!
- Keine potenziell kontaminierten Gegenstände auf nichtkontaminierten Flächen ablegen!
- Häufige Wischdesinfektion, ergänzt durch Beseitigung von Staub oder Feuchtigkeit.

5.1.6 Unnötige Hygienemaßnahmen auf Intensivstationen

Zu den **unnötigen Hygienemaßnahmen** gehören:
- Routinemäßige Abklatschuntersuchungen
- Routinemäßige Personaluntersuchungen, wie Rachenabstriche
- Routinemäßige Bestimmung der Keimzahlen in der Luft
- Routinemäßige Raumsprühdesinfektion (dafür Scheuer-Wisch-Reinigung)
- Routinemäßige Desinfektion von Waschbecken, Gullys, Siphons, Badewannen

- Sprühdesinfektion von Matratzen, Bettdecken, Kopfkissen (unwirksame Maßnahme)
- Routinemäßige Fußbodendesinfektion, da der Fußboden kein Erregerreservoir für Harnwegsinfektionen, Wundinfektionen, Sepsis, Pneumonie, Infektion durch Venenkatheter ist
- UV-Lampen
- Klebematten, Desinfektionsmatten
- Plastiküberschuhe, Schuhwechsel, Kleiderwechsel ohne Patientenkontakt
- Wechsel der Beatmungsschläuche und Vernebler alle 8 h
- Routinemäßiger Wechsel von Beatmungsgeräten
- Routinemäßiger Wechsel von Blasenkathetern
- Systemische Antibiotikaprophylaxe gegen Pneumonien
- Bettschleusen, Materialschleusen
- Aufwändige Personalschleusen
- Kleiderwechsel bei Betreten oder Verlassen der Intensivstation

5.2 Infektionsüberwachung auf Intensivstationen

Die Infektionsüberwachung (surveillance) umfasst ein Bündel von Maßnahmen:
- Regelmäßige mikrobiologische Kontrolle des Intensivpatienten
  - **Urin** bei Dauerkatheterisierung der Harnblase
  - **Trachealsekret** bei intubierten Patienten
- Gezielte Untersuchung der Umgebung, der Geräte und des Zubehörs („device"),
- Überprüfung und Diskussion von Arbeitsabläufen und Pflegemaßnahmen
- Regelmäßige Kontrolle der Desinfektions- und Sterilisationsmaßnahmen

5.2.1 Probenentnahme für bakteriologische Untersuchungen

- Die mikrobiologische Untersuchung von Proben erfolgt im Hygienelabor.
- Die Proben werden in der Regel von Pflegekräften entnommen.

5.2.1.1 Vorgehen bei der Probenentnahme und Verschickung

- Bei jeder Entnahme Handschuhe anziehen.
- Untersuchungsmaterial kontaminationsfrei abnehmen, vorher Haut reinigen und mit Alkohol desinfizieren.
- Die Probenentnahme sollte vor Beginn der Antibiotikatherapie erfolgen, damit der die Infektion verursachende Erreger identifiziert und gezielt behandelt werden kann.
- Den Laborbegleitschein sorgfältig ausfüllen.
- Die Proben so schnell wie möglich in das Labor transportieren.

- **Urin**
- Die Entnahme erfolgt aus dem Drainagesystem des Harnblasenkatheters oder durch suprapubische Blasenpunktion in eine sterile Monovette.
- Einzusendende Menge: 5 ml.
- Aufbewahrungszeit im Kühlschrank bis zum Transport 4–6 h. Nicht bei Raumtemperatur lagern!

- **Trachealsekret**
- Sekretgewinnung bei intubierten/ tracheotomierten Patienten unter aseptischen Bedingungen

- Absaugen mit dem Hygieneabsaug-set oder mit dem Bronchoskop und im Röhrchen auffangen
- Die Proben müssen sofort ins Labor transportiert werden.

■ **Stuhl**
- Bei Durchfällen unklarer Ursache erbsengroße Stuhlprobe entnehmen.
- Probe in einem sterilen Röhrchen aufbewahren. Bis zum Transport im Kühlschrank lagern.

■ **Wundabstrich**
Der Wundabstrich wird bei Hinweisen auf Wundinfektion vorgenommen, z. B. bei:
- Eiterndem Dekubitus
- Nässender Operationswunde
- Intraabdominellen Drainagen

Die Entnahme erfolgt aus der Tiefe von Wunden nach erstem Wegwischen von Eiter mit einem Applikator, der anschließend in das Transportröhrchen eingeführt wird. Der Transport ins Labor muss grundsätzlich am Tag der Entnahme erfolgen.

■ **Blut**
- Indikationen:
  - Verdacht auf Sepsis, Meningitis, Pneumonie
  - Fieber mit unklarem Fokus
  - Antibiotikatherapie: vor Beginn, 24 h nach der letzten Gabe im freien Intervall, vor der nächsten Gabe
- Vorgehen:
  - Haut reinigen und desinfizieren; Gummistopfen der Kulturflasche ebenfalls desinfizieren
  - Periphere Vene punktieren
  - Blut unter aseptischen Bedingungen in Blutkulturflaschen mit 2-mal 10 ml aerober/anaerober Nährlösung leiten
  - Bei Verdacht auf Blutstrominfektion: Blutentnahmen innerhalb von 24 h 3-mal im Mindestabstand von 2 h wiederholen

■ **Liquor**
- Indiziert bei neurochirurgischen Patienten mit Liquordrainage (Häufigkeit je nach Krankheitsbild) und bei Verdacht auf Meningitis oder Enzephalitis
- Entnommen werden, unter aseptischen Bedingungen, 2 ml Liquor mit einer sterilen Monovette oder durch Abtropfen aus der Drainage in ein Röhrchen. Verschluss mit sterilem Stopfen
- Probe im Brutschrank bei 37 °C aufbewahren
- Nativliquor sofort ins Labor transportieren oder später in einer Wärmebox

■ **Sekret aus Thoraxdrainagen**
- Indiziert bei Verdacht auf Abszess
- Die Entnahme erfolgt aus dem Drainagenschlauch (Punktionsstelle vorher desinfizieren!) durch Punktion mit einer sterilen Kanüle und aufgesetzter Spritze
- Das entnommene Sekret wird in ein Röhrchen mit Nährlösung gespritzt und im Brutschrank bei 37 °C aufbewahrt

5.2.2 Prävention der nosokomialen Pneumonie

- Pneumonien, die erst nach der Aufnahme ins Krankenhaus auftreten, werden als nosokomiale Pneumonien bezeichnet
- Pneumonien, die sich unter einer maschinellen Beatmung entwickeln, sind beatmungsassoziierte Pneumonien („ventilator associated pneumonia", VAT). Sie gehören ebenfalls zu den nosokomialen Pneumonien.

> Die Pneumonie ist die häufigste krankenhauserworbene Infektion des Intensivpatienten. Sie erhöht das Sterberisiko um 30 % und verlängert die Dauer der Intensivbehandlung!

■ **Risikofaktoren**

– Alter >65 Jahre oder <1 Jahr
– Schwere Grunderkrankung mit beeinträchtigter Immunabwehr und/oder des Bewusstseins
– Thorakale oder abdominale Eingriffe
– Notwendigkeit der maschinellen Beatmung
– Beeinträchtigung der laryngealen Schutzreflexe mit Aspiration

5.2.3 Prävention der postoperativen Pneumonie

– Postoperativ regelmäßige und am Bedarf orientierte Anleitung zum Abhusten und tiefen Atmen
– Medikamentöse und physikalische Therapie von Atemwegserkrankungen
– Intensive Atemtherapie einschließlich Physiotherapie bei Risikopatienten
– Ausreichende Schmerztherapie, v. a. nach Thorax- und Baucheingriffen
– Nichtsedierende Schmerztherapieverfahren sollten bevorzugt werden
– Frühzeitige Mobilisierung des Patienten
– Hygienegrundsätze beim Umgang mit Inhalationsgeräten und O_2-Befeuchtern beachten
– Verhinderung von Aspirationen: frühzeitige Entfernung von Ernährungssonden, Oberkörperhochlagerung, vor jeder Nahrungszufuhr korrekte Lage der Sonde überprüfen, Nahrungszufuhr an die Darmtätigkeit anpassen
– Eine spezifische Ulkusprophylaxe wird nicht empfohlen; vielmehr sollte möglichst auf eine Stressulkusprophylaxe verzichtet werden, da hierdurch der pH-Wert des Magens angehoben und die Besiedelung mit pathogenen Keimen gefördert wird.

5.3 Multiresistente Erreger

5.3.1 Methicillinresistenter Staphylococcus aureus (MRSA)

– Staphylococcus aureus (SA) gehört zu den häufigsten Erregern krankenhauserworbener Infektionen
– Wenn der Erreger gegen Methicillin und andere penicillinasefeste Penicilline resistent ist, wird er als methicillinresistenter Staphylococcus aureus (MRSA) bezeichnet
– Neben MRSA gibt es weitere multiresistente Erreger (MRE): glykopeptidresistente Enterokokken (GRE) und vancomycinresistente Enterokokken (VRE). Die Hauptursache für die Zunahme von MRE ist die unkritische Anwendung von Antibiotika
– Viele Intensivpatienten sind vorbestehend in der vorderen Nasenhöhle mit MRSA kolonisiert und dadurch von einer nosokomialen Infektion bedroht

❯ Wichtigstes Reservoir für MRSA ist der Nasen-Rachen-Raum. Übertragen wird MRSA meist durch Kontakt über die Hände, kontaminierte Gegenstände oder Flächen und durch Tröpfchen beim Husten und Niesen.

■ **Diagnostik**
Ist ein MRSA diagnostiziert worden, muss die Weiterverbreitung und das Weiterverbreitungsrisiko abgeklärt werden. Hierfür sollten Kontrollabstriche an folgenden Lokalisationen vorgenommen werden:

– Wunde
– Nase
– Rachen
– Evtl. perineal

5

- Bei VRE sollten Abstriche an Wunde, perineal und anal/rektal entnommen und untersucht werden.

Bei **Mitpatienten** im selben Krankenzimmer sind die gleichen Abstriche vorzunehmen.

5.3.1.1 Wie werden MRSA-Infektionen behandelt?

- Grundlage ist eine effektive antibiotische Therapie, möglichst unter Mitarbeit des klinischen Mikrobiologen.
- Die Wahl des Antibiotikums hängt v. a. vom MRSA-Typ ab. Gebräuchliche Substanzen sind Vancomycin, Daptomycin, Linezolid oder Tigecyclin.

- **Antiepidemische Maßnahmen**
- Patienten mit nachgewiesener MRSA-Kolonisation oder -Infektion schutzisolieren (Einzelzimmer oder abgetrennter Bereich bzw. Bettplatzisolierung)
- Sind mehrere Patienten betroffen, ist auch eine Kohortenisolierung (gemeinsame Unterbringung mehrerer MRSA-Träger) möglich
- Tritt MRSA zeitgleich bei zwei oder mehr Patienten der Intensivstation auf, muss von einem **Ausbruch** ausgegangen werden. Dann sind Sanierungs- und Isolierungsmaßnahmen erforderlich. Außerdem muss die MRSA-Quelle gefunden und die Übertragungskette unterbrochen werden.

Sanierungsmaßnahmen bei MRSA
- Antibiotika nur bei Infektion, nicht bei kontaminierten Patienten
- Bei MRSA-Besiedlung des Nasen-Rachen-Raums: 3-mal täglich Mupirocinnasensalbe über 5 Tage. Bei Resistenz: Polihexanidpräparate

---

- Mund-Rachen-Antiseptik mit Octenidin oder Chlorhexidin
- 1-mal täglich antiseptische Ganzkörperwäsche einschließlich Kopfhaaren (z. B. mit Octenidin oder Polihexanid) während der Dekolonisation des Nasenraums, für mindestens 3 Tage
- Antiseptische Reinigung der Gehörgänge
- Täglicher Wäschewechsel nach Ganzkörperantiseptik. Abfall und Wäsche im Patientenzimmer sammeln; normal entsorgen
- Nach Aufhebung der Isolierung: Wöchentliche Kontrolle der Abstriche auf MRSA-Besiedlung

---

5.3.2 Vancomycinresistente Enterokokken

- Betroffen sind v. a. immungeschwächte Patienten
- Besiedelte oder infizierte Patienten werden im Einzelzimmer isoliert, bei mehreren Patienten Kohortenisolierung
- Betreuendes Pflegepersonal auf wenige Mitglieder reduzieren
- Langärmelige Schutzkittel und Einmalhandschuhe bei allen pflegerischen Tätigkeiten

5.4 Antibiotikatherapie und -prophylaxe

- Beim Intensivpatienten ist eine prophylaktische Antibiotikazufuhr zum Schutz vor möglichen Infektionen nicht indiziert!
- Die Antibiotikatherapie erfolgt in enger Zusammenarbeit mit dem Hygieniker.

— Ihre rationale Anwendung soll durch ein Antibiotic-Stewardship (ABS)-Experten-team überprüft werden. Im Vordergrund stehen hierbei folgende Maßnahmen:
  – Identifizierung des pathogenen Erregers und seiner klinischen Bedeutung
  – Austestung der Empfindlichkeit des Erregers
  – Kontrolle der Wirksamkeit und Toxizität der Antibiotikabehandlung
  – Kostenanalyse der Behandlung und Vorschläge für ebenso wirksame, jedoch billigere Antibiotika

5.4.1 Antibiotika

- **Wirkspektrum**
— Unterschieden werden Antibiotika mit schmalem, mittlerem und breitem Wirkspektrum
— Schmalspektrumantibiotika werden zur gezielten Behandlung von Infektionen mit bekanntem Erreger eingesetzt
— Breitspektrumantibiotika v. a. bei der kalkulierten Behandlung schwerer Infektionen mit großem Erregerspektrum oder bei Mischinfektionen

- **Zufuhr**
— Können i.v., i.m., p.o. oder lokal angewendet werden
— Bei parenteraler Zufuhr treten meist höhere Konzentrationen in Blut und Gewebe auf als nach oraler Gabe.
— Schwere Infektionen werden anfangs meist mit i.v. zugeführten Antibiotika behandelt, nach Eintritt der Besserung kann auf die orale Zufuhr umgestellt werden.

- **Behandlungsdauer**
— Hängt ab vom Krankheitsverlauf und der Art des Erregers

— Bei septischen Erkrankungen mit bekannter Rezidivneigung sowie bei Patienten mit Immunschwäche ist meist eine längere antibiotische Therapie erforderlich.

- **Einteilung**
Die **β-Laktam-Antibiotika** sind die wichtigsten Antibiotika in der Intensivmedizin. Hierzu gehören folgende Substanzen:
— Penicilline
— Cephalosporine
— Carbapeneme
— Monobactame
— β-Laktamase-Hemmer

- **Nebenwirkungen**
— Allergische Reaktionen
— Störungen der plasmatischen (kumarinartige Wirkung) und thrombozytären Blutgerinnung (Hemmung der Thrombozytenfunktion)
— Nephrotoxizität
— Hepatotoxizität
— Neurotoxizität, z. B. Penicillin in sehr hoher Dosierung, außerdem Imipenem

5.4.2 Behandlung der Pneumonien beim Intensivpatienten

— Eine Keimbesiedelung der Trachea ohne Fieber, Leukozytose und ohne röntgenologische Veränderungen der Lunge ist keine Indikation für den Einsatz von Antibiotika.
— Eine Antibiotikatherapie ist bei Gewebeinvasion, deutlichem Fieber, Leukozytose mit Linksverschiebung und röntgenologisch sichtbaren Infiltraten erforderlich.
— Die Auswahl der Antibiotika richtet sich nach Zeitpunkt und Ort des Auf-

tretes der Pneumonie und nach dem Entstehungsmechanismus (ambulant erworbene oder nosokomiale Pneumonie).

— Geeignet sind β-Laktam-Antibiotika (Aminopenicilline oder Acylaminopenicilline mit β-Laktamase-Inhibitoren, Cephalosporine oder Carbapeneme), Chinolone, Aminoglykoside sowie Makrolide. Die Kombinationstherapie ist bei schwerem Verlauf oder Risiko für multiresistente Erreger indiziert.

5.4.3 Pilzinfektionen

Schwere systemische Pilzinfektionen werden mit **Antimykotika** behandelt. Hierzu gehören:

— Echinocandine: Caspofungin, Anidulafungin, Micafungin
— Azolderivate: Fluconazol, Voriconazol, Posaconazol, Itraconazol, Miconazol und Ketoconazol
— Polyene: Amphotericin B
— Pyrimidinanaloga: Flucytosin

Analgesie und Sedierung

Inhaltsverzeichnis

© Springer-Verlag GmbH Deutschland, ein Teil von Springer Nature 2022
R. Larsen, *Wissens-Check Intensivmedizin für die Fachpflege*,
https://doi.org/10.1007/978-3-662-65062-2_6

6.1 Analgosedierung

Analgosedierung Kombinierte Zufuhr von Analgetika und Sedativa beim Intensivpatienten

- **Wichtigste Ziele**
- Behandlung von Schmerzen: Analgesie
- Dämpfung von Angst: Anxiolyse
- Emotionale Beruhigung und Abschirmung: Sedierung
- Erleichterung der maschinellen Beatmung und anderer diagnostischer oder therapeutischer Maßnahmen

❯ Der Intensivpatient soll idealerweise, wach, aufmerksam, schmerz-, angst- und delirfrei sein, damit er bei seiner Behandlung und Genesung aktiv mitwirken kann.
  - In der Akutphase der Behandlung ist in der Regel eine maximale Analgesie und Sedierung erforderlich.
  - Wenn der Patient sich stabilisiert hat, wird mit der schrittweisen Entwöhnung von der Analgosedierung begonnen.

- **Welche Nebenwirkungen und Komplikation gibt es?**
- Beeinträchtigung der Hämodynamik (Blutdruckabfall, Herzrhythmusstörungen) und der Spontanatmung (Atemdepression mit Hypoventilation)
- Verzögerung der Magen-Darm-Passage, Obstipation
- Pulmonale Aspiration bei nichtintubierten Patienten
- Verwirrtheit und Entzugserscheinungen nach Absetzen der Substanzen (Delir)
- Evtl. Beeinträchtigung des Immunsystems
- Schäden durch Immobilisierung
- Verschlechterung des Behandlungserfolgs, Verlängerung der Intensivbehandlung

❯ Um die Nebenwirkungen zu reduzieren, erfolgt die Analgosedierung nur mit möglichst wenigen Substanzen und nur so lange wie zwingend erforderlich.

- **Medikamente für die Analgosedierung**
Kurz wirkende, gut verträgliche und gut steuerbare Medikamente werden bevorzugt (◘ Tab. 6.1).

◘ **Tab. 6.1**   In der Intensivmedizin eingesetzte Sedativa, Analgetika und Hilfssubstanzen

Sedierung	Schmerztherapie	Hilfssubstanzen (Adjuvanzien)
Propofol	Opioide: Morphin, Fentanyl, Sufentanil, Remifentanil	α_2-Agonisten, z. B. Clonidin,
Benzodiazepine: Midazolam	Ketamin, Esketamin	Muskelrelaxanzien
α_2-Agonisten: Dexmedetomidin	Periduralanalgesie, periphere Nervenblockaden	
γ-Hydroxybuttersäure		
Inhalationsanästhetika: Sevofluran, Isofluran		
Neuroleptika (selten)		

- **Grundsätze der Analgosedierung**
- Schmerzen grundsätzlich mit Analgetika behandeln nicht mit Sedativa
- Die Substanzen nicht im Mischperfusor zuführen
- Bei schmerzhaften Maßnahmen zusätzlich Analgetika als Bolus i.v.
- Bei kooperativen Patienten: PCA-Pumpe oder Periduralanalgesie möglich
- Die Analgetika/Sedativa, so dosieren, dass die Spontanatmung vollständig erhalten bleibt
- Mehrmals täglich die Analgesie- und Sedierungstiefe einschätzen und die Dosierung der Medikamente entsprechend anpassen
- Durchgangssyndrome als eigenständige Krankheitsbilder möglichst spezifisch behandeln

6.2 Analgesie

> Sehr viele Intensivpatienten leiden unter erheblichen Schmerzen und müssen mit starken Analgetika behandelt werden.

- **Schmerzursachen**
- Schwere Verletzungen
- Große, schmerzhafte Operationen
- Grunderkrankung
- Diagnostische und therapeutische Maßnahmen
- Pflegerische Maßnahmen: endotracheales Absaugen, Atemgymnastik plus Abhusten, Drehen des Patienten, Ziehen von Drainagen usw.

- **Wie wird die Schmerzstärke eingeschätzt?**
- Die Schmerztherapie richtet sich nach der Schmerzstärke.
- Bei wachen Patienten werden die Schmerzen mit einer **Selbsteinschätzungsskala** erfasst, empfohlen wird die numerische Ratingskala (NRS). Ein Wert von NRS 4 darf nicht überschritten werden.

- Bei Patienten, die ihre Schmerzen nicht äußern können, werden **Fremdeinschätzungsscores** eingesetzt. Hierzu gehören:
  - **Behavioral Pain Scale**: für nicht beatmete (BPS) und für beatmete Patienten (BPS-NI) (mBPS). Erfasst werden der Gesichtsausdruck und die Bewegungen der oberen Extremitäten
  - **Critical Care Pain Observation Tool (CPOT)**: für beatmete und nichtbeatmete Patienten
  - **BESD**-Skala: für demente Patienten
- Die Schmerzintensität und die Wirksamkeit der analgetischen Therapie werden **mehrmals täglich** (mindestens 1-mal pro Schicht) erfasst und dokumentiert, ebenso die akuten Nebenwirkungen wie Übelkeit, Erbrechen. Obstipation usw.

6.2.1 Behandlung von Schmerzen

- Schmerzen werden grundsätzlich mit Analgetika behandelt, nicht mit Sedativa.
- Stark wirkende **Opioide** wie Fentanyl, Sufentanil und Remifentanil sind die Standardmedikamente
- Nichtopioidanalgetika (NOPA) spielen beim Intensivpatienten als primäre Substanzen eine untergeordnete (adjuvante) Rolle.
- Alle Opioide wirken stark **atemdepressiv**!
- Alle Opioide können mit **Naloxon** antagonisiert werden.

6.2.1.1 Opioide

- **Grundsätze bei der Anwendung von Opioiden**
- Zu Beginn: Sedierungsziele und Sedierungsgrad festlegen.
- Anhaltende Schmerzzustände werden am besten durch kontinuierliche i.v.-Zufuhr eines Opioids behandelt.
- Bei kurzdauernden Schmerzen, z. B. durch pflegerische, diagnostische oder therapeutische Maßnahmen oder durch Physiotherapie können die Opioide

6

als Bolus i.v. injiziert werden, auch ergänzend zur kontinuierlichen Opioidzufuhr.
- Opioide werden nicht allein zugeführt, sondern mit Sedativa kombiniert.
- Bei langfristiger oder kontinuierlicher Zufuhr kann sich eine Opioidtoleranz entwickeln.

Fentanyl

Starkes, synthetisches Opioid (100-fach stärker als Morphin). Wird häufig mit einem Benzodiazepin oder mit Propofol kombiniert.
- Wirkungseintritt innerhalb einer Minute, maximaler Effekt nach ca. 5 min
- Halbwertszeit 1,5 h
- Nebenwirkungen: Bradykardie, Blutdruckabfall, Atemdepression, Obstipation, Darmatonie

Beachte: Fentanyl kumuliert bei kontinuierlicher Infusion und sollte daher nur bei Intensivpatienten eingesetzt werden, die länger als 3 Tage analgosediert werden müssen (AWMF-Leitlinie).

ℹ Dosierung von Fentanyl in Kombination mit einem Sedativum
- Kontinuierliche Infusion von 2–3 µg/kgKG/h
- Bolus: ca. 0,1 mg i.v.

Sufentanil

- Sufentanil ist besser steuerbar als Fentanyl und wirkt stärker sedierend.
- Kann auch als Monosubstanz für die Analgosedierung eingesetzt werden.

ℹ Dosierung von Sufentanil
- Kontinuierliche Infusion: 0,2–1,0 µg/kgKG/h
- Bolus: 10 µg i.v. (Vorsicht: Bradykardiegefahr!)

Remifentanil

- Schnelle und sehr kurze Wirkung (wenige Minuten); gut steuerbar. Abbau durch Esterspaltung im Blut, unabhängig von der Leber- und Nierenfunktion. Kumuliert nicht, auch nicht bei tagelanger Infusion.
- Wird wegen der kurzen Wirkdauer kontinuierlich zugeführt.
- Rasches Erwachen (innerhalb von Minuten) nach Abstellen der Infusion, sofern wenn ohne Sedativa angewandt.
- Kann bei kurzen schmerzhaften diagnostischen oder therapeutischen Maßnahmen auf der Intensivstation eingesetzt werden.
- Wird meist mit Propofol kombiniert.
- Nicht beim spontan atmenden Patienten anwenden.

Anwendung
- Kurzzeitanalgesie (<3 Tage)
- Bei Neurointensivpatienten, wenn eine schnelle neurologische Beurteilbarkeit erforderlich ist.

ℹ Dosierung von Remifentanil
- Perfusoransatz: 5 mg Remifentanil, aufgelöst in 50 ml NaCl 0,9 % = 100 µg/ml
- Dosierung: 0,1–0,15 µg/kgKG/h bzw. nach Wirkung
- Vorsicht mit Bolusinjektionen: Bradykardiegefahr, Blutdruckabfall, Muskelrigidität

Piritramid

- Lange Wirkdauer (ca. 6 h), daher nur Bolusinjektionen, keine kontinuierliche Zufuhr
- Bei wachen, kooperativen Patienten auch PCA möglich
- Bei beatmeten Patienten nur für die kurzzeitige Analgesie empfohlen (Leitlinie)

ⓘ Dosierung von Piritramid (Dipidolor)
- Intermittierende Boli von 3–7,5 mg i.v.

6.2.1.2 Ketamin und Esketamin

- Intravenöse Anästhetika mit starker analgetischer und schwacher hypnotischer Wirkung
- Stimulieren die Herz-Kreislauf-Funktion und sind daher bei kardiovaskulär instabilen Intensivpatienten günstiger als die Opioide
- Werden für die Analgosedierung mit Midazolam oder Propofol in niedriger Dosierung kombiniert
- Die Dosierung von Esketamin ist halb so hoch wie die von Ketamin.

Vorteile
- Geringe Beeinträchtigung der Spontanatmung und der Schutzreflexe

Nachteile
- Blutdruckanstieg, Tachykardie, Steigerung des Sauerstoffbedarfs
- Steigerung der Sekretion im Respirationstrakt

- **Indikationen beim Intensivpatienten**
- Bei Störungen der Darmmotilität
- Bei anhaltender Bronchospastik
- Zur Vermeidung sehr hoher Opioiddosen
- Analgesieperfusor beim extubierten Patienten in niedriger Dosierung

ⓘ Dosierung von Ketamin bei Kombination mit Midazolam oder Propofol
- Ketamin ca. 0,5–2 mg/kgKG/h + Midazolam 0,03–0,1 mg/kgKG/h oder Propofol 1–2 mg/kgKG/h
- Esketamin 0,3–1 mg/kgKG/h + Midazolam oder Propofol wie oben

6.2.1.3 Regionalanästhesieverfahren

Bei vielen Intensivpatienten können auch regionale Verfahren zur Schmerzbehandlung eingesetzt werden, z. B.:
- Rückenmarknahe Regionalanästhesie, v. a. die Katheterperiduralanalgesie
- Kontinuierliche Plexusblockaden nach Eingriffen an den Extremitäten

6.3 Sedierung

- Die meisten Intensivpatienten müssen zunächst sediert werden, um sie gegen den Stress der Intensivbehandlung abzuschirmen.
- Um den Sedierungsbedarf zu ermitteln, muss der **Sedierungsgrad** mit spezifischen Scores eingeschätzt werden (Übersicht).

❯ Die Einschätzung des Sedierungsgrades und die Anpassung der Sedierung an das festgelegte Ziel erfolgt durch das Pflegepersonal. Der Sedierungsgrad sollte mindestens 8-stündlich erhoben und dokumentiert werden, am besten in speziellen Sedierungsprotokollen.

- **RASS-Sedierungsskala (Richmond Agitation Sedation Scale)**

Bei der RASS-Skala besteht eine eindeutige Beziehung zwischen Sedierungstiefe und Dosierung der Sedativa; sie gilt daher als Standardverfahren. Angestrebt wird in der Regel ein Sedierungsgrad zwischen 0 und −1, bei tiefer Sedierung von −3 (◘ Tab. 6.2).

◘ Tab. 6.2 RASS-Sedierungsskala

Punkte	Ausdruck	Beschreibung
+4	Streitlustig	Offene Streitlust, gewalttätig, Gefahr für das Personal
+3	Sehr agitiert	Zieht oder entfernt Schläuche oder Katheter; aggressiv
+2	Agitiert	Häufige, ungezielte Bewegungen; atmet gegen den Respirator
+1	Unruhig	Ängstlich, Bewegungen, aber nicht aggressiv oder lebhaft
0	Aufmerksam und ruhig	
−1	Schläfrig	Nicht ganz aufmerksam, aber erwacht anhaltend (>10 s) durch Ansprechen
−2	Leichte Sedierung	Erwacht kurz nach Ansprechen, nimmt dabei Augenkontakt auf
−3	Mäßige Sedierung	Bewegt sich oder öffnet die Augen nach Ansprechen, jedoch kein Augenkontakt
−4	Tiefe Sedierung	Reagiert nicht auf Ansprache, bewegt sich aber oder öffnet die Augen auf körperliche Reize
−5	Nicht erweckbar	Keine Reaktion auf Ansprechen oder körperlichen Reiz

Sedierungsgrad nach dem Ramsey-Score

1. Ängstlicher, agitiert-ruheloser Patient
2. Kooperativer, orientierter und ruhiger Patient, der die Beatmung toleriert
3. Schlafender Patient mit sofortiger Reaktion auf leichte Berührung oder laute Geräusche
4. Schlafender Patient mit verzögerter Reaktion auf leichte Berührung oder laute Geräusche
5. Schlafender Patient, keine Reaktion auf leichte Berührung oder laute Geräusche, aber Reaktion auf Schmerzreize
6. Keine Reaktion auf Schmerzreize, tiefes Koma

Angestrebt werden:
- Tagsüber ein Score von 2, also ein wacher, ruhiger und kooperativer Patient
- Nachts sowie bei unangenehmen Maßnahmen und Prozeduren: tieferer Sedierungsgrad (wenn erforderlich)

6.3.1 Medikamente für die Sedierung

Die wichtigsten Substanzen sind:
- Propofol
- Midazolam
- α_2-Rezeptoragonisten

6.3.1.1 Propofol

- Schnell und kurz wirkendes Hypnotikum (Anästhetikum) *ohne* analgetische Wirkungen
- Muss bei Schmerzen mit einem Analgetikum kombiniert werden
- Wird bei einer Sedierungsdauer bis zu 7 Tagen bevorzugt (S3-Leitlinie)
- Darf bei Kindern unter 16 Jahren nicht für die intensivmedizinische Sedierung eingesetzt werden

ℹ Dosierung von Propofol
- Perfusoransatz: 50 ml 2 %ige Lösung (= 20 mg/ml): 1–3 mg/kgKG/h, d. h. ca. 4–12 ml/h beim Erwachsenen (80 kgKG)

- Maximale Dosierung nach Leitlinie: 4 mg/kg/h, maximale Anwendungsdauer 7 Tage
- Bolus: 0,5–1 mg/kgKG

■ **Nebenwirkungen**
- Atemdepression
- Blutdruckabfall, negativ inotrope Wirkung
- Injektionsschmerz

■ **Was muss außerdem beachtet werden?**
Vorsicht: Die Propofolfettlösung fördert das Wachstum von Bakterien. Daher muss Folgendes strikt beachtet werden:
- Propofol immer erst direkt vor dem Gebrauch aufziehen. Dabei aseptisch vorgehen, Stechampulle mit Alkohol desinfizieren
- Propofolspritze nicht länger als 12 h verwenden
- Nicht vollständig leere Propofolspritze nicht bei anderen Patienten einsetzen

■ **Propofolinfusionssyndrom (PRIS)**
- Symptomenkomplex aus Rhabdomyolyse (Muskelzerstörung), progredientem Herzversagen, schwerer metabolischer Azidose und akutem Nierenversagen
- Tritt v. a. bei schwerkranken Kindern auf, wenn Dosen von mehr als 4 mg/kg/h für einen längeren Zeitraum überschritten werden

Behandlung des Propofolinfusionsyndroms
- Propofolinfusion sofort unterbrechen
- Kreislauf mit Katecholaminen und Volumen stabilisieren
- Bei therapierefraktärer Bradykardie: Herzschrittmacher
- Metabolische Azidose korrigieren
- Bei akutem Nierenversagen: Hämofiltration/Hämodialyse

6.3.1.2　Midazolam

Midazolam ist das am kürzesten wirkende Benzodiazepin, kumuliert aber bei kontinuierlicher Infusion und verlängert die Aufwachzeit. Bei intermittierenden Bolusinjektionen ist der Effekt weniger stark ausgeprägt; sie sollten daher bevorzugt werden.
- **Wirkungen**: anxiolytisch, sedierend, amnestisch, antikonvulsiv
- **Halbwertszeit**: 1,5–2,5 h; Abbau in der Leber
- **Wechselwirkungen**: verstärkt die Wirkung von Opioiden, anderen Sedativa und Alkohol
- **Nebenwirkungen**: Atemdepression, Verlegung der oberen Atemwege, Blutdruckabfall, besonders bei Kombination mit Opioiden, Toleranzentwicklung, Entzugssyndrom nach längerer Zufuhr, paradoxe Reaktion
- **Präparate**: Dormicum und Midazolamgenerika, Injektionslösungen: 5 mg/1 ml, 15 mg/3 ml, 5 mg/5 ml
- **Antagonist**: Flumazenil

> **Zu beachten**
>
> Wegen der Kumulation sollte Midazolam nur eingesetzt werden, wenn eine Sedierung für mehr als 7 Tage erforderlich ist (S3-Leitlinie).

❶ Dosierung von Midazolam
- Bolusinjektionen (Standard!): 2–5 mg (maximal) i.v., langsam injizieren! Maximal 1 Bolus/h!
- Kontinuierliche Infusion (nur ausnahmsweise): (Perfusor mit 1 mg/ml = 45 mg + 36 ml NaCl 0,9 %): ca. 0,05–0,1 mg/kgKG/h, d. h. 4–8 ml/h beim Erwachsenen (80 kgKG)

Antagonisierung von Midazolam mit Flumazenil

Flumazenil (Anexate) hebt die Wirkung von Midazolam auf.

- **Indikationen**
- Benzodiazepinintoxikation
- Diagnostisch bei Koma unklarer Ursache bzw. bei Verdacht auf Benzodiazepinintoxikation
- Keine Routineanwendung!

6

❶ Dosierung von Flumazenil
- 0,3–0,8 mg, Halbwertszeit ca. 1 h

6.3.1.3 Clonidin

Clonidin gehört zu den α_2-Rezeptoragonisten
- Wirkt sedierend, analgetisch, angstlösend und sympathikolytisch
- Senkt den Blutdruck durch die α_2-Rezeptoren stimulierenden Wirkung

- **Indikationen**
- Prävention und Behandlung des Alkoholdelirs in Kombination mit Neuroleptika oder Benzodiazepinen
- Ergänzend zu Benzodiazepinen, wenn deren sedierende Wirkung nicht ausreicht
- Reduzierung von Opioiden bei kombinierter Zufuhr

❶ Dosierung von Clonidin
- Bei kontinuierlicher systemischer Zufuhr: 0,5–2 µg/kgKG/h bzw. 2–10 ml/h

Nebenwirkungen: Blutdruckabfall, Bradykardie, stärkere Sedierung, Polyurie und Obstipation

6.3.1.4 Dexmedetomidin

- Zentraler α_2-Adrenorezeptoragonist (wie Clonidin)
- Wirkt sedierend und analgetisch
- Nebenwirkungen: ► Abschn. 6.3.1.3

❶ Dosierung von Dexmedetomidin
- Infusionsgeschwindigkeit: 0,2–0,7–1,4 µg/kgKG/h
- Maximaldosis: 1,4 µg/kgKG/h

Zu beachten

Nicht bei Patienten mit AV-Block (Grad II und III), Herzschrittmacherträgern, unkontrollierter Hypotonie und akuten zerebralen Ereignissen anwenden.

6.3.1.5 Inhalationsanästhetika

Beatmete Patienten können mit volatilen Anästhetika wie Isofluran oder Sevofluran in niedriger Dosierung sediert werden.

Vorteile Gute Steuerbarkeit, kürzere Aufwachzeiten

6.4 Muskelrelaxierung

- Muskelrelaxanzien lähmen die Skelettmuskulatur und damit auch die Atmung
- Haben keine analgetische und keine sedierende Wirkung
- Werden bei beatmeten Patienten nur in speziellen Situationen eingesetzt und so niedrig wie möglich dosiert
- Werden nur so kurz wie möglich angewendet

❯ Kein Einsatz von Muskelrelaxanzien ohne ausreichende Sedierung des Patienten! Bei Schmerzen müssen zusätzlich Analgetika zugeführt werden.

- **Wofür werden Muskelrelaxanzien eingesetzt?**
- Erleichterung der invasiven Beatmung bei schwersten Oxygenierungsstörungen
- Beatmung bei Patienten mit erhöhtem intrakraniellem Druck

- Extreme Unruhezustände trotz Sedierung
- Immobilisierung bei bestimmten Maßnahmen, z. B. ECMO, Linksherzbypass
- Muskelrelaxierung bei Krämpfen durch schweren Tetanus oder durch Strychninvergiftung

■ **Welche Grundsätze sind zu beachten**
- Nichtdepolarisierende Muskelrelaxanzien, z. B. Rocuronium, Atracurium und Cisatracurium sind die Substanzen der Wahl
- Zufuhr: per Infusion oder intermittierende Boli
- Ziel: In der Regel nur Teilblockade, keine 100 %ige Lähmung der Muskulatur, da zusätzlich schädigende Wirkung
- Relaxierungsgrad mit dem **Nervenstimulator** überwachen

■ **Was sind die Komplikationen der Langzeitrelaxierung?**
- Anhaltende neuromuskuläre Blockade bzw. Lähmung als Folge der Relaxanswirkung, meist aufgrund einer relativen Überdosierung
- Myopathie mit anhaltender Muskelschwäche („postparalytische Myopathie")

ℹ Dosierung nichtdepolarisierender Muskelrelaxanzien
- **Rocuronium**
  - Intubationsdosis 0,6–1 mg/kgKG (Blitzintubation: 1 mg/kgKG)
  - Relaxierung: 0,3–0,6 mg/kgKG
  - Nachinjektionen 0,15–0,3 mgKG

  - Kontinuierliche Infusion: 10–11 µg/kgKG
  - Antagonisten: Sugammadex und Cholinesterasehemmer
- **Cisatracurium**
  - Nicht für die Blitzintubation geeignet, da langsamer Wirkungseintritt
  - Organunabhängige Inaktivierung durch Esterspaltung. Kumuliert nicht
  - Anfangsdosis: 0,1 mg/kgKG
  - Nachinjektionen: ca. 0,05 mg/kgKG
  - Kontinuierliche Infusion: 1–2 µg/kgKG
  - Antagonist: Cholinesterasehemmer

■ **Succinylcholin**
- Depolarisierendes Muskelrelaxans mit erheblichen Nebenwirkungen
- Sehr rascher Wirkungseintritt, kürzeste Wirkdauer aller Relaxanzien (3–20 min)
- Nur ausnahmsweise für die Blitzintubation und für sehr kurze Maßnahmen
- **Dosierung**: 1–1,5 mg langsam i.v.
- Keine Nachinjektionen, keine Infusion
- Antagonist: nicht antagonisierbar
- **Kontraindikationen**:
  - Polytrauma
  - Verbrennungskrankheit
  - Längere Immobilität
  - Hyperkaliämie
  - Neuromuskuläre Erkrankungen
  - Maligne Hyperthermie
  - Atypische Cholinesterase

Delir, Alkoholentzugs- und anticholinerges Syndrom

Inhaltsverzeichnis

© Springer-Verlag GmbH Deutschland, ein Teil von Springer Nature 2022
R. Larsen, *Wissens-Check Intensivmedizin für die Fachpflege*,
https://doi.org/10.1007/978-3-662-65062-2_7

7.1 Delir

Delir Akute **Störung der Aufmerksamkeit und des Bewusstseins** mit fluktuierendem Verlauf und kognitiven Funktionsstörungen (Gedächtnisstörung, Desorientiertheit, Sprachstörung) sowie Störungen der Psychomotorik, des Schlaf-Wach-Rhythmus und affektiven (die Stimmungslage betreffende) Störungen.

- Das Delir („Verwirrtheitszustand") ist eine häufige Störung beim Intensivpatienten.
- Ursache ist eine *organische* Funktionsstörung des Gehirns, ausgelöst durch verschiedene Noxen.
- Das Delir beginnt akut oder schleichend, die Symptome fluktuieren. Daher ist die frühzeitige Diagnose oft schwierig.

❯ Ein Delir verlängert die Dauer der Intensivbehandlung, verschlechtert das Langzeitbehandlungsergebnis und erhöht die Letalität!

7.1.1 Klinisches Bild

- **Delirformen**

Nach dem Erscheinungsbild werden 3 Formen unterschieden:

Hypoaktives Delir
- Bewusstseinseinschränkung
- Desinteresse
- Antriebslosigkeit
- Verlangsamung
- Extremform: Katatonie

Hyperaktives (exzitatorisches) Delir
- Motorische Unruhe
- Halluzinationen
- Vegetative Entgleisungen
- Selbst- und Fremdgefährdung
- Extremform: exzitatorisches Delir

Mischtyp
- Tageszeitlich wechselnde Symptomatik

Am häufigsten ist der Mischtyp, am seltensten das hyperaktive Delir.

- **Welche Risikofaktoren gibt es?**
- Intubation und maschinelle Beatmung
- Fixierung des Patienten
- Vorbestehende kognitive Störungen
- Alkoholkrankheit (▶ Abschn. 7.2)
- Schmerzen
- Einnahme von Benzodiazepinen
- Medikamentenabusus, insbesondere Benzodiazepine
- Dehydratation
- Schwere der Grunderkrankung

- **Wie wird es ausgelöst?**
- Großer chirurgischer Eingriff, Reoperation
- Infektionen, SIRS, Sepsis
- Metabolische Entgleisungen
- Akute Elektrolytstörungen
- Wirkung psychoaktiver Medikamente
- Entzug von Medikamenten oder Drogen
- Hypoxie, zerebrale Durchblutungsstörungen
- Hypoglykämie
- Hirnorganische Störungen
- Intoxikationen

7.1.2 Delirscreening

- Beim Intensivpatienten ist ein gezieltes Delirscreening erforderlich!
- Hierfür wird der Patient mindestens alle 8 h mit Scores auf ein Delir untersucht – zusätzlich zur Einschätzung der Sedierung und Analgesie.

- Geeignete Testverfahren speziell für Intensivpatienten sind der CAM-ICU und der in wenigen Minuten auch am beatmeten Patienten durchführbare ICDS.

Delirscores für Intensivpatienten

CAM-ICU Untersucht Störungen der Aufmerksamkeit, des Bewusstseins und des Denken anhand von Testfragen

ICDSC Untersucht Bewusstseinszustand, Aufmerksamkeit, Orientierung, Halluzination, Agitation, Sprache, Schlaf und Symptomatik:
- 1 = vorhanden
- 0 = nicht vorhanden

Das Scoring erfordert eine gezielte Schulung des Anwenders.

7.1.3 Therapie

- Keine medikamentöse Prophylaxe
- Ursache/Auslöser finden und beseitigen
- Wenn Delir trotzdem bestehen bleibt: symptomatische **medikamentöse Behandlung**

- **Welche Medikamente werden eingesetzt?**
- **Psychotische Symptome** werden mit niedrig dosierten Neuroleptika behandelt, z. B. mit Haloperidol 0,5–2,5 mg langsam i.v. (wegen der Gefahr von Torsade-de pointes-Tachykardien: Möglichst die QTc-Zeit im EKG kontinuierlich überwachen!). Alternative: atypische Neuroleptika
- **Unruhe und Hyperaktivität**: geeignet sind α_2-Agonisten und kurzwirkende Benzodiazepine wie Midazolam.

- **Ergänzende Maßnahmen**
- Die Orientierung fördern: Brille, Hörgerät, Uhr, Kontakt mit Angehörigen
- Den Tag-Nacht-Rhythmus erhalten, Schlaf fördern, Lärm reduzieren
- Stimulieren: mobilisieren, Atemtherapie, Physiotherapie
- Angstreduzierende Umgebung schaffen

7.2 Alkoholentzugssyndrom

- Alkoholabhängigkeit ist häufig
- Etwa 5 % der Alkoholabhängigen erleiden ein Delir
- Auslöser des Delirs ist der akute Entzug des Alkohols, z. B. bei akut eingelieferten Unfallopfern oder bei frisch Operierten
- Der akute Entzug von Alkohol aktiviert das sympathoadrenerge Nervensystem. Hierdurch entstehen das klinische Bild bzw. die klinischen Zeichen.

7.2.1 Klinisches Bild

- **Prädelir**
Es entwickelt sich 12–24 h nach Abstinenz. Kennzeichen sind:
- Innere Unruhe, schreckhafte Träume, Schlaflosigkeit
- Schweißausbrüche, feinschlägiger Tremor (praktisch immer vorhanden)
- Erhöhte Krampfbereitschaft
- Halluzinationen

- **Delir**
Das Vollbild wird 2–4 Tage nach der Abstinenz erreicht:
- Trübung des Bewusstseins mit Desorientiertheit zu Raum und Zeit
- Illusionäre Verkennung der Umgebung
- Optische Halluzinationen (Tierchen, Fäden, Flocken)
- Starke Suggestibilität, Bewegungsdrang
- Tremor, Schwitzen, Tachykardie, Blutdruckanstieg

> Das Alkoholdelir dauert ca. 2–5 Tage; die Letalität beträgt 2–5 %, v. a. bedingt durch infektiöse Komplikationen und kardiale Störungen.

7.2.2 Therapie

Das Alkoholdelir des Intensivpatienten muss umgehend behandelt werden, um weitere, bedrohliche Entgleisungen zu verhindern.

- Vitalfunktionen stabilisieren
- Vegetative Störungen beseitigen
- Flüssigkeitsdefizit und Elektrolytstörungen (Hypokaliämie, Hypomagnesiämie) ausgleichen
- Vitamin B_1 bzw. Thiamin zur Prophylaxe der Wernicke-Encephalopathie
- Ruhige und gut beleuchtete Umgebung schaffen; sich dem Patienten freundlich zuwenden, verbal orientieren
- Thrombose- und Pneumonieprophylaxe

Zu beachten

Therapieversuche mit Alkohol sind beim Delir kontraindiziert!

■ **Symptomatische Therapie mit Medikamenten**
- Verwendet werden beim Volldelir folgende Medikamente (Leitlinie Neurologie):
  - Clomethiazol
  - Benzodiazepine
  - Haloperidol und Clonidin

Volldelir
- Clomethiazol (Distraneurin): 4 × 2 Kps./Tag, max. 24 Kps. oder
- Clomethiazol 6- bis 8-mal 2 Kps./Tag + Haloperidol 3- bis 6-mal 5–10 mg/Tag p.o. oder i.v., oder
- Diazepam 6 × 10 mg/Tag p.o. + Haloperidol 3- bis 6-mal 5–10 mg p.o. oder i.v. oder
- Lorazepam 6 × 1 mg/Tag p.o. + Haloperidol 3- bis 6-mal 5–10 mg/Tag p.o. oder i.v.

Lebensbedrohliches Delir
- Diazepam + Haloperidol i.v. oder
- Midazolam + Haloperidol i.v.
- Fakultativ zusätzlich Clonidin: Infusion beginnen mit 0,025 mg/h i.v., bei Bedarf Dosis erhöhen
- Fakultativ zusätzlich Dexmedetomidin: Infusion beginnen mit 0,7 µg/kg/h, schrittweise Dosis anpassen auf 0,2–1,4 µg/kg/h
- Wenn behandlungsresistent: Versuch mit Propofol, initialer Bolus i.v., dann etwa 9–15 mg/kg/h

7.3 Zentral anticholinerges Syndrom (ZAS)

Ein ZAS entsteht durch eine direkte Hemmung der Azetylcholinwirkung an den Synapsen des zentralen Nervensystems
Auslöser (Auswahl):
- Opioide
- Neuroleptika
- Benzodiazepine
- Hypnotika wie Barbiturate, Propofol, Etomidat
- Antihistaminika
- Lokalanästhetika
- Atropin, Scopolamin

7.3.1 Klinisches Bild

Unterschieden werden 2 Formen:
- Komatöse Form
- Agitierte Form mit Angst, Erregung und Desorientiertheit

7.3.2 Therapie

■ **Physostigmin**
- Mittel der Wahl zur Behandlung des anticholinergen Syndroms

- Cholinerge Substanz
- Hemmt die Azetylcholinesterase und erhöht die Konzentration von Azetylcholin im synaptischen Spalt

ⓘ Dosierung von Physostigmin (Anticholium)
  - Anfangs max. 2 mg über 10 min als Kurzinfusion
  - Bei Bedarf: nach 30–60 min erneut 1 mg

Nicht immer setzt die Wirkung sofort ein, sondern manchmal erst nach ca. 30 min; auch können mehrere Wiederholungsdosen erforderlich sein.

▪ **Typische Nebenwirkungen**
- Bradykardie
- Bronchospasmus
- Gesteigerte Peristaltik

Atemwegsmanagement

Inhaltsverzeichnis

© Springer-Verlag GmbH Deutschland, ein Teil von Springer Nature 2022
R. Larsen, *Wissens-Check Intensivmedizin für die Fachpflege*,
https://doi.org/10.1007/978-3-662-65062-2_8

8

8.1 In Kürze

Für die invasive Beatmung muss der Intensivpatient endotracheal intubiert oder tracheotomiert werden.

- **Anatomische Grundlagen**
- **Obere Atemwege**: Nase, Nasopharynx, Oropharynx, Hypopharynx, Larynx
- **Larynx** (Kehlkopf):
  - Besteht aus Schildknorpel, Ringknorpel, Aryknorpel (Stellknorpel) und Kehldeckel
  - Liegt vor der Wirbelsäule in Höhe von C4–C6
  - Funktion: Leitung der Atemgase, Stimmbildung, Schutz vor pulmonaler Aspiration
  - Innervation: N. vagus: N. laryngeus superior und N. recurrens. Wird der N. recurrens geschädigt, entsteht eine Stimmbandlähmung
- **Epiglottis**: Kehldeckel. Verschließt den Kehlkopfeingang beim Schlucken
- **Stimmbänder**: 1,7–2,3 cm lang beim Mann und 1,3–1,7 cm bei der Frau.
- **Glottis oder Stimmritze**: dreieckiger Raum zwischen den beiden Stimmbändern. Engste Stelle der Tubuspassage. Ihre Weite wird durch die Stellknorpel reguliert
- **Aryknorpel**: 2 Stellknorpel an den oberen hinteren Gelenkflächen des Ringknorpels. Sie sind an der Stimmgebung beteiligt
- **Trachea**:
  - Sie beginnt unterhalb des Ringknorpels und endet an der Bifurkation.
  - Ihre Wände bestehen aus C-förmigen Knorpeln, die hinten offen sind. Die hintere Öffnung wird von einer Membran verschlossen.
  - Länge: 12–15 cm bei Erwachsenen, bei Kindern 6–8 cm
  - Durchmesser: 1,5–2,5 cm bei Erwachsenen, 5–8 mm bei Kindern
  - Direkt hinter der Trachea liegt der Ösophagus.

8.2 Endotracheale Intubation

Definition Einführen eines Tubus in die Luftröhre
- **Orotracheale Intubation**
  - Standardverfahren beim Intensivpatienten für die kurz dauernde Beatmung
  - Verfahren der ersten Wahl bei respiratorischen Notfällen
  - Tubuspflege leichter als beim nasalen Tubus, Mundpflege jedoch schwieriger
- **Nasotracheale Intubation**
  - Beim Erwachsenen nur ausnahmsweise, bei Kindern Standard
  - Gute Fixierung
  - Leichtere Mundpflege als bei oraler Intubation
  - Schlechter zu pflegen als der orale Tubus
  - Nachteile: Sinusitis- und Sepsisgefahr; Druckulzera der Nase; Schleimhautulzera

8.2.1 Ausrüstung und Zubehör

- **Laryngoskop**
- Standard ist das **Macintosh-Laryngoskop** mit gebogenem Spatel.
- Videolaryngoskop: für die schwierige Intubation

- **Endotrachealtuben**
- **Magill-Tubus**: Standardtubus aus Kunststoff, leicht gekrümmt, runder Querschnitt
  - Mit oder ohne Blockmanschette erhältlich
  - Ohne oder mit seitlicher Öffnung an der Spitze („Murphy-Auge")
  - Mit cm-Markierungen, um die Eindringtiefe zu bestimmen
  - Kann auch ohne Führungsstab in die Trachea vorgeschoben werden
  - Kann abknicken

- **Woodbridge-Tubus:** nichtabknickbarer Tubus durch Metallspirale in der Wand
  - Einsatz: beim Intensivpatienten nur ausnahmsweise, in der operativen Medizin häufiger

Tubusgrößen
- Frauen: 7,0–8,0 mm Innendurchmesser (ID)
- Männer: 7,5–8,5 mm ID
- Außendurchmesser: Angabe in Charriere, Ch (French, Gauge), 1 Ch = 1/3 mm bzw. 3 Ch = 1 mm
- Tubuslänge: 10–35 cm; nasale Tuben sind länger als orale

Eindringtiefe (Abstand von der Zahnreihe bis zur Tubusspitze)
- Frauen 20–22 cm
- Männer 22–24 cm ·

Führungsstab oder Mandrin Wird in den Tubus eingeführt, um das Vorschieben durch den Kehlkopf erleichtern.

Zu beachten

Reine Metallstäbe dürfen wegen der Verletzungsgefahr nicht eingesetzt werden!

8.2.2 Vorbereitung des Patienten

- Bei geplanter Intubation: Patienten nüchtern lassen
- Wache Patienten über die Maßnahme aufklären; auf das „Nichtsprechenkönnen" hinweisen.
- Magen über die liegende Magensonde vollständig absaugen
- Lockere Zahnprothesen entfernen

- **Einschätzung der Intubationsverhältnisse**
- Vor jeder geplanten Intubation prüfen, ob mit **Intubationsschwierigkeiten und Schwierigkeiten bei der Maskenbeatmung** zu rechnen ist.
- Hinweise ergeben sich aus der Vorgeschichte des Patienten und dem klinischen Untersuchungsbefund im Bereich des Gesichts und der oberen Atemwege.
- Aber: Auch bei fehlenden Hinweisen können Intubationsschwierigkeiten auftreten.

- **Wie muss der Kopf bei der Intubation gelagert werden?**
- Eine falsche Lagerung des Kopfes erschwert die Intubation. Am günstigsten ist die sog. **Schnüffelposition**. Hierfür wird der Hals gebeugt und im Atlantookzipitalgelenk gestreckt.
- Die Schnüffelposition ergibt sich, wenn der Kopf auf einem 8–10 cm hohen Kissen („Intubationskissen") gelagert wird.

- **Direkte Laryngoskopie**
- Standard ist die **sichtbare** Einstellung des Kehlkopfes bzw. der Stimmritze mit dem Macintosh-Laryngoskop.
- Bei Intubationsschwierigkeiten wird das Videolaryngoskop bevorzugt. Standard ist das **Videolaryngoskop mit stark gekrümmtem Spatel** mit und ohne Führungskanal.

- **Anästhesie, Sedierung und Muskelrelaxierung**
- Wache Patienten müssen grundsätzlich anästhesiert oder stark sediert und relaxiert werden, um Husten, Pressen und Abwehrbewegungen zu verhindern.

- Bei Bewusstseinsgetrübten wird individuell entschieden.
- Bei tief Bewusstlosen und bei der kardiopulmonalen Reanimation werden keine Anästhetika und Muskelrelaxanzien eingesetzt.
- **Anästhetika/Sedativa**: Propofol, Midazolam plus Opioid
- **Muskelrelaxierung**: Rocuronium ca. 1 mg/kgKG; schneller Wirkungseintritt, daher auch für die Blitzintubation geeignet; kann sofort mit Sugammadex antagonisiert werden.

8.2.3 Praxis der oralen Intubation

- Beim Intensivpatienten ist wegen der Aspirationsgefahr in der Regel die „**Rapid Sequence Induction**" (RSI = Einleitung in schneller Folge, syn. Blitzeinleitung, Ileuseinleitung) erforderlich. Hierfür werden die Anästhesiemedikamente zügig nacheinander injiziert, ohne überbrückende Maskenbeatmung.
- Etwa 10 % der Intensivpatienten haben einen schwierigen Atemweg. Ist der schwierige Atemweg vorher bekannt, wird grundsätzlich nach dem Algorithmus für die Bewältigung des schwierigen Atemwegs vorgegangen (▶ Abschn. 8.3).
- Flüssiger Mageninhalt wird vor der Intubation über eine Sonde abgesaugt. Danach wird die Sonde entfernt.
- Intubiert wird unter direkter Sicht mit dem Laryngoskop, nicht „blind"!

8.2.3.1 Vorgehen

Zubehör bereitstellen
- Tuben in verschiedenen Größen, Konnektoren und Adapter, Führungsstäbe, Blockerspritze
- Laryngoskop: Macintosh Nr. 3 und 4
- Beatmungsmasken
- Guedel-Tuben

- Ambu-Beutel mit Reservoir und O_2-Anschluss
- Sauger (angeschlossen) und großlumige Absaugkatheter
- Cuffdruckmesser
- Stethoskop
- Fixiermaterial für den Tubus
- Funktionsbereites Beatmungsgerät
- Notfallinstrumentarium für die schwierige Intubation am Bett; Videolaryngoskop
- Larynxmaske/-tubus, Notfallkoniotomie-Set, Reanimationszubehör und -medikamente
- **Monitoring**: EKG, Pulsoxymeter, Blutdruckmessung

- **Tubus und Laryngoskop überprüfen**
- Cuff blocken und auf Dichtigkeit überprüfen
- Je nach Tubus: Führungsstab einführen
- Sterilen Tubus so wenig wie möglich mit den Händen berühren; Handschuhe tragen
- Lichtquelle des Laryngoskops überprüfen; keine flackernden Laryngoskope einsetzen

- **Laryngoskopieren, dann intubieren**
- Hände desinfizieren, Einmalhandschuhe anziehen
- Mundhöhle des Patienten auf lose Zähne und Zahnprothesen inspizieren; bewegliche Zahnprothesen herausnehmen. Mund maximal öffnen lassen
- Kopf des Patienten in Schnüffelposition auf dem Intubationskissen lagern
- Den Patienten technisch korrekt und ausreichend lange **präoxygenieren**, dann zügig anästhesieren und relaxieren, nicht zwischenbeatmen
- Wenn die Stimmbänder eingestellt sind: Tubus mit der rechten Hand durch die Stimmritze in die Trachea vorschieben. Danach Sichtkontrolle, ob der Tubus zwischen den Stimmbändern liegt.

- Laryngoskop und Führungsstab entfernen
- Tubus vorsichtig blocken und den Patienten sofort mit dem Atembeutel beatmen
- Tubuslage kontrollieren

8.2.3.2 Liegt der Tubus sicher in der Luftröhre?

❯ **Cave!** Die Fehlintubation des Ösophagus gehört zu den häufigsten Ursachen tödlicher Intubationsvorgänge. Darum muss die Tubuslage sofort nach der Intubation kontrolliert werden.

- **Kontrollverfahren**
- Direkte **laryngoskopische Sicht**: Der Tubus liegt zwischen den Stimmbändern. Dies ist das einzige **definitiv sichere Routinekontrollverfahren**.
- **Kapnometrie**: nahezu sicheres Kontrollverfahren. Der Tubus liegt in der Trachea, wenn mit jedem Beatmungshub Kohlendioxid in entsprechender Konzentration ausgeatmet wird. Hiermit lässt sich aber nicht klären, ob der Patient einseitig intubiert ist.
- **Unsichere Verfahren und Zeichen** sind:
  - Beobachtung von Thoraxbewegungen und Bewegungen der Magengegend unter der Beatmung
  - Auskultation der Lungen und der Magengegend unter Beatmung

Zu beachten

Sofort nach der Intubation Kontrolle der Tubuslage:
- Kapnometer anschließen und den Patienten mit dem Beutel beatmen: es muss Kohlendioxid in normaler Konzentration ausgeatmet werden.
- Beide Lungen in der vorderen Axillarlinie auskultieren: das Atemgeräusch muss *seitengleich* sein; über

der Magengegend darf kein „Atemgeräusch" zu hören sein.
- Der Thorax muss sich *seitengleich* bewegen, die Magengegend darf sich nicht aufblähen.

- Wenn Zweifel bestehen, ob der Tubus korrekt liegt: Tubus herausziehen, den Patienten über Gesichtsmaske mit dem Atembeutel beatmen, erst dann erneuter Intubationsversuch.
- Nicht mehr als 2 Intubationsversuche; dann nach Algorithmus „schwierige Intubation" vorgehen (▶ Abschn. 8.3).

8.2.4 Praxis der nasotrachealen Intubation

Auch die nasale Intubation erfolgt unter direkter Laryngoskopie, nicht blind!
- **Tubusgrößen**: Frauen 6 oder 6,5 mmID, Männer 7 oder 7,5 mmID
- Die Nasenschleimhaut kann vor der Intubation mit einem abschwellenden Medikament vorbereitet werden.
- Wichtigste Akutkomplikationen sind massives Nasenbluten, Verletzungen der Conchae, Rachenhinterwand und Rachenmandeln.

- **Vorgehen**
- Zubehör: wie für orale Intubation sowie Intubationszange (Magill-Zange)
- Kopf erhöht lagern (Intubationskissen)
- Tubus bevorzugt über den rechten unteren Nasengang einführen und vorsichtig in den Oropharynx vorschieben, dann in den Hypopharynx
- Sobald der Tubus im Hypopharynx liegt: das Laryngoskop mit der linken Hand einführen und die Stimmritze einstellen.
- Anschließend den Tubus – unter Sicht – mit der Magill-Zange durch die Stimmritze in die Trachea vorschieben; dabei den Cuff nicht mit der Zange verletzen.

8

8.2.5 Komplikationen der konventionellen Intubation

- **Zahnbeschädigungen oder -luxationen** (lose Zahnteile sofort entfernen!)
- **Pulmonale Aspiration**
- **Fehlintubation des Ösophagus** muss sofort erkannt und beseitigt werden
- **Einseitige Intubation** eines Hauptbronchus führt zur Atelektase der anderen Lunge, muss sofort erkannt und beseitigt werden.
- Nasenbluten: bei nasaler Intubation
- Perforation des Rachens, des Ösophagus oder der Trachea durch metallene Führungsstäbe: meist durch fehlerhaftes Vorgehen bedingt
- Verletzungen oder Luxation der Aryknorpel
- Verletzungen der Stimmbänder
- Blutungen und Schwellungen durch wiederholte (und meist gewaltsame) Intubationsversuche
- Ruptur der Trachea
- Trachealstenosen nach Langzeitintubation

8.2.6 Fiberoptische Intubation

Mit diesem Verfahren können fast alle **Intubationsschwierigkeiten** bewältigt werden.
- Diese kann am wachen oder am bewusstlosen Patienten erfolgen.
- Der Tubus kann oral oder nasal eingeführt werden.

■ **Welche Indikationen gibt es?**
- Eindeutige Hinweise auf zu erwartende erhebliche Intubationsschwierigkeiten
- Unerwartet schwierige Intubation, die nicht sofort bewältigt werden kann
- Umintubation bei Risikopatienten
- Korrekte Platzierung eines Doppellumen- oder Endobronchialtubus in der Thoraxchirurgie

- Platzierung und Lagekontrolle eines normalen Tubus, wenn Unklarheiten bestehen
- Hohes Risiko von Zahnschäden durch eine konventionelle Intubation

8.2.6.1 Intubation des wachen Patienten

Hierfür sind eine **Lokalanästhesie** der oberen Atemwege sowie eine leichte Sedierung erforderlich.

■ **Welche Vor- und Nachteile gibt es?**
- Sicherstes Intubationsverfahren bei bekannt schwierigen Atemwegen
- Die Spontanatmung bleibt erhalten; es besteht also kein Zeitdruck.
- Das Verfahren erfordert die Kooperation des Patienten und ist nicht immer angenehmen.
- Schwieriges Vorgehen bei unkooperativen Erwachsenen und bei Kindern

■ **Womit wird der Patient sediert?**
Meist genügt eine leichte bis mittlere Sedierung, um das Vorgehen zu erleichtern:
- **Opioide**, z. B. Remifentanil oder Fentanyl dämpfen den Hustenreflex, aber auch die Atmung. Darum müssen höhere Dosen vermieden werden.
- **Midazolam**, z. B. 0,03 mg/kg wirkt meist ausreichend sedierend. Vorsicht bei der Kombination mit einem Opioid: hierdurch wird die Atemdepression verstärkt.

■ **Orale fiberoptische Intubation des wachen Patienten**
Die orale Intubation ist schwieriger als die nasale, aber schneller durchzuführen und weniger unangenehm. Außerdem kann ein größerer Tubus verwendet werden.

Vorgehen bei wacher oraler fiberoptischer Intubation
- Monitor anschließen, Venenkanüle einführen
- Den Patienten zunächst nur leicht sedieren
- Lokalanästhesie der oberen Atemwege
- Sauerstoff über Nasensonde zuführen
- Wenn Sedierung und Lokalästhesie ausreichend wirken: Kopf in typischer Intubationsposition oder flach mit überstrecktem Kopf lagern.
- Intubationsatemweg (Schlitz-Guedel-Tubus) o. Ä. in den Mund einführen und hierüber das Fiberendoskop und den aufgefädelten Endotrachealtubus vorschieben.
- Wenn Stimmritze sichtbar: Endoskop bis in die Mitte der Trachea vorschieben, dann den Tubus

Nasale fiberoptische Intubation des wachen Patienten

Welche Vorteile gibt es? Technisch einfacher als oral; außerdem ist kein Öffnen des Mundes erforderlich

Welche Nachteile gibt es? Größerer Zeitaufwand, Verletzungsgefahr, Tunnelbildung, Bakteriämie, kontraindiziert bei Schädelbasisfrakturen

Mögliche Verfahren
- Erst der Tubus, dann das Endoskop
- Erst das Endoskop, dann der Tubus

8.2.6.2 Intubation des anästhesierten Patienten

Hierfür ist nur eine kurze Vorbereitungszeit erforderlich.
- Der Tubus kann oral oder nasal eingeführt werden.
- Für die orale Intubation kann eine spezielle Endoskopiemaske verwendet werden, durch die das Endoskop und der Tubus vorgeschoben werden.
- Bei geplanter Intubation kann die Spontanatmung erhalten bleiben.

Welche Nachteile gibt es?
- Die Zunge und die Pharynxmuskulatur verlieren ihren Tonus. Hierdurch wird das Vorgehen erschwert.
- Beim relaxierten Patienten ist die Apnoezeit eingeschränkt und die Hypoxiegefahr erhöht.

8.2.7 Richtiger Umgang mit dem Tubus

- Sichere Fixierung des Tubus: 20 cm Zahnreihe bei Frauen, 22 cm bei Männern
- Regelmäßige Umlagerung des oralen Tubus, danach erneute Lagekontrolle
- Nasenpflege bei nasaler Intubation

■ **Hohe Cuffdrücke erforderlich**
Mögliche Ursachen sind:
- Zu kleiner Tubus im Vergleich zur Weite der Trachea: Tubus auswechseln
- Herausgerutschter Tubus mit Cufflage in der Glottis: Tubus korrekt platzieren

■ **Undichter Cuff**
Mögliche Ursachen sind u. a.:
- Cuff, Zuleitung oder Kontrollballon defekt: Tubus auswechseln
- Hoher Beatmungsdruck: Tubus nachblocken

■ **Verlegung des Tubus**
Verlegungen des Tubus durch eingedicktes Sekret, geronnenes Blut, Ballonhernie führen rasch zu lebensbedrohlichen Situationen und müssen strikt vermieden werden:
- Ausreichende Befeuchtung der Atemluft (Atemgasklimatisierung)

— Gründliches Absaugen (Häufigkeit nach Bedarf!)
— Täglich mehrfache Kontrolle der Tubusdurchgängigkeit mit dem Absaugkatheter
— Sorgfältige Atem- und Physiotherapie
— In Bettnähe des Intensivpatienten immer ein funktionsfähiges **Notfallintubationsbesteck** bereithalten.

▪ **Was tun, wenn eine akute Tubusverlegung nicht umgehend beseitigt werden kann?**
— Tubus sofort herausziehen
— Den Patienten überbrückend mit Maske/Beutel/Sauerstoff beatmen
— Reintubation; wenn unmöglich: Larynxmaske oder Larynxtubus einführen (auch durch Pflegekräfte)

8.3 Schwieriger Atemweg

Definition Ein schwieriger Atemweg liegt vor, wenn bei der Sicherung des Atemwegs Probleme auftreten.

▪ **Gefahren**
Beim anästhesierten und relaxierten Patienten kann dadurch sehr rasch eine lebensbedrohliche Situation entstehen!
Der schwierige Atemweg umfasst folgende Situationen:
— Schwierige oder unmögliche Beatmung über eine Maske oder über eine supra- oder extraglottische Atemwegshilfe (SGA oder EGA: Larynxmaske, Larynxtubus)
— Schwierige Platzierung einer EGA oder SGA
— Schwierige Laryngoskopie
— Schwierige endotracheale Intubation
— Intubationsversagen

8.3.1 Schwierige oder unmögliche Beatmung über eine Maske oder eine EGA

Definition Eine Masken- oder EGA-Beatmung ist schwierig, wenn der Patient hierüber nicht ausreichend beatmet werden kann.
Die Häufigkeit dieser Komplikation beträgt etwa 2 %.

▪ **Welches sind Zeichen einer ungenügenden Ventilation?**
— **Kardinalzeichen: Undichtigkeit, massive Leckage, Widerstand bei der Inspiration oder Exspiration**
— Keine ausreichenden Thoraxbewegungen
— Keine oder nicht ausreichende Atemgeräusche
— Eindringen der Atemluft in den Magen mit Aufblähung der Magengegend
— Zunehmender Abfall der O_2-Sättigung (<90 %) und Zyanose
— Hämodynamische Effekte der zunehmenden **Hypoxie**: Tachykardie und Blutdruckanstieg, Herzrhythmusstörungen, Bradykardie und Blutdruckabfall, Asystolie

> **Zu beachten**
>
> Patienten, die schwierig über eine Maske zu beatmen sind, sind häufiger auch schwierig zu intubieren!

▪ **Vorgehen bei schwieriger Maskenbeatmung**
— **Sofort** zusätzliche Hilfe anfordern
— Maskengröße überprüfen, wenn nötig korrigieren
— Maskensitz optimieren: Maske mit **beiden** Händen im Esmarch-Handgriff halten,

den Patienten durch einen Helfer beatmen lassen.

- Maskenbeatmung durch Einführen eines Guedel- oder eines Wendl-Tubus verbessern
- Gabe eines Muskelrelaxans erwägen; hierdurch kann die Beatmung oft verbessert werden.
- 1–2 Intubationsversuche
- Wenn Intubationsversuche misslingen: Abbruch der Narkose erwägen

8.3.2 Schwierige Intubation

Eine Intubation ist schwierig, wenn ein Facharzt hierfür mehrere Versuche benötigt! Zu unterscheiden ist hierbei:

- **Schwierige direkte Laryngoskopie**: Die Stimmritze kann nur ungenügend oder gar nicht eingestellt werden.
- **Schwierige endotracheale Intubation**: Der Tubus ist schwierig oder gar nicht in den Kehlkopfeingang oder die Trachea vorzuschieben.
- **Intubation und Maskenbeatmung sind nicht möglich.**
- **Intubation möglich, Beatmung nicht möglich.** Ursache: komplette Verlegung der Atemwege
- Das Vorgehen richtet sich danach, ob die schwierige Intubation unerwartet eintritt oder aufgrund von Risikofaktoren und Befunden zu erwarten ist.
- Für beide Situationen müssen in der Klinik Algorithmen aufgestellt werden, nach denen vorzugehen ist!

> **Pflege im Fokus**
> - Die schwierige Intubation erfordert ein geschultes Team!
> - Jede Fachpflegekraft (und jeder Intensivarzt) muss im Verhalten und Vorgehen bei Intubationsschwierigkeiten ausgebildet und praktisch trainiert sein.

> - Hektik und kopfloses Handeln führen rasch zu einer lebensbedrohlichen Situation und müssen zwingend vermieden werden.
> - Besonnenheit und Umsicht sind der Schlüssel zum Erfolg!

- **Notfallwagen: „Schwierige Intubation"**
Der Notfallwagen muss innerhalb kürzester Zeit am Patientenbett verfügbar sein und Folgendes enthalten:
- Endotrachealtuben verschiedener Größen
- Biegbare Führungsstäbe, Bougies, Tubuswechsler
- Intubationszange, Fasszange
- EGA verschiedener Größen: Larynxmaske, Larynxtubus, Combitubus, Guedel-Tubus, Wendl-Tubus
- Videolaryngoskop
- Flexibles Intubationsendoskop
- Alternative Laryngoskope
- Koniotomiebesteck

8.3.2.1 Die erwartet schwierige Intubation

Die erwartet schwierige Intubation lässt sich in der Regel erfolgreich bewältigen, wenn folgende **Voraussetzungen** erfüllt sind:
- Aufklärung des Patienten über die Risiken und Einwilligung
- Vorausplanung und Vorgehen nach klinikinternem Algorithmus
- Überprüfung und Bereitstellung des Notfallwagens „schwierige Intubation"
- Intubation nur durch einen erfahrenen *Facharzt* oder unter dessen direkter Anleitung
- Assistenz durch eine entsprechend geschulte *Fachpflegekraft*
- Die Bewältigung der erwartet schwierigen Intubation erfolgt primär durch einen erfahrenen Facharzt und eine entsprechend geschulte Fachpflegekraft. Der Ablauf sollte vorausgeplant werden und einem krankenhausinternen Algorithmus folgen.

Fiberoptische Intubation
- Sie ist das Verfahren der Wahl bei bekannt schwieriger Intubation.
- Kann bei allen Patienten angewendet werden, die konventionell nicht zu intubieren sind.
- Hierbei sollte die Spontanatmung so lange erhalten bleiben, bis der Endotrachealtubus sicher in der Trachea platziert worden ist.

8.3.2.2 Die unerwartet schwierige Intubation

- Auf diese Situation müssen Fachpflegekräfte und Ärzte **immer** vorbereitet sein!
- Scheitert der erste Intubationsversuch, muss als erstes die O_2-Versorgung des Patienten sichergestellt werden. Hierzu wird der Patient über eine Atemmaske mit reinem Sauerstoff beatmet. Wenn erforderlich: hierfür Guedel- oder Wendl-Tubus einführen
- Ist die O_2-Versorgung gewährleistet, kann ein zweiter (optimierter) Intubationsversuch mit direkter Laryngoskopie erfolgen. Vorher müssen aber die Intubationsbedingen optimiert werden.
- Mehr als zwei Intubationsversuche mit direkter Laryngoskopie sollten nicht unternommen werden (DGAI-Empfehlung).

> Der Patient stirbt nicht, weil die Intubation misslingt, sondern weil immer neue Intubationsversuche unternommen werden statt alternative Verfahren einzusetzen.

- **Vorgehen bei unerwartet schwieriger Intubation**
1. **Vorgehen nach misslungenem erstem Intubationsversuch**
   - Beatmung über die Atemmaske oder EGA
   - Lässt sich der Patient ausreichend über die Gesichtsmaske beatmen,

kann umgehend, aber in Ruhe Hilfe (Facharzt, Oberarzt, weitere Pflegekräfte) herbeigeholt werden, um die schwierige Situation besser bewältigen zu können.
   - Ist die Maskenbeatmung nicht möglich, wird eine EGA eingeführt.
2. **Zweiter Intubationsversuch unter optimierten Bedingungen**
   - Vor dem zweiten Intubationsversuch müssen die Intubationsbedingungen optimiert werden:
     - Kopf in optimale Schnüffelposition bringen
     - Den Kehlkopf von außen in die optimale Intubationsposition drücken: nach hinten, oben und rechts (BURP – backward-upward-rightward pressure)
     - Bei Bedarf: Spatellänge oder Spateltyp wechseln
     - Wenn vorhanden: Sekret und Blut absaugen
   - Lässt sich die Stimmritze nicht ausreichend einstellen: elastische Bougie einführen und den Tubus hierüber vorschieben
   - Misslingt der zweite Intubationsversuch, soll kein dritter konventioneller Versuch unternommen werden.
3. **Vorgehen nach gescheitertem zweiten Intubationsversuch**
   - Videolaryngoskopie
   - EGA einführen: Larynxmaske mit Absaugkanal, Intubationslarynxmaske oder Larynxtubus
   - Erneuter Intubationsversuch mit Videolaryngoskopie oder mit Fiberendoskop
   - Flexible oder starre endoskopische Intubation. Bei Misslingen: Patienten wach werden lassen
   - Im äußersten Notfall, wenn nicht zu beatmen: Koniotomie (setzt Training voraus!)

8.3.2.3 Extubation nach schwieriger Intubation und beim schwierigen Atemweg

- Bevorzugt im Wachzustand und nur bei ausreichender Atemfunktion
- Vor der Extubation den Notfallwagen „schwierige Intubation" bereitstellen
- Extubation nur in Anwesenheit eines erfahrenen Facharztes und einer erfahrenen Fachpflegekraft, bei ausgewählten Patienten nur in direkter Tracheotomiebereitschaft
- Wenn erforderlich: vorherige Laryngoskopie
- Den Patienten ausreichend lange mit 100 % Sauerstoff präoxygenieren
- Prüfen, ob ein Larynxödem vorliegt: den Cuff entblocken und die ersten 6 Atemzüge messen. Tritt dabei ein deutliches Leck auf, sind die oberen Atemwege sehr wahrscheinlich nicht durch Schwellung verlegt und der Tubus kann herausgezogen werden.
- Tritt kein Leck auf, besteht wahrscheinlich eine Verlegung der Atemwege.
- Im Zweifelsfall sollte dann ein Führungsstab oder Jet-Stilett durch den Tubus in die Trachea weit genug vorgeschoben und dann der Tubus entfernt werden. Tritt danach eine Ventilationsstörung auf, wird ein neuer Tubus über den Führungsstab vorgeschoben.
- In Einzelfällen kann der Tubus beim noch anästhesierten Patienten entfernt und vorübergehend eine (Intubations-) EGA eingeführt werden.

- ■ **Überwachung nach der Extubation**
Zu achten ist v. a. auf Atemwegskomplikationen, die sich auch verzögert manifestieren können.

Zeichen für Atemwegskomplikationen nach der Extubation
- Heiserkeit
- Schluckbeschwerden
- Luftnot durch zunehmende Schwellung im Bereich der oberen Atemwege
- Blutungen im Gewebe der oberen Atemwege
- Thoraxschmerzen
- Hautemphysem durch Pneumothorax oder Ösophagusperforation

8.4 Tracheotomie

Die Tracheotomie ist das Standardverfahren bei der Langzeitbeatmung.
Definitionen

Tracheotomie Operative Eröffnung der Luftröhre im vorderen Halsbereich mit anschließender Kanülierung der Trachea

Perkutane Punktions- oder Dilatationstracheotomie Perkutanes Einführen einer Kunststoffkanüle über einen Führungsdraht zwischen den Trachealringen (1–4) in die Luftröhre

Minitracheotomie Perkutanes Einführen einer Spezialkanüle mit kleinem Durchmesser durch die Membran zwischen Schild- und Ringknorpel des Kehlkopfes für die Bronchialtoilette

Tracheostoma Die durch eine Tracheotomie geschaffene Öffnung der Luftröhre nach außen

Tracheostomie Chirurgische Technik, bei der die Haut mit der Vorderwand der Trachea vernäht (epithelialisiert) wird, um einen permanenten Luftweg zu schaffen

- ■ **Wann soll der Intensivpatient tracheotomiert werden?**
- Der optimale Zeitpunkt ist nicht bekannt, sondern liegt im Ermessen des Intensivmediziners.
- Oft wird eine Beatmungsdauer von mindestens 7 Tagen angegeben.

- **Welche Vorteile hat die Tracheotomie gegenüber der oralen Intubation?**
- Größere und kürzere Kanülen, daher geringerer Widerstand und weniger Atemarbeit für den spontan oder unterstützt atmenden Patienten
- Einseitige Intubation sehr selten
- Bessere Fixierung der Kanüle
- Bessere Mund- und Nasenpflege
- Leichtere Schluckmöglichkeiten für den Patienten
- Bessere Lungenpflege durch einfacheres und effektiveres Absaugen des Bronchialsystems
- Geringerer Totraum
- Größerer Patientenkomfort

8

- **Welche Patienten werden primär tracheotomiert?**

Meist wird der Intensivpatient zunächst oral, ggf. auch nasal intubiert und später elektiv tracheotomiert (sekundäre Tracheotomie).

Eine **primäre** Tracheotomie ist dagegen u. a. in folgenden Situationen indiziert:
- Schwere Verletzungen des Kehlkopfes
- Operationen im Bereich der oberen Atemwege
- Verätzungen im Mund und Rachenbereich
- Unmöglichkeit der oralen oder nasalen Intubation

❯ **Cave!** Eine Notfalltracheotomie ist gefährlich und darf nur vorgenommen werden, wenn die orale Intubation misslingt und der Patient über eine EGA oder Gesichtsmaske nicht zu beatmen ist.

- **Trachealkanülen**
- Meist aus Kunststoff und mit Niederdruckmanschette
- Äußerer Durchmesser: 3,4–14 mm, innerer Durchmesser 2,5–10,5 mm, Länge 4,5–10 cm
- Sprechkanülen: bei nicht mehr beatmeten Patienten ohne Aspirationsrisiko

8.4.1 Perkutane Dilatationstracheotomie

Sie ist das Standardverfahren beim intubierten Intensivpatienten.

- **Was sind ihre Vorteile?**
- Schnell und einfach **im Intensivbett** durchzuführen, geringer Aufwand. Dauer ca. 15–30 min
- Erfordert keine chirurgische Ausbildung
- Erleichtert die Entwöhnung von der Beatmung
- Stomainfektionen seltener als bei operativer Tracheotomie

- **Wann ist sie indiziert?**
- Langzeitbeatmung ($\geq$7 Tage)
- Erschwerte Entwöhnung von der Beatmung

- **Wann ist sie kontraindiziert?**
- Bekannte oder zu erwartende Intubationsschwierigkeiten
- Kindes- und Jugendalter (<16 Jahre)
- Ausgeprägte Struma
- Schwerste Gerinnungsstörungen
- HWS-Frakturen
- Tracheomalazie
- Tumoren und Stenosen der oberen Luftwege
- Sehr lange Rehabilitation des Patienten zu erwarten (dann operative Tracheotomie)

- **Welche spezifischen Gefahren gibt es?**
- Fehlpunktionen
- Verletzungen der Trachea
- Intraoperative Blutungen (v. a. aus der A. thyreoidea, der Schilddrüsenarterie)

8.4.1.1 Techniken

Es gibt zahlreiche Varianten. In Deutschland wird am häufigsten die Ciagla-Blue-Rhino-Technik angewendet.

- **Grundsätzliches Vorgehen**
- Die Punktionstracheotomie erfolgt unter Anästhesie und Muskelrelaxierung, um Husten mit nachfolgender Verletzung der Trachea zu verhindern.
- Nach Hautinzision mit dem Skalpell wird die Trachea zwischen den Trachealringen (2–4) mit einer Kanüle punktiert.
- Dann wird ein flexibler Seldinger-Draht durch die Kanüle in die Trachea vorgeschoben.
- Anschließend wird die Trachealöffnung mit Dilatatoren erweitert, bis die Trachealkanüle eingeführt werden kann.

❯ Die Punktionstracheotomie muss immer unter fiberoptischer Kontrolle durch einen zweiten Arzt. erfolgen.

Treten intraoperativ Komplikationen auf, wird das Verfahren abgebrochen.

- **Zubehör**
Das verwendete Zubehör richtet sich v. a. nach der gewählten Methode. Grundsätzlich werden nur kommerzielle Sets eingesetzt.

Zubehör für die perkutane Dilatationstracheotomie
- Punktionstracheotomieset
- Konventionelles Tracheotomieset und Intubationsbesteck in Bereitschaft
- Passende Trachealkanülen (3 Größen)
- Fiberbronchoskop mit Zubehör
- i.v.-Anästhetikum und Opioid
- Skalpell (Nr. 15), Schere, Klemme (steril)
- Handschuhe und Kittel (steril), Mundschutz, Haube
- Unterlage (aufsaugend, wasserdicht)
- Lokalanästhetikum
- Hautdesinfektionsmittel
- Sterile Abdecktücher
- Lagerungshilfsmittel für Kopf und Schulter
- Verbandmaterial

8.4.1.2 Praktisches Vorgehen

Die Dilatationstracheotomie erfolgt in der Regel im Patientenbett auf der Intensivstation.
- Erforderliche Personen: 2 Ärzte, 1–2 Fachpflegekräfte
- Operateur: steriler Kittel, sterile Handschuhe, Mundschutz, Kopfhaube
- Einleitung einer i.v.-Anästhesie (z. B. Propofol mit Remifentanil)
- Lagerung des Patienten mit überstrecktem Kopf, Fixierung des Kopfes mit Lagerungsmitteln, z. B. Kopfring
- Unterlage unter Kopf, Hals und Schultern legen
- Mund-Rachen-Raum gründlich absaugen
- Wenn keine i.v.-Narkose: Lokalanästhesie des Punktionsbereichs
- Hautdesinfektion von Kinn, Hals und oberem Brustkorb
- Der Assistenzarzt führt das Bronchoskop durch den Endotrachealtubus ein und kontrolliert von endotracheal die Punktion und Dilatation durch den Operateur, um Verletzungen zu verhindern; bei liegendem Bronchoskop zunächst Tubus entblocken und in den Glottisbereich zurückziehen; dann erneut mit wenigen ml blocken; Beatmung fortsetzen.
- Punktionsstelle lokalisieren, Haut inzidieren, dann die Trachea mit der Kanüle und aufgesetzter Kochsalzspritze punktieren; Eindringen von Luftblasen in die Spritze zeigt die Lage der Kanüle in der Trachea an.
- Danach Seldinger-Draht unter bronchoskopischer Kontrolle durch den Assistenzarzt in die Trachea einführen und vorschieben.
- Weiteres Vorgehen erfolgt je nach gewählter Methode.
- Nach Einführen der Trachealkanüle: Lage bronchoskopisch kontrollieren, dann den Cuff blocken, Verband anlegen, Cuffdruck kontrollieren.
- Röntgenkontrolle der Kanülenlage.
- Dokumentation der Maßnahme in der Patientenkurve

8.4.1.3 Komplikationen der Dilatationstracheotomie

- Verlust des Atemwegs
- Fehllage der Kanüle: vor der Trachea oder im Mediastinum
- Verstopfung der Kanüle durch Sekret und Blut
- Perforation der Trachea, tracheoösophageale Fistel
- Blutungen, die eine Intervention erfordern
- Stomainfektion (selten)
- Operativer Verschluss des Stomas erforderlich; normalerweise verschließt sich die Öffnung in der Trachea spontan, nachdem die Kanüle entfernt worden ist.
- Subglottische Stenose

8.4.2 Operative Tracheotomie

- **Wie?** Möglichst als Wahleingriff in Intubationsnarkose
- **Wo?** Im OP, nur ausnahmsweise im Patientenbett
- **Durch wen?** Chirurg oder HNO-Arzt

- ■ **Welches Zubehör wird benötigt?**
- Komplettes, steriles Tracheotomiebesteck
- Trachealkanülen
- OP-Lampe
- Absauggerät und Absaugkatheter
- Narkosezubehör einschließlich EKG-Monitor

- ■ **Vorgehen bei der Tracheotomie**
- Rückenlage, Hals überstreckt
- Spaltung der Haut in Längsrichtung zwischen Jugulum und Ringknorpel des Kehlkopfes
- Einschneiden eines Fensters in Kanülengröße in die Trachea (meist in Höhe des 3. oder 4. Trachealringes)
- Dann Herausziehen des Endotrachealtubus und Einführen der Trachealkanüle

- Überprüfung der Kanüle durch Auskultation, später Röntgenkontrolle
- Sichere Fixierung der Kanüle und Wundverband

- ■ **Welche Komplikationen können auftreten?**
- **Infektionen:** wesentlich häufiger als bei der perkutanen Dilatationstracheotomie
- **Massive Blutungen** durch Arrosion von Gefäßen, Warnzeichen: Blutung aus den Atemwegen bzw. der Kanüle
- **Kanülenfehllage:** akut lebensbedrohlich
- Hautemphysem, Pneumothorax, Pneumomediastinum: Hinweis auf Kanülenfehllage!
- Wundinfektion
- Tracheoösophagealfistel
- Druckschäden der Trachea
- Stenosen im Stomabereich

8.4.3 Koniotomie

- Hierbei wird die Membran zwischen Schildknorpel und Ringknorpel des Kehlkopfes (Membrana cricothyroidea) punktiert und darüber ein dünner Katheter nach unten in die Trachea vorgeschoben.
- Zubehör: spezielles Koniotomie-Instrumentarium (Komplettset)
- Indikation: Nur als letztes Mittel bei Intubationsschwierigkeiten oder Verlegung der Atemwege, die mit den anderen Methoden nicht bewältigt werden können.

8.4.4 Minitracheotomie

- Perkutanes Einführen (nach Hautschnitt) einer dünnen Kanüle über die Membrana cricothyroidea des Kehlkopfes in die Trachea
- Wird angewandt zum Absaugen bei spontan atmenden Patienten mit ungenügendem Hustenmechanismus

- **Praktisches Vorgehen**
- Spezielles (Mini-Trach-Set) und allgemeines Zubehör bereitstellen
- Den Patienten über die geplante Maßnahme informieren
- Lagerung: mit überstrecktem Kopf, bei Bedarf Kissen unter die Schultern legen
- Vorderen Halsbereich desinfizieren und steril abdecken
- Lokalanästhesie der Inzisionsstelle
- Quere Inzision der Haut über der Punktionsstelle mit dem Skalpell, dann Vorschieben der Einführhilfe durch die Membrana cricothyroidea in die Luftröhre
- Kanüle über die Einführhilfe vorschieben
- Bei korrekter Lage Einführhilfe entfernen und Kanüle fixieren

8.4.5 Überwachung und Pflege der Trachealkanüle und des Tracheostomas

Die Grundsätze der Tubuspflege gelten auch für die Trachealkanüle:
- Durchgängigkeit der Trachealkanüle erhalten
- Cuffdruck kontrollieren, zu hohe (Druckschädigung) und zu niedrige (Undichtigkeit) Cuffdrücke vermeiden

- **Was tun, wenn die Verlegung der Trachealkanüle nicht behoben werden kann?**
- Kanüle sofort herausziehen
- Patienten mit Atembeutel/Maske beatmen; hierbei das offene Tracheostoma luftdicht mit einer Kompresse bedecken
- Anschließend neue Kanüle einführen; wenn nicht mehr möglich: oral intubieren

8.4.6 Kanülenwechsel

Pflegekräfte müssen die Technik des Kanülenwechsels beherrschen, damit sie bei Dekanülierung oder Obstruktion sofort richtig reagieren können.

- **Dilatationstracheotomie**
- Der erste Kanülenwechsel erfolgt frühestens nach 7 Tagen, weil das Tracheostoma zunächst noch instabil ist.

- **Operative Tracheotomie**
- **Epithelialisiertes Tracheostoma**: Kanülenwechsel jederzeit möglich
- **Nichtepithelialisiertes Tracheostoma**: Kein Kanülenwechsel in den ersten 48 h nach Anlage, da sich noch kein richtiger Kanal gebildet hat und die Kanüle u. U. nicht wieder eingeführt werden kann.
- Bei versehentlicher Dekanülierung: Patienten sofort orotracheal intubieren; erneute Kanülierung möglichst über einen Dilatator vornehmen.

Zubehör für den Kanülenwechsel
- Trachealkanülen, Kanülenband, Blockerspritze
- Trachealspreizer
- Einführungsmandrin
- Lichtstarke Lampe
- Notfallintubationsbesteck
- Sterile Absaugkatheter
- Sterile Einmalhandschuhe
- Steriles Abdecktuch
- Sterile Tupfer, Watteträger und Schlitzkompressen
- Hautdesinfektionsmittel

- **Praktisches Vorgehen**

Trachealkanülen werden in der Regel nach Bedarf bzw. 1- bis 2-mal pro Woche gewechselt.
- Vor dem Kanülenwechsel 4 h Nahrungskarenz
- Der erste Kanülenwechsel erfolgt durch den Arzt, weitere Wechsel durch 1–2 erfahrene Fachpflegekräfte; Anfänger werden angeleitet.

8

- Erforderliche Ausrüstung einschließlich Lampe und Notfallbesteck in Bettnähe aufstellen. Dichtigkeit der neuen Manschette überprüfen.
- Den Patienten absaugen, präoxygenieren (Pulsoxymeterkontrolle!), Oberkörper (20)–30–40° erhöht lagern, Kopf leicht überstrecken.
- Alte Kanüle entfernen.
- Neue Kanüle behutsam durch das Tracheostoma einführen. Fehllagen unbedingt vermeiden.
- Manschette langsam blocken, Beatmungsgerät anschließen, Lungen auf seitengleiche Belüftung auskultieren.
- Gelingt das Einführen der Kanüle nicht auf Anhieb, kann eine Einführungshilfe verwendet oder zunächst oral intubiert werden: hierbei muss die Tubusmanschette unterhalb des Tracheostomas liegen. Als Alternative wird das Stoma mit einer sterilen Platte abgedeckt, sodass der Patient mit Beutel und Maske beatmet werden kann. Anschließend wird ein neuer Versuch unternommen.

8.4.7 Entfernen der Trachealkanüle

- Den Patienten über die geplanten Maßnahmen informieren
- 4-stündige Nahrungskarenz vor dem Entfernen der Kanüle einhalten
- Mund-Rachen-Raum gründlich absaugen
- Oberkörper hoch lagern
- Trachealkanüle entblocken und herausziehen
- Zunächst Sauerstoff über Gesichtsmaske zuführen
- Wunde mit einem sterilen Verband abdecken
- Epithelialisiertes Tracheostoma chirurgisch mit Naht verschließen (Analgesie beachten!), anschließend steriler Verband
- Verbandwechsel zunächst 1-mal pro Tag
- Bei anhaltender Heiserkeit und Schluckstörungen: HNO-Kontrolle

8.5 Endobronchiales Absaugen

- Nur absaugen, wenn indiziert (Sekrete vorhanden)
- Strukturiert vorgehen, atraumatisch und patientenangepasst
- Hygieneregeln strikt beachten
- Sterile Handschuhe und Materialen, Mund-Nasen-Schutz erforderlich

8.5.1 Offenes Absaugen

- Bei der offenen Absaugung mit sterilem Einmalkatheter wird der Patient kurzzeitig vom Beatmungsgerät diskonnektiert.
- Atraumatische Katheter werden bevorzugt, um Schleimhautschäden zu vermeiden.

■ **Grundsätze**
- Respiratorisch insuffiziente Patienten vor dem Absaugen ausreichend lange mit 100 %igem Sauerstoff präoxygenieren, um einen schlagartigen Abfall des paO_2 während des Absaugens zu verhindern.
- Wache Patienten vorher über die geplante Maßnahme informieren
- Absaugkatheter der Größe 12 oder 14 F genügen in der Regel
- Auf keinen Fall mit dem Katheter vorher Mund, Nase und Rachen absaugen
- So zügig wie möglich absaugen, etwa 10–15 s. Zu langes Absaugen kann eine bedrohliche Hypoxie und Bradykardie auslösen.
- Beim Absaugen Pulsoxymeter, EKG-Monitor und den Patienten beobachten!
- Besonderheiten dokumentieren

■ **Gefahren und Komplikationen**
- Hypoxie durch zu lange dauerndes Absaugen und durch PEEP-Verlust
- Bradykardie durch vagale Stimulation
- Dislokation des Tubus
- Verletzungen der Trachea und Bronchien

8.5.2 Geschlossenes Absaugen

Geschlossene Absaugsysteme sind Standard bei der Langzeitbeatmung.

- **Welche Vorteile hat das geschlossenen Absaugsystem?**
- Der Patient wird während des Absaugens weiterbeatmet.
- Ein PEEP bleibt erhalten, dadurch größere Sicherheit bei Patienten mit hohem O_2-Bedarf
- Ermöglicht Absaugen bei extremen Patientenlagerungen
- Schützt den Patienten und die Umgebung vor Kreuzinfektionen
- Schützt das Personal
- Ist rascher und weniger aufwendig durchzuführen als das offene Absaugen.
- Von **Nachteil** ist die systembedingte eingeschränkte Beweglichkeit des Patienten.

- **Indikationen**
- Hoher O_2-Bedarf: FiO_2 >0,5
- Hohe Beatmungsdrücke, PEEP >8 mbar
- Beatmung mit erwünschtem intrinsischen PEEP (z. B. IRV)
- Patienten mit bekannten Infektionskrankheiten
- Immunsupprimierte Patienten
- Voraussichtliche Beatmungsdauer von >48 h
- Akutes Lungenödem
- Spezielle Lagerungen, z. B. Bauchlage
- Sich selbst absaugender Patienten
- Pädiatrie: NO-Beatmung, HFO-Beatmung

- **Praktisches Vorgehen**
- Vorbereitung wie bei offener Absaugung. Auf die Präoxygenierung kann evtl. verzichtet werden.
- Absaugkatheter an das geschlossene System anschließen, dabei die Verbindung zum Tubus mit einer Hand festhalten.

- Absaugkatheter mit der anderen Hand ohne Sog vorschieben, maximal 0,5–1 cm über die Tubusspitze hinaus.
- Sog (maximal 20 mbar) durch Drücken des Saugventils auslösen und den Katheter vorsichtig in die Ausgangslage zurückziehen.
- Spritze mit 10 ml steriler 0,9- %iger NaCl-Lösung am Spülzugang aufsetzen, Saugventil drücken und Kochsalzlösung langsam einspritzen, um den Katheter durchzuspülen.
- Danach Spülzugang verschließen, Katheter dekonnektieren und Sog ausschalten.

8.5.3 Bronchoskopisches Absaugen

- Gezieltes Absaugen des Bronchialsystems über ein fiberoptisches oder starres Bronchoskop
- **Indikationen:**
  - Verlegung der Bronchien durch zähes Sekret oder Blutkoagel
  - Aspiration von Fremdkörpern oder festem Mageninhalt
  - Entnahme von Untersuchungsmaterial aus bestimmten Lungenabschnitten

8.5.4 Sputumgewinnung

- Für Bakterienkultur- und Empfindlichkeitstests im Hygienelabor
- Nach Hygieneprotokoll bzw. mehrmals in der Woche
- Sterile Entnahme in spezielle Auffangvorrichtungen, um eine Kontamination zu verhindern

Arterielle Kanüle und zentraler Venenkatheter

Inhaltsverzeichnis

© Springer-Verlag GmbH Deutschland, ein Teil von Springer Nature 2022
R. Larsen, *Wissens-Check Intensivmedizin für die Fachpflege*,
https://doi.org/10.1007/978-3-662-65062-2_9

9.1 Arterielle Kanüle

■ **Wofür?**
- Für die kontinuierliche Überwachung des Blutdrucks bei hämodynamisch instabilen Kranken
- Für die wiederholte Entnahmen arteriellen Blutes für Blutgasanalysen

■ **Welche Arterie?**
- A. radialis
- Weitere Arterien:
  - A. femoralis
  - A. brachialis
  - A. dorsalis pedis
  - A. temporalis superficialis

■ **Techniken**
Zwei Verfahren werden angewandt
- **Seldinger-Technik**: Punktion der Arterie mit einer Stahlkanüle, dann Vorschieben eines Drahtes durch die Kanüle in das Gefäß, anschließend Vorschieben eines kurzen Arterienkatheters über den Draht
- **Über die Kanüle**: direkte Punktion der Arterie mit einer Einheit aus Stahlkanüle und Kunststoffkanüle (wie Venenkanüle). Schwieriger durchzuführen

9.1.1 A. radialis

- Zugang der ersten Wahl beim Intensivpatienten
- Die Seldinger-Technik wird bevorzugt, weil sie einfacher ist als die Katheterisierung über die Stahlkanüle
- Übliche Kathetergröße: 20 G

■ **Kanülierung**
- Handgelenk stark überstrecken, z. B. durch Unterlegen einer Rolle; dann die Handposition mit Pflaster fixieren
- Desinfektion der Haut, dann Lokalanästhesie

- Aseptisches Vorgehen bei der Katheterisierung/Kanülierung
- Nach der Gefäßkanülierung die Überstreckung im Handgelenk wieder aufheben, damit der N. medianus nicht geschädigt wird.
- Katheter mit einer starren Zuleitung verbinden. Keinen 3-Wege-Hahn direkt auf die Kanüle setzen: Gefahr der Diskonnektion; außerdem traumatisieren ständige Manipulationen am 3-Wege-Hahn das Gefäß.

■ **Komplikationen**
Thrombose der A. radialis, Embolie, Hämatom, Fingernekrosen, arteriovenöse Fistel

9.1.2 Alternative Punktionen

- **A. ulnaris**: wird nur selten kanüliert, wenn A. radialis nicht möglich
- **A. brachialis**: in der Ellenbeuge. Katheter mit Seldinger-Technik. Wird selten punktiert, da funktionelle Endarterie
- **A. femoralis**: unterhalb des Leistenbandes, vrläuft lateral (außen) vom N. femoralis. Katheter wird mit Seldinger-Technik gelegt, jedoch nur selten, da Endarterie und schlecht zu pflegende Eintrittsstelle (Infektionsgefahr erhöht)
- **A. dorsalis pedis**: Diese Arterie auf dem Fußrücken wird nur ausnahmsweise kanüliert.

9.1.3 Risiken

Die Hauptrisiken der arteriellen Druckmessung sind Thrombose und Embolie, Infektion, Rückfluss von Blut und Diskonnektion.
- Das Risiko einer **Thrombose und Embolie** kann durch eine kontinuierliche Druckspülung vermindert werden.

- Der **Rückfluss von Blut** wird durch eine Druckspülung und die richtige Bedienung der 3-Wege-Hähne und Zuleitungen verhindert.
- Die unbeabsichtigte **Diskonnektion** kann innerhalb kürzester Zeit zum Verbluten führen und muss daher strikt vermieden werden.

■ Infektionsprophylaxe
- Aseptisches Vorgehen bei der Kanülierung, hierfür Einmalprodukte verwenden
- Hygienische Bedienung der Zuleitungen, 3-Wege-Hähne und Transducer
- Regelmäßige aseptische Verbandswechsel

9.2 Zentraler Venenkatheter

Definition Venenkatheter, dessen Spitze in der oberen V. cava vor ihrer Einmündung in den rechten Vorhof liegt (Kavakatheter).

■ Wofür wird der ZVK beim Intensivpatienten eingesetzt?
- Parenterale Ernährung mit Zufuhr hyperosmolarer Lösungen
- Sichere Zufuhr kardiovaskulärer Medikamente, besonders von Katecholaminen bei hämodynamisch instabilen Patienten
- Für die Akutdialyse des Intensivpatienten
- Sicherer venöser Zugang über einen längeren Zeitraum
- Wenn andere Venenzugänge nicht möglich sind
- Messung des zentralen Venendrucks (▶ Kap. 17)

■ Welche Zugangswege gibt es?
- Große, zentrale Venen werden bevorzugt
- Periphere Venen werden wegen des größeren Thrombose- und Infektionsrisikos nur ausnahmsweise katheterisiert

Zentrale Venen sind:
- V. subclavia
- V. jugularis interna
- V. anonyma
- V. femoralis: wird wegen der hohen Infektions- und Thrombosegefahr nur ausnahmsweise katheterisiert

9.2.1 Praxis der ZVK-Anlage

- Industrielle Fertigsets sind Standard

Zubehör für zentrale Venenkatheter
- Einmalset, bestehend aus:
  - Ein- oder mehrlumigem Katheter (je nach Zweck der Anwendung), 30 cm lang
  - Punktionskanüle und 5-ml-Spritze
  - Führungsdraht, meist mit J-Spitze
  - Dilatator
- Ultraschallgerät für die Lokalisation der Vene
- EKG-Kabel für EKG-gesteuerte Lagekontrolle (Alpha-Card)
- 3-Wege-Hähne
- 10-ml-Spritze mit NaCl 0,9 %
- 2- oder 5-ml-Spritze mit Lokalanästhetikum 0,5 % (bei Punktion am wachen Patienten)
- Stichskalpell
- Steriler Kittel, Haube, Mund-Nasen-Schutz
- Sterile Handschuhe
- Hautdesinfektionsmittel; Einwirkzeit beachten!
- Sterile Abdecktücher oder großes Lochtuch
- Kleines Nahtbesteck
- Verbandmaterial
- Anschlussbereite Infusionslösung

■ **Asepsis bei der ZVK-Anlage**

Zentrale Venenkatheter werden wegen der Infektionsgefahr (Kathetersepsis) unter strikt aseptischen Bedingungen eingeführt.

— Alle benötigten Materialien auf einem steril abgedeckten Tisch bereitstellen
— Mund-Nasen-Schutz, Haube
— Hygienische Händedesinfektion
— Sterile Einmalhandschuhe
— Steriler Kittel (besonders bei Seldinger-Technik)
— Hautdesinfektion mit alkoholischer Lösung unter Beachtung der erforderlichen Einwirkzeit
— Sterile Abdeckung der Punktionsstelle mit großem Tuch oder Lochtuch
— Sichere Fixierung des Katheters
— Verband
— Intervallspülungen des Katheters mit isotoner Elektrolytlösung ohne Heparinzusatz

■ **Allgemeine Komplikationen eines ZVK**

Die geringsten Komplikationen treten bei der Katheterisierung der rechten V. jugularis interna auf, gefolgt von der V. subclavia.

— Thrombosen
— Infektionen, Kathetersepsis
— Luftembolie
— Gefäßperforation mit Blutungen (Hämatothorax, Hämatom am Hals)
— Herzperforation mit Herztamponade
— Katheterembolie
— Katheterfehllagen

9.2.1.1 Zugangswege

■ **V.-subclavia-Katheter**

— Sehr große Vene, die immer offen ist und auch im hypovolämischen Schock punktiert werden kann
— Leicht zu fixieren und zu pflegen, hohe Akzeptanz beim Patienten
— Die rechte Vene wird bevorzugt, weil sie leichter zu punktieren ist als die linke
— **Lagerung:** Oberkörper tief, Kopf leicht zur Gegenseite gedreht, leichter Zug am Arm nach unten durch eine Assistenzperson

— **Punktionsort:** 1–2 cm unterhalb der Klavikula etwa in der Medioklavikularlinie. Nach Knochenkontakt wird die Kanüle in Richtung Jugulum vorgeschoben. Ultraschallkontrolle erleichtert das Vorgehen.
— Beim Vorschieben des Katheters wird der Kopf zur Punktionsseite gedreht, damit der Katheter nicht in die V. jugularis interna gelangt.

Welche Nachteile und Komplikationen gibt es?

— Schwierige Technik für den Unerfahrenen mit relativ hoher Komplikationsrate, nicht frei zugänglich bei Operationen
— Pneumothorax (häufigste Komplikation!)
— Hämatothorax durch Verletzung der A. subclavia
— Infusionsthorax bei Fehllage durch Gefäßperforation
— Schädigung des Plexus brachialis, meist durch fehlerhafte Technik
— Luftembolie

Wann ist das Verfahren kontraindiziert?

— Gerinnungsstörungen
— Antikoagulanzientherapie (abhängig vom Gerinnungsstatus)
— Frakturen im Bereich des Schultergürtels
— Ausgeprägtes Lungenemphysem mit hochstehenden Lungenkuppeln
— Schwere Thoraxdeformitäten
— Pneumothorax auf der Gegenseite

■ **V.-jugularis-interna-Katheter**

— Die Vene verläuft am Hals in direkter Nähe der A. carotis communis und des N. vagus.
— Die rechte Vene wird wegen ihres geraden Verlaufs bevorzugt punktiert, am besten mit Ultraschalltechnik.
— **Lagerung:** Kopf tief und leicht zur Gegenseite gedreht
— **Punktionsort:** etwa in Höhe des Kehlkopfschildknorpels, seitlich der A. carotis, Stichrichtung parallel zur Arterie nach kaudal

9

Welche Komplikationen können auftreten?

- Punktion der A. carotis (sofortige Kompression! Erstickungsgefahr durch Verlegung der Atemwege!)
- Pneumothorax, Hämatothorax (nur bei Verwendung zu langer Kanülen)
- Verletzung des Plexus brachialis oder des N. vagus
- Luftembolie (vermeidbar durch Kopf-tief-Lagerung)

Welches sind die Kontraindikationen?

- Gerinnungsstörungen
- Große Struma

■ **Zugang über die V. anonyma**

Die V. jugularis interna vereinigt sich hinter dem Sternum mit der V. subclavia zur V. brachiocephalica (V. anonyma). Das Gefäß kann auch im Schock punktiert werden, erfordert aber Erfahrung.

- **Zentraler Zugang**: Punktion 1 cm oberhalb des Sternoklavikulargelenks, Stichrichtung nach medial und kaudal
- **Seitlicher Zugang**: Punktion 2 cm oberhalb der Klavikula, 2 cm seitlich des M. sternocleidomastoideus. Stichrichtung ist das Jugulum

■ **Periphere Zugänge zur V. cava**

Wegen der hohen **Thrombophlebitisgefahr** werden diese Zugänge nur ausnahmsweise gewählt.

- V. jugularis externa
- V. basilica in der Ellenbeuge
- V. femoralis. Gefahren: Thrombosierung mit Lungenembolie, aufsteigende Infektionen

9.2.1.2 Lagekontrolle des ZVK

- **Wann?** Sofort
- **Wenn nötig**: Korrektur (umgehend)
- **Gefahren** der Fehllage:
  - Perforation des Vorhofs mit Herztamponade
  - Herzrhythmusstörungen
  - Infusionsthorax

- **Kontrollverfahren**:
  - Ultraschallgesteuerte Anlage des Katheters: bevorzugtes Verfahren
  - Ableitung des EKG von der Katheterspitze beim Einführen
  - Röntgenbild des Thorax nach Abschluss der Katheterisierung

9.2.1.3 Pflege des ZVK

■ **Ziele**

- Prophylaxe von Infektionen an der Kathetereintrittsstelle
- Prophylaxe einer lebensbedrohlichen **Kathetersepsis**

Pflege im Fokus

- Die Kathetereintrittsstelle muss täglich auf Infektionszeichen überprüft werden.
- Hinweise auf Infektion sind Rötung, subkutane Infiltration, eitrige Sekretion, lokaler Schmerz.

■ **Prophylaxemaßnahmen**

- Strikt aseptische Technik beim Einführen der Katheter und Kanülen
- Sichere Fixierung der Katheter (Zugwirkungen und Abknicken vermeiden!)
- Sterile Abdeckung
- Hygienische Händedesinfektion vor allen Manipulationen (Konnektion, Diskonnektion, Injektion von Medikamenten, Wechsel des Infusionssystems) am Katheter und den Verbindungsstellen
- Diskonnektionen auf ein absolutes Minimum beschränken; nach jeder Diskonnektion einen neuen, sterilen Verschlussstopfen anbringen
- Katheter so früh wie möglich wieder entfernen

■ **Pflege der Kathetereintrittsstelle**

- Kathetereintrittsstelle mit sterilem Gazeverband oder wasserdampfdurchlässigem Transparentverband abdecken.

Hydrokolloidverbände sind hierfür nicht geeignet.

— Tägliche Inspektion der Verbände bzw. Kathetereintrittsstelle; bei Gazeverbänden Einstichstelle auf Druckschmerz überprüfen

— Gazeverbände bei eingeschränkt kooperativen Patienten (bewusstlos, beatmet) täglich wechseln; Wechselfrequenz bei bewusstseinsklaren Patienten nicht gesichert

— Transparentverbände nach Herstellerangaben (meist 7 Tage) wechseln; sofort wechseln, wenn verschmutzt, durchfeuchtet, abgelöst oder bei Verdacht auf Infektion

— Bei unklarem Fieber, Druckschmerz oder Sepsis: Gazeverband öffnen und Kathetereintrittsstelle inspizieren

— Vor und nach dem Verbandwechsel hygienische Händedesinfektion

— Beim Verbandwechsel sterile Handschuhe tragen; Kathetereintrittsstelle mit Hautdesinfektionsmittel einsprühen; keine Salben auftragen

— Verbandwechsel dokumentieren

— Kein routinemäßiger Wechsel der Katheter nach einer bestimmten Anzahl von Liegetagen, jedoch Katheter möglichst rasch austauschen, wenn sie unter unzureichenden aseptischen Bedingungen gelegt wurden

— (Intervall)spülung von Kathetern, wenn nötig, mit isotoner Elektrolytlösung

— Tägliche Überprüfung, ob der Katheter, bzw. die Anzahl der Lumina noch erforderlich ist

■ **Wechsel der Infusionssysteme**

— Nicht häufiger als alle 8 Tage

— Bei Infusion lipidhaltiger Lösungen: Wechsel 1-mal täglich, bei Zufuhr von Blutprodukten alle 6 h

— Bakterienfilter werden nicht generell empfohlen, aber Partikelfilter

9

Thoraxdrainagen

Inhaltsverzeichnis

© Springer-Verlag GmbH Deutschland, ein Teil von Springer Nature 2022
R. Larsen, *Wissens-Check Intensivmedizin für die Fachpflege*,
https://doi.org/10.1007/978-3-662-65062-2_10

10.1   In Kürze

Thoraxdrainage In den Pleuraspalt ein-geführter Drainagekatheter. Wird auch als Pleuradrainage bezeichnet.

■ **Indikationen**
- Ableitung von Blut, Erguss, Sekret, Eiter, Lymphflüssigkeit
- Absaugung von Luft beim Pneumotho-rax
- Erzeugung eines „negativen" Drucks (= Sog) zur Entfaltung einer kollabierten Lunge beim Pneumothorax
- Bronchopleurale Fistel

■ **Material**
- Sterile Einmalsets mit silikonisiertem Kunststoffkatheter
- Steriles Einmaldrainagesystem

■ **Punktionsstellen**
- **Pneumothorax**
  - Einführen des Katheters im 2. oder 3. Interkostalraum in Höhe der Me-dioklavikularlinie
  - dann Vorschieben nach oben zur Pleurakuppel (**Monaldi-Drainage**)
- **Hämatothorax, Hämatopneumothorax, Pleuraerguss**
  - Einführen des Katheters in der mittle-ren Axillarlinie oberhalb der Mamille im 3.–5. Interkostalraum
  - Dann Vorschieben nach hinten oben oder, für die Drainage der tiefen Thoraxabschnitte, nach hinten (**Bülau-Drainage**)

■ **Drainagesysteme**
Der Katheter wird mit einem geschlossenen System verbunden, um Flüssigkeit, Blut oder Luft aus dem Pleuraspalt abzuleiten

und die Menge zu messen. Gebräuchliche Systeme sind:
- **Ein-Flaschen-System**: Luftdichte Fla-sche mit sterilem Wasser und einem Glasrohr, dessen Ende 2 cm unter der Wasseroberfläche eintaucht.
- **3-Kammer-System**: Steriles geschlossenes Einmalabsaugsystem, bestehend aus 3 Kammern: Sammelkammer, Wasser-schloss und Saugkontrollkammer. Der Sog im Pleuraraum kann direkt am Mano-meter des Wasserschlosses abgelesen wer-den. Beispiel: Pleur-evac-System

❯ - Der Sog wird bei der Thoraxdrainage auf etwa 20–25 cmH$_2$O eingestellt.
  - **Cave!** Nach Pneumektomie: Sog nicht über 5 cm H$_2$O, da Gefahr der Mediastinalverlagerung!

10.2   Anlegen und Ziehen der Drainagen

■ **Benötigtes Material**
- Steriles Katheter-Einmalset: 24–32 Ch, Kinder 12–16 Ch, Männer 32 Ch, Frauen 28 Ch
- Steriles Einmaldrainagesystem
- Steriles Einmallochtuch
- Steriles Abdecktuch
- Sterile Kompressen, Tupfer und Hand-schuhe
- 1 Einmalskalpell
- 1 Kornzange
- 2 große Klemmen
- 1 anatomische + 1 chirurgische Pinzette
- 1 Schere
- Nahtmaterial (0-Prolene), Nadelhalter
- Lokalanästhetikum, z. B. 10 ml Meave-rin 1 %, Quaddelkanüle und Infiltrations-kanüle

10

- Einmalabwurfschale
- Polyvidon-Jod zur Hautdesinfektion sowie Wännchen

10.2.1 Minithorakotomie

- Wache Patienten über die geplante Maßnahme informieren und mit erhöhtem Oberkörper auf den Rücken lagern. Bei größeren Flüssigkeitsansammlungen Seitenlagerung, betroffene Seite nach oben
- Punktionsstelle lokalisieren
- Drainageeinheit mit steriler NaCl-Lösung oder Aqua dest. füllen, Einheit unterhalb des Patientenniveaus am Bett aufhängen
- Arzt und Assistenzperson: Haube, Mundschutz, chirurgische Händedesinfektion, steriler Kittel und Handschuhe
- Dachziegelartige Desinfektion der Haut und Abdecken des Punktionsgebietes
- Bei wachen Patienten Lokalanästhesie des Punktionsbereiches; bei Bedarf zusätzlich Sedierung
- Hautinzision, 4–5 cm lang, direkt auf der Rippe
- Stumpfes Präparieren nach kranial in Richtung des Oberrandes der Rippe, dort Eröffnen der Rippenpleura
- Einführen der Drainage mit der Kornzange und Vorschieben um ca. 20 cm: beim Pneumothorax nach oben, bei Flüssigkeitsansammlung nach unter
- Fixierung des Drains mit Tabakbeutelnaht und Anschließen des Drainagesystems
- Drainageschläuche sicher befestigen, damit kein Zug entsteht und die Schläuche nicht abknicken

- Ausreichend lange Schläuche verwenden, damit der Patient richtig gelagert werden kann
- Bei Hämatothorax die Schläuche regelmäßig ausmelken (z. B. mit Rollenzange), damit keine Koagel entstehen und die Drainage verstopfen
- Offene Drainagesysteme bei Transport des Patienten oder Auswechseln der Sammelgefäße auf keinen Fall abklemmen (Gefahr des Spannungspneumothorax)

Pflege im Fokus
- **Kontrollen**
  - Thoraxdrainagen und Verbindungsschläuche regelmäßig auf Durchgängigkeit und korrekte Funktion überprüfen; die Wassersäule im Wasserschloss muss sich atemabhängig bewegen
  - Saugleistung häufig kontrollieren; leichtes Blubbern muss hörbar sein
  - Messung der abgesaugten Flüssigkeitsmenge, Überprüfen von Aussehen und Konsistenz
  - Bakteriologische Kontrolle: 3-mal pro Woche Punktion des Latexschlauches
  - Röntgenbild des Thorax nach Anlage
- **Pflege**
  - Täglich Verbandswechsel mit Schlitzkompresse, dabei:
    - Kontrolle der Punktionsstelle auf Infektion
    - Desinfektion der Punktionsstelle mit Polyvidon-Schleimhautlösung

10.2.2 Ziehen der Thoraxdrainage

- **Wann?**
- Wenn kein Luftleck mehr vorhanden ist (über mindestens 6 h)
- Wenn drainierte Blut- bzw. Flüssigkeitsmenge <200 ml innerhalb von 24 h

- **Wie?**
- Rückenlage oder sitzende Position
- Haltenaht entfernen
- Den Patienten zum Ausatmen auffordern
- Am Ende der Exspiration rasch die Drainage ziehen
- Drainageloch sofort mit steriler Auflage abdecken, Wundverband

10

Blutgasanalyse

Inhaltsverzeichnis

© Springer-Verlag GmbH Deutschland, ein Teil von Springer Nature 2022
R. Larsen, *Wissens-Check Intensivmedizin für die Fachpflege*,
https://doi.org/10.1007/978-3-662-65062-2_11

11.1 In Kürze

- Die Blutgasanalyse gehört zu den zentralen Überwachungsverfahren beim Intensivpatienten.
- Der Blutgasanalysator bestimmt oder errechnet die Blutgase und die Säure-Basen-Parameter, in der Regel auch weitere Parameter wie O_2-Sättigung, Hb, Laktat, Blutzucker und Elektrolyte.
- Die Analyse der Blutgase erfolgt v. a. im arteriellen Blut; für die Säure-Basen-Parameter reicht meist zentralvenöses Blut aus.

Hinweise für die Probenentnahme
- Blutprobe ohne jede Luftbläschen aufziehen
- Standardisierte Spritzen mit Antikoagulans verwenden, um die Gerinnung des Blutes im Analysator zu verhindern.
- Probe umgehend analysieren, da der Stoffwechsel der Erythrozyten weiterläuft.
- Temperatur der Blutprobe vor der Messung im Analysator eingeben

11.2 Blutgase

- Sauerstoff (O_2) und Kohlendioxid (CO_2) sind die intensivmedizinisch wichtigsten Blutgase.
- Sie werden im arteriellen Blut bestimmt, um den **pulmonalen Gasaustausch** zu beurteilen.

11.2.1 Sauerstoff (Oxygen)

■ **Begriffe**
- **Normoxie**: normaler Sauerstoffgehalt
- **Hypoxie**: Mangel an Sauerstoff
- **Hypoxämie**: Mangel an Sauerstoff im Blut: paO_2 <65 mm Hg, SaO_2^- <96 %
- **Anoxie**: vollständiges Fehlen von Sauerstoff

11.2.1.1 Wie wird Sauerstoff in das Blut aufgenommen?

- Der eingeatmete Sauerstoff diffundiert aus den Alveolen in das vorbeiströmende venöse Blut der Lunge und bindet an Hämoglobin. Die Bindung von Sauerstoff an das Hämoglobin wird als *Oxygenierung* bezeichnet. Das Blut wird „arterialisiert".
- Die ins Blut aufgenommene O_2-Menge hängt vom **O_2-Partialdruck** (pO_2) in der Inspirationsluft ab: Je höher der Partialdruck in der Alveolarluft, desto mehr Sauerstoff wird in das Blut aufgenommen und umgekehrt.

■ **O_2-Kaskade**
Auf dem Transportweg zu den Geweben und mit dem gemischtvenösen Blut zurück zur Lunge fällt der pO_2 kaskadenförmig ab.

pO_2-Normalwerte
- Raumluft: ca. 147 mmHg
- Alveolarluft: ca. 105 mmHg
- Arterielles Blut: 71–104 mmHg (abhängig vom Alter)
- Gemischtvenöses Blut: 35–40 mmHg

Zu beachten

Ein erniedrigter paO_2 ist Zeichen der respiratorischen Partialinsuffizienz (Oxygenierungsversagen).

11.2.1.2 Wie wird Sauerstoff im Blut transportiert?

Sauerstoff wird im Blut in zwei Formen transportiert:
- **Chemisch an das Hämoglobin der Erythrozyten gebunden**: 1 g Hämoglobin bindet maximal 1,34 ml Sauerstoff (Hüfner-Zahl). Die chemisch gebundene O_2-Menge beträgt maximal 21 ml/100 ml Blut.

11

- **Physikalisch im Plasma gelöst**: Nur 0,3 ml Sauerstoff sind in 100 ml Blut gelöst (bei einem arteriellen pO_2 von 100 mmHg). Bei Atmung von 100 % Sauerstoff steigt die physikalisch gelöste Menge auf maximal 1,8 ml/100 ml Blut an (bei einem paO_2 von 600 mmHg).

11.2.1.3 Was ist die O_2-Sättigung des Hämoglobins und wovon hängt sie ab?

- Die O_2-Sättigung (sO_2) gibt an, wieviel Prozent des Hämoglobins mit Sauerstoff gesättigt oder oxygeniert ist.
- Der Sättigungswert bezieht sich auf den Gesamthämoglobingehalt (O_2Hb + DesoxyHb+CO-Hb + Met-Hb).
- Die Höhe der Sauerstoffsättigung hängt direkt vom arteriellen pO_2 ab.
- Die venöse O_2-Sättigung ist wesentlich niedriger als die arterielle, weil ein großer Anteil des Sauerstoffs für den Stoffwechsel verbraucht worden ist.

> **Normalwerte der O_2-Sättigung**
> - Arteriell: SaO_2 96 %[1]
> - Gemischtvenös (A. pulmonalis): SvO_2 65–82 %

- Eine gemischtvenöse O_2-Sättigung von ≤60 % ist Zeichen des O_2-Mangels der Gewebe (Gewebehypoxie), der zur Ansäuerung des Blutes führt (metabolische Azidose).
- **Partielle Sauerstoffsättigung**: prozentualer Anteil des O_2Hb an der Summe von oxygeniertem Hb (O_2^-)Hb und desoxygeniertem (Desoxy-Hb).

◘ Tab. 11.1 Beziehung zwischen arterieller O_2-Sättigung und arteriellem pO_2 (bei pH 7,4; $paCO_2$ 40 mm Hg, Bluttemperatur 37 °C, Hb 15 g/100 ml)

paO_2 (mmHg)	O_2-Sättigung
10	13
20	36
27	**50 (Halbsättigung)[a]**
30	58
40	75
50	84
60	90
80	95
100	97
150	99

[a] Bei einem paO_2 von 27 mmHg ist das Hämoglobin zur Hälfte mit Sauerstoff gesättigt

- **SpO$_2$**: pulsoxymetrisch bestimmte O_2-Sättigung (sie entspricht normalerweise der arteriellen O_2-Sättigung)

11.2.1.4 O_2-Bindungskurve

- Die Höhe des arteriellen pO_2 bestimmt die O_2-Sättigung des Blutes.
- Zu jedem pO_2-Wert gehört eine bestimmte O_2-Sättigung des Hb. Diese Beziehung wird in der **O_2-Bindungskurve** dargestellt (◘ Tab. 11.1).

- **Verschiebungen der O_2-Bindungskurve**
- **Rechtsverschiebung**: bei gleichem paO_2 wird weniger Sauerstoff vom Hämoglobin gebunden, die sog. Affinität ist also vermindert.

  Auslöser: Azidose, Anstieg des $paCO_2$ (=Hyperkapnie), Fieber
- **Linksverschiebung**: bei gleichem paO_2 wird mehr Sauerstoff vom Hämoglobin gebunden, die Affinität hat also zugenommen.

---

1 100 % können wegen Met-Hb, CO-Hb im Blut und einer gewissen Shuntdurchblutung in der Lunge nicht erreicht werden.

Auslöser: Alkalose, Abfall der Körpertemperatur, Mangel an DPG (Diphosphoglyzerat) der Erythrozyten, fetales Hämoglobin

■ **Inaktive Hämoglobinformen**

Im Blut kommen – in geringer Menge – Hb-Formen vor, die keinen Sauerstoff binden können:

— **COHb** (**Carboxyhämoglobin**): Kohlenmonoxid findet sich v. a. im Blut von Rauchern (je nach Konsum bis zu 10 %) und bei Taxifahrern sowie bei Vergiftungen.

— **Methämoglobin** (**MetHb**): kann durch Nitrite, Nitrate, Anilinsubstanzen und Lokalanästhetika (v. a. Prilocain und Lidocain) entstehen.

11.2.1.5 O_2-Gehalt und O_2-Status des Blutes

— Nicht die O_2-Sättigung, sondern der O_2-Gehalt (caO_2 in ml O_2/100 ml) des arteriellen Blutes ist der wichtigste Parameter.

— Der arterielle O_2-Gehalt ergibt sich aus folgenden Messwerten:
  – paO_2 (in mm Hg)
  – SaO_2 (in %)
  – Hb-Gehalt (cHb in g/100 ml)

Diese 3 Parameter kennzeichnen den O_2-Status des Blutes.

■ **Berechnung**

— O_2-Gehalt (caO_2) = SaO_2 × Hb-Gehalt × 1,34 + (paO_2 × 0,003)

— Die Formel verdeutlicht, dass trotz normaler arterieller O_2-Sättigung ein **O_2-Mangel** im Blut vorliegen kann, nämlich dann, wenn nicht genügend O_2-Träger vorhanden sind, d. h. der Hb-Wert erniedrigt ist.

> **Normalwerte des arteriellen O_2-Gehalts**
> — Männer 20,4 ml O_2/100 ml
> — Frauen 18,6 ml O_2/100 ml
> — Gemischtvenöser O_2-Gehalt: ca. 15 ml O_2/100 ml

11.2.1.6 Hypoxämie

Hypoxämie Abnahme des Sauerstoffgehalts im Blut (<18 ml/100 ml)

Formen
— Hypoxisch: durch Störungen der Atmung
— Toxisch bei z. B. CO-Vergiftung: Blockierung des Hämoglobins durch Kohlenmonoxid
— Anämisch: Anämie, d. h. zu wenige O_2-Träger

11.2.1.7 Welche Faktoren bestimmen das O_2-Angebot an die Organe?

Das Herzzeitvolumen und der O_2-Gehalt bestimmen, wieviel Sauerstoff den Organen pro Minute zur Verfügung gestellt wird: Ein hohes HZV erhöht das O_2-Angebot, ein erniedrigtes führt zum O_2-Mangel der Organe.

Das lebensnotwendige O_2-Angebot beträgt in Ruhe 300–400 ml

■ **Berechnung**
— O_2-Angebot (ml/min) = HZV × caO_2 (ml/100 ml)

■ **O_2-Speicher**
— Bei Atmung von Raumluft beträgt der O_2-Vorrat nur ca. 1550 ml.
— Ein Atemstillstand führt daher innerhalb weniger Minuten zum Tod.

11.2.2 Kohlendioxid (CO_2)

- Kohlendioxid ist das Endprodukt des aeroben oder oxidativen (unter Verbrauch von Sauerstoff erfolgenden) Stoffwechsels.
- Kohlendioxid diffundiert in Gasform aus den Zellen in das venöse Blut, wird dann zur Lunge transportiert und ausgeatmet.

11.2.2.1 Wie wird Kohlendioxid im Blut transportiert?

Drei Transportmechanismen werden genutzt:
- **Physikalische Lösung:** Ein geringer Teil des Gases – ca. 12 % – löst sich im Plasma; das sind ca. 2,7 ml/100 ml Blut. Der Partialdruck dieser Gasmenge beträgt 45 mmHg. Der Druck wird im Blutgasanalysator gemessen. Die Löslichkeit von Kohlendioxid im Plasma ist 24-mal höher als die von Sauerstoff.
- **Umwandlung zu Bikarbonat:** ca. 50 % des Kohlendioxids diffundiert in die Erythrozyten und verbindet sich reversibel mit Wasser zu Bikarbonat, ca. 27 % liegen im Plasma als Bikarbonat vor.
- **Bindung an Hämoglobin- und Plasmaeiweiß**

- CO$_2$-Bindungskurve des Blutes

Die CO_2-Bindungskurve zeigt die Beziehung zwischen dem CO_2-Gehalt der 3 oben angegebenen Formen und dem CO_2-Partialdruck des Blutes (paCO_2). Hierbei gilt:
- Je höher der CO_2-Partialdruck, desto mehr Kohlendioxid wird als Bikarbonat gebunden. Es gibt also keinen Maximalwert wie bei der Bindung von Sauerstoff an Hämoglobin.
- Venöses Blut bindet mehr Kohlendioxid als arterielles
- Der venöse pCO_2 ist nur wenige mmHg höher als der arterielle.

- Die physikalische Lösung von Kohlendioxid ist temperaturabhängig: Unterkühlte Patienten binden mehr Kohlendioxid im Blut als Patienten mit normaler Körpertemperatur ($\rightarrow$ Sprudelgetränke).

Wichtiges zum arteriellen pCO_2
- **paCO_2-Normalwerte:** 35–45 mmHg (unabhängig vom Alter)
- Der arterielle pCO_2 ist etwas niedriger als der venöse pCO_2.
- **Hyperkapnie:** erhöhter p$_a$$CO_2$-Wert: >45 mmHg, entsteht durch zu geringe Atmung (Hypoventilation). Typische Störung bei COPD.
- **Hypokapnie:** erniedrigter p$_a$$CO_2$-Wert: <35 mmHg; entsteht, wenn mehr geatmet wird als benötigt (Hyperventilation).

11.3 Säure-Basen-Haushalt

11.3.1 Grundlagen

Säuren Substanzen, die in wässriger Lösung Wasserstoffionen (Protonen) abgeben. Sie werden auch als Protonendonatoren (von lat. donare: geben) bezeichnet. Starke Säuren geben viele Wasserstoffionen ab, schwache Säuren nur wenige.

Basen Substanzen, die in wässriger Lösung Wasserstoffionen aufnehmen (Protonenakzeptoren). Starke Basen nehmen viele Wasserstoffionen auf und umgekehrt.

Azidose Übersäuerung des Blutes

Alkalose Basenüberschuss des Blutes

11

11.3.1.1 Was bezeichnet der pH-Wert

Der pH-Wert ist der negative dekadische Logarithmus der Wasserstoffionenkonzentration: $pH = - \log. H^+$.

Der pH-Wert hat keine Einheit. Er zeigt an, ob das Blut sauer oder alkalisch ist.

- Normalwert im Blut: pH 7,37–7, 43
- Azidose: Abfall des pH-Werts (Zunahme der Wasserstoffionen) unter 7,37
- Alkalose: Anstieg des pH-Werts (Abnahme der Wasserstoffionen) über 7,43

11.3.1.2 Was sind Puffersysteme

Puffersubstanzen sind Lösungen, deren pH-Wert (Wasserstoffionenkonzentration) sich nicht ändert, wenn Säure oder Base zugegeben wird.

- Werden der Lösung Wasserstoffionen zugeführt, bindet der Puffer die Ionen.
- Werden der Lösung Basen zugeführt, setzt der Puffer Wasserstoffionen frei.

In beiden Fällen bleibt der pH-Wert konstant, sofern die zugeführte Menge die **Pufferkapazität** nicht überschreitet.

■ **Puffersysteme des Blutes**

Das Blut enthält normalerweise ca. 48 mmol/l **Pufferbasen** aus den folgenden Puffersystemen:

- Bikarbonatpuffer: H_2CO_3/HCO_3^--System
  - HCO_3^- = Bikarbonat (Base)
  - H_2CO_3 = Kohlensäure
    - $CO_2 + H_2O = H_2CO_3 + H^+$
    - $pH = 6,1 + \log HCO_3^-/0,03 \times pCO_2$ (Henderson-Hasselbalch-Gleichung)
- Eiweiß- bzw. Proteinpuffer (v. a. Hämoglobin)
- Phosphatpuffer und organische Säuren

❯ Wirksamster Puffer des Blutes ist das **Kohlensäure-Bikarbonat-System** (H_2CO_3/HCO_3^--System).

Das System ist „offen", denn das im Stoffwechsel ständig gebildete Kohlendioxid wird über die Lunge ausgeatmet. Außerdem kann Bikarbonat (HCO_3^-) von der Niere ausgeschieden werden.

11.3.1.3 Wie wird der pH-Wert reguliert?

Die Wasserstoffionenkonzentration oder der pH-Wert wird durch 4 Systeme reguliert, die sich gegenseitig beeinflussen:

- **Puffersubstanzen**, v. a. das Kohlensäure-Bikarbonat-Puffersystem
- **Lunge**: Sie atmet das Kohlendioxid aus dem Stoffwechsel ab, täglich ca. 16.000 mmol.
- **Niere**: Sie kann HCO_3^- (Bikarbonat) ausscheiden oder aus H_2CO_3 das HCO_3^- bilden und die dabei entstehenden H^+-Ionen ausscheiden.
- **Leber**: Sie bildet aus HCO_3^- und Ammonium (NH_4^+) Harnstoff oder stellt Ammoniak (NH_4) für die Niere bereit. Sie verstoffwechselt außerdem Laktat (Milchsäure) oxidativ zu Kohlendioxid und Wasser oder verwendet sie für die Neubildung von Glukose.

11.4 Störungen des Säure-Basen-Haushalts

- Zwei Arten von Störungen des SBH können auftreten: Azidosen oder Alkalosen.
- Nach der Ursache werden respiratorische und metabolische Störungen unterschieden.

■ **Vier Grundstörungen des Säure-Basen-Haushalts**

- Respiratorische Azidose
- Respiratorische Alkalose
- Metabolische Azidose
- Metabolische Alkalose

- **Diagnostik**
- Messung von pH und pCO_2 im Blut
- Ergänzend: Standardbikarbonat und Pufferbasen bzw. Basenabweichung (BE)
- Messung der Blutgase zur Unterscheidung zwischen respiratorischen und metabolischen Störungen

11.4.1 Respiratorisch bedingte Säure-Basen-Störungen

Ursache
- Störungen der Atmung: entweder Hypoventilation oder Hyperventilation

Diagnostische Kenngröße
- Arterieller pCO_2

Störung	Blutgase	Ursache
Respiratorische Azidose	$paCO_2$ >45 mmHg	Hypoventilation
Respiratorische Alkalose	$paCO_2$ <37 mmHg	Hyperventilation

Respiratorische Störungen werden vom Körper teilweise metabolisch kompensiert, sodass die Veränderungen des pH-Werts geringer sind

11.4.1.1 Respiratorische Azidose

Respiratorische Azidose Ansäuerung des Blutes (Abfall des pH-Werts) durch ungenügende Abatmung von CO_2

Wirkungen
- ▶ Abschn. 11.4.2.1, außerdem Dilatation der Hirngefäße mit Anstieg der Hirndurchblutung und des intrakraniellen Drucks

Diagnose
- Abfall des pH-Werts unter 7,3
- Anstieg des $paCO_2$ >45 mmHg

Kompensationsreaktion
- Metabolisch: gesteigerte Bikarbonatbildung und gesteigerte H^+-Ausscheidung über die Nieren

Therapie
- Atemstörung beseitigen
- Wenn erforderlich: maschinelle Atemunterstützung

11.4.1.2 Respiratorische Alkalose

Respiratorische Alkalose Alkalisierung des Blutes (Anstieg des pH-Werts) durch gesteigerte Atmung über den Bedarf hinaus (Hyperventilation)

Wirkungen
- Übererregbarkeit des ZNS
- Tetanie
- Zerebrale Vasokonstriktion mit Abnahme der Hirndurchblutung
- Blutdruckabfall
- Herzrhythmusstörungen

Diagnose
- Anstieg des pH-Werts auf >7,4
- Abfall des $paCO_2$ <37 mmHg

Kompensationsmechanismus
- Renal durch gesteigerte Ausscheidung von Bikarbonat

Therapie
- Ursache beseitigen
- Bei angstbedingter Hyperventilationstetanie sedieren und/oder Kohlendioxid rückatmen lassen

11.4.2 Metabolische (nichtrespiratorische) Säure-Basen-Störungen

- Alle nicht respiratorisch bedingten Störungen des SBH werden als metabolische bezeichnet.
- Unterschieden werden metabolische Azidose und metabolische Alkalose

- **Diagnostische Kenngrößen**
- Basenabweichung (BE) und Standardbikarbonat
- Anhand der BE und des Standardbikarbonats kann festgestellt werden, ob die pH-Wert-Veränderung metabolisch oder respiratorisch bedingt ist.
- **Basenabweichung (BE = Base Excess)**
  - Vom Blutgasanalysator errechneter Wert, der angibt, wieviel mmol H^+ oder OH^- erforderlich wären, um den pH-Wert des Blutes bei einem pCO_2 von 40 mmHg auf 7,4 zu normalisieren.
  - Der BE-Wert wird nicht durch den $paCO_2$ oder die Atmung beeinflusst.
  - Positiver BE = Überschuss an Basen
  - Negativer BE = Mangel an Basen
  - **Normalwert BE: 0±2 mmol/l**
- **Standardbikarbonat**
  - Bikarbonatkonzentration im Plasma bei 37 °C und einem $paCO_2$ von 40 mmHg und Vollsättigung des Hämoglobins
  - Die Bikarbonatkonzentration ist weitgehend unabhängig von der Atmung oder vom $paCO_2$
  - **Normalwert: 21–25 mmol/l**

11.4.2.1 Metabolische Azidose

Metabolische Azidose Ansäuerung des Blutes (Abfall des pH-Werts)

Ursachen
- Anhäufung nicht flüchtiger Säuren oder Verlust von Bikarbonat über die Nieren. Beispiele:
  - Laktatazidose durch O_2-Mangel im Schock, Leberinsuffizienz
  - Renale Azidose bei chronischer Niereninsuffzienz
  - Ketoazidose bei entgleistem Diabetes mellitus

Auswirkungen
- Hyperglykämie
- Hyperkaliämie durch Austritt von Kalium aus der Zelle
- Dämpfung des ZNS

- Blutdruckabfall
- Abnahme der Kontraktionskraft des Herzens, HZV-Abfall
- Verlangsamung der Erregungsleitung, Herzrhythmusstörungen

Diagnose
- Abfall des pH-Werts auf <7,3,
- Abnahme des BE (negativer BE, d. h. Mangel an Basen)
- Abfall des Standardbikarbonats <22 mmol/l

Kompensationsreaktion
- Respiratorisch: Hyperventilation (Abfall des $paCO_2$), hierdurch annähernd normaler pH-Wert

Therapie
- Metabolische Korrektur bzw. Beseitigung der Ursache
- Bei Bedarf Zufuhr von Puffersubstanzen: Natriumbikarbonat i.v. oder TRIS-Puffer i.v.

> **Cave!** Ein Abfall des pH-Werts auf ≤7,2 gilt als kritisch!

- **Anionenlücke**
- Im Blut besteht ein Gleichgewicht zwischen den Anionen und den Kationen, d. h. es herrscht Elektroneutralität.
- Im Routinelabor werden nur die Anionen Cl^- und HCO_3^- bestimmt, die übrigen Anionen wie Phosphat, Azetat, Ketonkörper usw. dagegen nicht. Hierdurch ergibt sich *rechnerisch* ein Übergewicht an Kationen, das als Anionenlücke bezeichnet wird.
- **Berechnung** der Anionenlücke: $Na^+ - (Cl^- + HCO_3^-)$
- **Referenzbereich**: 3–11 mmol/l
- Eine **erhöhte Anionenlücke** (Zunahme von Anionen um mehr als 11 mmol/l) weist auf eine metabolische Azidose hin.
- Eine **normale Anionenlücke** mit erniedrigtem HCO_3^- und hohem Cl^- ist meist Zeichen einer hyperchlorämischen metabolischen Azidose.

11.4.2.2 Metabolische Alkalose

Metabolische Alkalose Alkalisierung des Blutes (Anstieg des pH)

Ursachen
- Zelluläre Bikarbonatfreisetzung
- Eingeschränkte renale Bikarbonatausscheidung
- Verlust von Säuren durch Erbrechen oder Ableitung von Magensaft über die Sonde
- Übermäßige Zufuhr von Bikarbonat, z. B. bei der Reanimation

Auswirkungen
- Hypoglykämie
- Hypokaliämie durch gesteigerte Aufnahme von Kalium in die Zelle
- Herzrhythmusstörungen
- Chronische Alkalose: vermindert den Atemantrieb und begünstigt Schlafapnoen

Diagnose
- Anstieg des pH >7,43
- Anstieg des BE über +3 mmol/l (Basenüberschuss)
- Anstieg des Standardbikarbonats >26 mmol/l

Kompensationsreaktion
- Respiratorisch: Hypoventilation mit Anstieg des $paCO_2$ (um ca. 0,7 mmHg pro mmol-Zunahme der Plasmabikarbonatkonzentration; maximal auf 60 mmHg)

Therapie
- Akutbehandlung selten erforderlich, daher zunächst nach der Ursache suchen und wenn möglich beseitigen
- Zufuhr von Chlorid, Acetazolamid, Salzsäure, Arginin- und Lysinhydrochlorid

---

Systematische Interpretation der Säure-Basen-Parameter
1. Wie hoch ist der pH-Wert?
   - <7,36 → Azidose
   - >7,44 → Alkalose
2. Ist die pH-Veränderung respiratorisch bedingt?
   - pCO_2 erhöht, pH erniedrigt: respiratorische Azidose
   - pCO_2 erniedrigt, pH-Wert erhöht: respiratorische Alkalose
3. Ist die pH-Veränderung metabolisch bedingt?
   - BE unter −2 mmol/l, pH <7,36: metabolische Azidose
   - BE über +2 mmol/l, pH >7,44: metabolische Alkalose
4. Liegt eine gemischte/kombinierte Störung vor?
   - pH erniedrigt, pCO_2 erhöht, BE bzw. HCO_3^- erniedrigt: gemischte Azidose
   - pH erhöht, pCO_2 erniedrigt, BE bzw. HCO_3^- erhöht: gemischte Alkalose

Enterale und parenterale Ernährung

Inhaltsverzeichnis

© Springer-Verlag GmbH Deutschland, ein Teil von Springer Nature 2022
R. Larsen, *Wissens-Check Intensivmedizin für die Fachpflege*,
https://doi.org/10.1007/978-3-662-65062-2_12

12.1 Energiegewinnung beim Gesunden

- Normaler Kalorienbedarf: pro Tag ca. 25 (jung) bis 20 (alt) kcal/kgKG
- Gewonnen wird die Energie aus **Kohlenhydraten**, **Fetten** und **Aminosäuren** unter Verbrauch von Sauerstoff (oxydative oder aerobe Energiegewinnung). Es entstehen energiereiche Phosphate (ADP und ATP).

12.2 Ernährungszustand des Intensivpatienten

12.2.1 Mangelernährung

- Etwa jeder 4. Intensivpatient wird mit Mangelernährung aufgenommen.

- **Wie wird eine Mangelernährung diagnostiziert?**

Die DGEM gibt hierfür folgende Oder-Kriterien an:
- Body Mass Index <18,5 kg/m^2
- Ungewollter Gewichtsverlust von >10 % in den letzten 3–6 Monaten
- Nahrungskarenz von mehr als 7 Tagen

- **Welche Ursachen werden unterschie den?**
- Ungenügende Ernährung
- Chronische Erkrankung
- Akute Erkrankung

- **Welche Folgen hat die Mangelernährung?**
- Abnahme der Stoffwechselaktivität
- Abbau körpereigener Substrate, um Energie zu gewinnen
- Verlust von Eiweiß aus der Muskulatur und von Triglyzeriden aus dem Fettgewebe

- Abnahme der Muskelmasse
- Verlust von Körperwasser und Knochenmineralien
- Erhöhte Sepsisgefahr, Verlängerung der Intensivbehandlung
- Abnahme der Blutzucker- und Insulinspiegel

12.2.2 Postaggressionsstoffwechsel

Postaggressionsstoffwechsel Gesteigerter Stoffwechsel (Hypermetabolismus) des Intensivpatienten, bei dem körpereigenes Eiweiß abgebaut wird (Katabolie).

- **Wann tritt er auf?**

Der Hypermetabolismus tritt nach einer „Aggression" auf. Hierzu gehören:
- Schwere Traumen
- Große Operationen
- Verbrennungen
- Sepsis

Körperliche Inaktivität und ungenügende Ernährung können den Hypermetabolismus verstärken.

- **Wie ist er gekennzeichnet?**

Betroffen sind der Eiweiß- und der Fettstoffwechsel:
- Gesteigerte Freisetzung kataboler, d. h. eiweißabbauender Hormone: Katecholamine (z. B. Adrenalin), Glukagon, Kortisol und Wachstumshormon
- Erhöhte Glukoseproduktion
- Gesteigerte Insulinproduktion und zunehmende Insulinresistenz
- **Hyperglykämie**.
- Gesteigerte Lipolyse (Fettspaltung)
- **Positive Wasser- und Natriumbilanz** und negative Bilanz von Kalium und Magnesium

12.3 Ernährung des Intensivpatienten

- **Grundsätze**
- Individueller Ernährungsplan nach dem jeweiligen Ernährungszustand
- Parenterale (i.v.) Ernährung, wenn orale Zufuhr nicht möglich
- Beginn der Ernährung innerhalb von 24 h nach der Aufnahme. Vorher Zustand stabilisieren
- Anpassung der Ernährung an den Krankheitsverlauf
- Klinikinternes **Ernährungsprotokoll für Pflegekräfte** einsetzen. Hierdurch kann die Komplikationsrate gesenkt und die Behandlungsdauer verkürzt werden.

12.3.1 Enterale Ernährung

Die enterale Ernährung des Intensivpatienten ist physiologischer, billiger und komplikationsärmer als die parenterale. Sie erfolgt mit **Sondennahrung**, die über Ernährungssonden zugeführt wird:

- **Magensonde**: Salem- oder Levine-Sonden, die über Nase oder Mund eingeführt werden. Erwachsenengrößen: 12–16 Ch. Die Magensonde ist der bevorzugte Weg bei der enteralen Ernährung.
- **Jejunalsonde (postpylorisch)**: nach Operationen im oberen Verdauungstrakt, Magen-Darm-Atonie oder bei Regurgitations-/Aspirationsgefahr. Sie sollte endoskopisch platziert werden. Die Nahrung sollte kontinuierlich zugeführt werden.
- **Gastrostomiesonde**: perkutan endoskopisch gelegte Ernährungssonde: bei Obstruktionen im Ösophagus, Ösophagusoperationen, Langzeiternährung bei Schluckstörungen

> **Zu beachten**
>
> Bei der Ernährung muss die Kalorienzufuhr durch eine Propofolsedierung berücksichtigt werden: Propofol 2 % enthält 0,1 g Fett pro ml.

- **Woraus besteht Sondennahrung?**

In der Regel wird industriell gefertigte Standardsondennahrung eingesetzt. Bestandteile sind (▶ Abschn. 12.4.1):

- **Kohlenhydrate (Zucker, Dextrine, Stärke): 40–60 %**
- **Fette (Pflanzenöle, Sahne, mittelkettige Triglyzeride = MCT): 30–35 %**
- **Proteine (Eipulver oder Magermilchpulver): 15–20 %**
- Vitamine und Spurenelemente
- Ballaststoffe

Der **Energiegehalt** beträgt 1 kcal/ml, die **Osmolarität** max. 450 mosmol/l. Die Sondennahrung ist glutenfrei und laktosearm oder -frei, außerdem steril.

- **Kontraindikationen**

Keine Sondenernährung sollte durchgeführt werden bei:

- Akuten gastrointestinalen Erkrankungen, z. B. akutes Abdomen, Blutung, Peritonitis, Ileus, unstillbarem Erbrechen
- Hämodynamischer Instabilität, Schock
- Akutem Trauma
- Coma diabeticum, Coma hepaticum, akutem Nierenversagen
- **Relative Kontraindikationen sind**:
  - Postoperative Darmatonie
  - Akute Pankreatitis
  - Operationen am Magen-Darm-Trakt
  - Postaggressionszustand
  - Akute Stoffwechselstörungen

12

■ **Praktisches Vorgehen**

- Kontinuierliche Zufuhr: 20–200 ml/h, entweder über 24 h oder nur tagsüber für 4 h
- In der Akutphase reicht die Zufuhr von 15–20 kcal/kgKG aus; im weiteren Verlauf kann langsam auf 25 bis max. 35 kcal/kgKG gesteigert werden.
- Direkt vor der Zufuhr die Sondennahrung auf Körpertemperatur erwärmen
- Zu Beginn in häufigen kleinen Einzelportionen (z. B. 30–60 ml alle 2 h) verabreichen.
- Vor der Zufuhr mit einer Spritze an der Sondenöffnung aspirieren: Sind noch Sondennahrungsreste vorhanden: neue Nahrung erst zuführen, wenn sich der Magen entleert hat.
- Nach der Zufuhr: Sonde mit 20–50 ml ungesüßtem Tee oder stillem Wasser klarspülen und abklemmen. Bei Übelkeit: Klemme öffnen.
- Angebrochene Flaschen mit Sondennahrung verschlossen im Kühlschrank aufbewahren. ((Punkt)) Sie sind jedoch nicht länger als 12 h haltbar (Herstellerangaben beachten).

Pflege im Fokus

Überwachung der Sondenernährung:
- Inspektion, Perkussion und Auskultation des Abdomens
- Kontrolle der Zufuhr und Verträglichkeit
- Beurteilung des Stuhls
- Laborparameter: Blutzucker, Triglyzeride, Elektrolyte, Phosphat, Leber-, Galle- und Pankreasparameter, Albumin, Präalbumin, Cholinesterase

---

■ **Komplikationen**

Die wichtigsten Komplikationen der Sondenernährung sind:
- Durchfälle, Erbrechen, Bauchschmerzen
- Hyperglykämie

- Dehydratation, Hypernatriämie
- Verstopfung der Sonde
- Sondenfehllage
- Erosionen und Ulzerationen im Magen-Darm-Trakt
- Regurgitation und pulmonale Aspiration

Die häufigsten **Ursachen für ernährungsbedingte Durchfälle** sind:
- Hyperosmolarität der Sondennahrung
- Bakterielle Verunreinigung der Sondennahrung
- Zu kalte Sondennahrung
- Zu rasche Zufuhr
- Zu große Volumina
- Zu tiefe Sondenlage

Bei Durchfällen wird eine Teepause eingelegt. Liegt keine bakterielle Verunreinigung vor, können die Durchfälle mit pektinhaltigen Präparaten meist unterbrochen werden.

■ **Was ist bei der Zufuhr von Medikamenten über Ernährungssonden zu beachten?**

- Hyperosmolare Medikamente in Tropfenform müssen verdünnt werden.
- Hartgelatinekapseln werden geöffnet und der Inhalt in 10–15 ml Wasser aufgeschwemmt.
- Weichgelatinekapseln werden in warmem Wasser aufgelöst, Kapselreste entfernt.
- Brausetabletten werden in mindestens 50 ml Wasser aufgelöst.
- Antazida sind ungeeignet, da sie mit der Sondennahrung verklumpen.
- Vor und nach jeder Medikamentenzufuhr wird die Ernährungssonde mit 20 ml Wasser nachgespült.

12.4 Parenterale Ernährung

Parenterale Ernährung Intravenöse Ernährung unter Umgehung des Magen-Darm-Trakts (par-enteral). Sie besteht aus den gleichen Komponenten wie die enterale Ernährung:

- Glukose als Kohlenhydrat: Energiegehalt pro g: 17 kJ (4 kcal)
- Lipide bzw. Fette: Energiegehalt pro g: 37 kJ (9 kcal)
- Aminosäuren.
- Flüssigkeit, Elektrolyte, Vitamine und Spurenelemente

■ **Indikationen**

Enterale Ernährung ist nicht möglich.

12.4.1 Nahrungsbestandteile

12.4.1.1 Glukose

- Von den Kohlenhydraten wird ausschließlich Glukose als Energielieferant zugeführt.
- Die Verwertung von Glukose ist **insulinabhängig**. Zuckeraustauschstoffe sind nicht indiziert.
- Ein Insulinbedarf von >6 IE/h für Blutzuckerwerte von <180 mg/dl ist Zeichen einer **Glukoseverwertungsstörung**.

> **Glukose**
> - 1 g Glukose liefert ca. 4 kcal bzw. 15,6 kJ
> - Dosierung: 2–3 g/kgKG/Tag, maximal 5–6 g/kgKG/Tag, bei reduziertem Stoffwechsel 200–300 g/Tag

■ **Hyperglykämie**

- Bei Intensivpatient sind die Blutzuckerwerte – stressbedingt – oft erhöht.
- **Ursache** der Hyperglykämie ist eine gesteigerte Glukoseproduktion in der Leber und eine Insulinresistenz der peripheren Gewebe.

- Beim Intensivpatienten werden Blutzuckerwerte von 140–180 mg/dl angestrebt.
- Eine „scharfe" Einstellung der Blutzuckerwerte auf 80–110 mg/dl sollte wegen der hohen Hypoglykämiegefahr nicht erfolgen.

■ **Praktische Hinweise**

- Glukosezufuhr erst, wenn die Blutzuckerwerte <180 mg/dl liegen
- Hochprozentige Glukoselösungen sind hyperton und müssen über einen ZVK infundiert werden. Maximale Infusionsgeschwindigkeit: 0,3 g/kgKG/h; zu rasche Infusion führt zu Hyperglykämie und Glukosurie.
- Glukose fördert den Einstrom von Kalium in die Zelle: Darum Kaliumzusatz bei hoher Glukosezufuhrrate
- Bei unbehandeltem hyperosmolaren Koma darf keine Glukose zugeführt werden!
- Übermäßige Zufuhr von Glukose kann zur Fettleber, evtl. auch Polyneuropathie führen und muss daher vermieden werden.

12.4.1.2 Fette (Lipide)

- Fettfreie Ernährung führt nach wenigen Tagen zu einem Mangel an essenziellen Fettsäuren.
- Spätesten nach 1 Woche parenteraler Ernährung müssen Fettemulsionen zugeführt werden.
- Fette werden als Emulsionen i.v. zugeführt, in der Regel als Gemisch aus langkettigen und mittelkettigen Triglyzeriden (MCT) im Verhältnis 1:1.
- Die tägliche Lipidzufuhr sollte 40–50 % der Nichtweißenergie umfassen.
- 30–40 % der Gesamtkalorien können als Fettkalorien zugeführt werden.

12

Zufuhr von Fettlösungen
- 1 g Fett liefert ca. 9,3 kcal oder 38,9 kJ
- Beginn der Fettzufuhr in kleinen Schritten von ca. 0,5 g/kgKG/Tag beim Erwachsenen und von etwa 0,7–1 g/kgKG/Tag bei Kindern
- Vor Steigerung der Menge: Serumtriglyzeride und Blutzucker kontrollieren
- Steigerungsrate: pro Tag nicht mehr als 0,25–0,5 g/kgKG
- Maximaldosis: ca. 2 g/kgKG/Tag
- Triglyzeride im Serum: <3,4 mmol/l oder 300 mg/dl

In regelmäßigen Abständen müssen der Fettinfusion **fettlösliche Vitamine** zugesetzt werden.

- **Vorteile**
- Mit kleinen Flüssigkeitsmengen können große Kalorienmengen zugeführt werden. 1 g Fett liefert 9,3 kcal (38,9 kJ).
- Fette sind nicht wasserlöslich und damit osmotisch unwirksam. Sie können über periphere Venen zugeführt werden.
- Fette sind Träger fettlöslicher Vitamine.
- Die Zufuhr von Fetten verhindert einen Mangel an essenziellen Fettsäuren.

- **Kontraindikationen**
- Schock, Störungen der Mikrozirkulation
- Fettstoffwechselstörungen: Hypertriglyzeridämie (>3,4 mmol/l), Hyperlipoproteinämien
- Bei Organinsuffizienzen muss evtl. die Dosis reduziert werden
- Allergie gegen Soja

12.4.1.3 Aminosäuren

- Aminosäuren sind Bausteine der Proteinsynthese, einige wirken auch als Neurotransmitter und im Stoffwechsel.
- Essenzielle Aminosäuren kann der Körper nicht selbst herstellen; sie müssen mit der Nahrung zugeführt werden.

- Aminosäuren werden nicht als Kalorienträger eingesetzt.
- Standardlösungen enthalten essenzielle und nichtessenzielle Aminosäuren.

- **Kontraindikationen**
- Angeborene Störungen des Aminosäurestoffwechsels

- **Dosierung von Aminosäuren**
- Bei nicht adipösen Patienten wird nach dem Körpergewicht dosiert.
- Bei ausgeglichener Stoffwechsellage: 1,2 g/kg aktuelles KG/24 h
- Bei Katabolie: 1,3–2 g/kgKG/24 h
- Bei akutem Nierenversagen: 0,8–1,2 g/kgKG Standardlösung
- Bei Leberinsuffizienz: Standardlösung, bei hepatischer Enzephalopathie Grad II–IV: adaptierte Aminosäurelösung

- **Praktische Hinweise**
- 5 %ige Lösungen können peripher venös infundiert werden, 10 %-ige und 15 %-ige über einen ZVK.
- Aminosäuren dürfen nicht zu rasch infundiert werden, um einen Verlust über die Nieren zu vermeiden.
- Aminosäuren sollten immer zusammen mit Kaloriensubstraten (Glukose- und Fettlösungen) zugeführt werden, damit sie für die Eiweißsynthese verwertet werden können. Als optimal gelten 25–30 kcal (105–126 kJ) pro 1 g Aminosäuren.

12.4.1.4 Elektrolyte, Spurenelemente und Vitamine

- Bei der totalen parenteralen Ernährung müssen ausreichend Elektrolyte und Spurenelemente zugeführt werden.
- Der tägliche Bedarf beim Intensivpatienten ist allerdings nicht genau bekannt.
- Wasserlösliche Vitamine werden ab dem 1. Tag zugeführt, fettlösliche dem ab 3.–5. Tag, jeweils als Fertigpräparat.

- Der Aufbau der parenteralen Ernährung erfolgt über mehrere Tage.
- Die parenterale Ernährung erfolgt grundsätzlich nur so lange, bis eine enterale oder orale Ernährung wieder möglich ist!

Zusammensetzung und Dosierung der parenteralen Ernährung

- **Glukose** (Kohlenhydrat): anfangs 1,5–2 g/kgKG/Tag; schrittweise Steigerung parallel zu den Aminosäuren, bis max. 6 g/kgKG/Tag. Bei Blutzuckerwerten >180 mg/dl bereits unter der niedrigen Dosierung: zunächst keine Steigerung der Zufuhrrate. Bleibt der Blutzucker weiterhin >180 mg/dl erhöht, soll Insulin zugeführt werden (Perfusor mit max. 4 IE/h)
- **Aminosäuren**: Beginn mit 0,5–1 g/kgKG/Tag, dann weitere Steigerung in den nachfolgenden Tagen bis zum errechneten Bedarf, meist nicht mehr als 1,5 g/kgKG/Tag; bei Verbrennung ca. 2 g/kgKG/Tag; Kinder: 1,5–2,5 g/kgKG/Tag
- **Fette**: anfangs 0,5–1 g/kgKG/Tag. Nach 6–8 h Kontrolle der Fettklärung durch Bestimmung des Triglyzeridspiegels. Bei guter Klärung weitere Steigerung um ca. 0,25–0,5 g/kgKG/Tag bis zu einer Maximaldosis von ca. 2 g/kgKG/Tag, bei schwerstem Hypermetabolismus von 2,5 g/kgKG/Tag. Maximaldosen bei Kindern: 2–3 g/kgKG/Tag. Regelmäßige Kontrolle der Triglyzeride im Serum.
- **Flüssigkeitsbedarf**: 30–40 ml/kgKG/Tag
- **Elektrolyte**:
  - Natrium: 1–2 mmol/kgKG/Tag
  - Kalium: 1 mmol/kgKG/Tag
  - Kalzium: 0,2–0,5 mmol/kgKG/Tag
  - Magnesium: 0,05–0,3 mmol/kgKG/Tag
  - Phosphat: 0,2–0,5 mmol/kgKG/Tag

12.4.2 Praxishinweise

- Über den Ernährungskatheter sollten keine anderen Infusionslösungen infundiert werden.
- Die Infusionssysteme, Bakterienfilter und der Katheterverband müssen täglich gewechselt werden.
- Der Ernährungskatheter sollte nicht für Blutentnahmen verwendet werden.
- Vitamine werden als Kurzinfusion in 0,9 %iger NaCl über 1 h (Standardkombinationspräparat) gegeben, Spurenelemente in laufender Glukose- oder Elektrolytinfusion (Standardkombinationspräparat).
- Die parenterale Ernährung darf nicht abrupt unterbrochen, sondern sollte schrittweise reduziert werden (sonst besteht Hypoglykämiegefahr!).
- Bei schwer kranken Intensivpatienten tritt unter der Ernährungstherapie häufig eine **metabolische Intoleranz bzw. Insulinresistenz** auf. Kennzeichen sind:
  - Blutzuckerspiegel anhaltend >180 mg/dl trotz Zufuhr von >4 IE Insulin pro Stunde
  - Abfall der Plasmaphosphatkonzentration auf unter 0,65 mmol/l

- **Überwachung der parenteralen Ernährung**

Die parenterale Ernährung wird mit **Laborparametern** überwacht:

- Blutzucker und Triglyzeride (metabolische Kontrolle)
- Serumelektrolyte und Laktat
- Leber, Galle, Pankreas: Transaminasen, γ-GT, alkalische Phosphatase, Bilirubin, Lipase
- Gesamteiweiß, Albumin, Präalbumin, Cholinesterase: 1-mal pro Woche
- Spurenelementkonzentrate dürfen nicht mit Vitaminlösungen gemischt werden (Zerstörung von Vitamin C).
- Vitaminlösungen wegen der begrenzten Stabilität nur separat – als Kurz-

infusion – zuführen, wasserlösliche Vitamine unter Nierenersatzverfahren in der Behandlungspause, ansonsten Verlust

- **Komplikationen der parenteralen Ernährung**
- Hyperglykämie und Glukosurie
- Gewichtszunahme durch Flüssigkeitsretention
- Elektrolytentgleisung, Hyperosmolarität
- Infektionen
- Katheterkomplikationen, insbesondere Candida- oder bakterielle Sepsis

- Harnstoffbelastung
- Refeeding-Syndrom bei ausgeprägt unterernährten Patienten (Hypophosphatämie, Hypokaliämie, Hypomagnesiämie und ausgeprägte Natrium- und Flüssigkeitseinlagerung)
- Vermehrter O_2-Verbrauch, gesteigerte CO_2-Produktion
- Bei längerer parenteraler Ernährung (2–4 Wochen): Fettleber, Cholestase, Cholelithiasis, Cholezystitis

12

Infusionstherapie: Wasser und Elektrolyte

Inhaltsverzeichnis

© Springer-Verlag GmbH Deutschland, ein Teil von Springer Nature 2022
R. Larsen, *Wissens-Check Intensivmedizin für die Fachpflege*,
https://doi.org/10.1007/978-3-662-65062-2_13

13.1   In Kürze

13.1.1   Verteilung der Körperflüssigkeiten

- Der Mensch besteht zu 50–80 % aus Wasser, der Rest ist feste Substanz. Je mehr Fett, desto weniger Wasser
- Das Gesamtkörperwasser verteilt sich in Kompartimenten, die durch Zellmembranen voneinander getrennt sind:
  - Extrazellulärflüssigkeit (ECF): ca. 20 % des Körpergewichts
  - Intrazellulärflüssigkeit (ICF): ca. 40 % des Körpergewichts
  - Transzelluläre Flüssigkeit: Sekrete des Tracheobronchialsystems, Magen-Darm-Trakts, exkretorischen Systems der Nieren und Drüsen sowie Liquor cerebrospinalis und Augenkammerwasser
- Die Flüssigkeitsräume weisen unterschiedliche Elektrolyt- und Proteinkonzentrationen auf:
  - **Natrium** ist das Hauptkation in der extrazellulären Flüssigkeit (und damit auch im Plasma).
  - **Kalium** ist das Hauptkation der intrazellulären Flüssigkeit.

13.1.2   Plasmavolumen

- Flüssigkeit innerhalb des Gefäßsystems, aber außerhalb der Blutzellen
- Beträgt etwa 5 % des Körpergewichts
- Gehört zum Extrazellulärraum
- Das Gesamtblutvolumen (Plasmavolumen + Blutzellen) eines Erwachsenen beträgt etwa 7,5 % des Körpergewichts.

In ◘ Tab. 13.1 sind wichtige Parameter des Flüssigkeitshaushaltes zusammengefasst.

13.1.3   Flüssigkeits- und Elektrolytbedarf

Der tägliche **Flüssigkeitsbedarf** eines Erwachsenen beträgt etwa 25–40 ml/kgKG/Tag (◘ Tab. 13.2).

◘ **Tab. 13.2**   Täglicher Erhaltungsbedarf an Wasser und Elektrolyten (Anhaltswerte!)

Wasser	25–40 ml/kgKG
Natrium	50–80 mmol
Kalium	40 mmol

13

◘ **Tab. 13.1**   Parameter des Flüssigkeitshaushalts

Parameter	Absolut		% des Körpergewichts	
	Mann	Frau	Mann	Frau
Gewicht (kg)	70	60		
Hämatokrit (%), große Gefäße	44	40		
Blutvolumen (Liter)	5,3	4,2	7,5	7,0
Plasmavolumen (Liter)	3,2	2,7	4,5	4,5
Erythrozytenvolumen (Liter)	2,1	1,5	3	2,5
Gesamtkörperwasser (Liter)	42	36	60	50
ICF (Liter)	16,4	14,2	23,4	23,7

13.1.3.1 Flüssigkeitsbilanz

Die Flüssigkeitsbilanz für Gesunde ist nur begrenzt auf Intensivpatienten übertragbar.

Einfuhr pro Tag (gesunder Erwachsener)
- Getränke 1200 ml
- Feste Speisen 1000 ml
- Oxydationswasser 300 ml
- Gesamtmenge: 2500 ml (30–40 ml/ kgKG)

Ausfuhr
- Urin 1500 ml
- Stuhl 100 ml
- Perspiratio insensibilis 900 ml
- Gesamtmenge 2500 ml

13.2 Infusionslösungen

Folgende Infusionslösungen werden eingesetzt:
1. **Kristalloide**
   - Elektrolytlösungen
   - Niedermolekulare Kohlenhydratlösungen
2. **Kolloide**
   - Hydroxyethylstärke (HES)
   - Gelatine

13.2.1 Kristalloide Infusionslösungen

- Kristalloide sind Elektrolytlösungen oder niedermolekukare Kohlenhydratlösungen (z. B. Glukose 5 %).
- Sie passieren frei die Kapillarmembranen und bleiben nur zu einem Drittel im Gefäßsystem.
- Je nach Osmolalität werden isotone, hypotone und hypertone Kristalloidlösungen unterschieden:

- Isotone Lösungen haben die gleiche Osmolalität wie das Plasma.
- Hypotone Lösungen haben eine niedrigere Osmolalität.
- Hypertone Lösungen haben eine höhere Osmolalität.

13.2.1.1 Isotone Vollelektrolytlösungen

Sie sind die **Standardinfusionslösungen** für die Flüssigkeitstherapie. Ihr Elektrolytmuster entspricht weitgehend dem des Plasmas.

Indikationen
- Ersatz von Flüssigkeitsverlusten
- Deckung des Erhaltungsbedarfs
- Kurzfristiger Ersatz mittlerer Blut- oder Plasmaverluste

> **Zu beachten**
>
> Sehr hohe Blutverluste erfordern die Zufuhr von Blutprodukten. Vollelektrolytlösung bleiben nur kurz im Gefäßsystem und enthalten keine O_2-Träger.

13.2.1.2 Isotone Kochsalzlösung (0,9 %)

- Die Lösung ist plasmaisoton, aber wegen des hohen Chloridgehalts (154 mmol/l) nicht physiologisch.
- Sie enthält keine weiteren Elektrolyte.

Indikationen
- Extrazelluläre Volumendefizite: Hyponatriämie, Hypochlorämie und metabolische Alkalose
- Spezifisch indiziert bei kontinuierlicher Absaugung des Magensafts (Chloridverlust!), weiterhin bei Kindern mit Pylorospamus (Chloridverluste).

13

Zu beachten

Die Zufuhr großer Mengen von NaCl 0,9 % kann zur hyperchlorämischen Azidose führen, v. a. bei Patienten mit eingeschränkter Nierenfunktion.

Kontraindikationen Hypernatriämie oder Hyperchlorämie

13.2.1.3 Ringer-Laktat oder Ringer-Azetat-Lösung

Die Lösung enthält Natrium, Kalium, Kalzium, Chlorid (108 mmol/l) und Laktat oder Azetat

Indikationen
- Präoperativer Ersatz gastrointestinaler Verluste
- Behandlung vorbestehender Volumendefizite

13.2.1.4 Glukoselösung 5 %
- Enthält 50 g Glukose auf 1 Liter Wasser
- Enthält keine Elektrolyte
- Ist hypoton: Osmolalität niedriger als die des Plasmas
- Nach der Verstoffwechslung der Glukose bleibt nur noch freies Wasser übrig. Daher gilt:

❯ **Cave!** Glukose 5 % ist für Flüssigkeitsersatz nicht geeignet. Die Zufuhr größerer Mengen führt zur Hämodilution ("Blutverdünnung") und Hyponatriämie.

13.2.2 Kolloide

- Hochmolekulare Substanzen, die einen onkotischen Druck ausüben und Wasser in das Gefäßsystem ziehen.
- Zu ihnen gehören Stärke (HES) oder Proteine (Gelatine, Albumin).

- Bleiben länger im Gefäßsystem als Kristalloide, weil sie nicht frei durch die Kapillarmembranen dringen können.
- Der Volumeneffekt isoonkotischer Kolloide beträgt 90–100 %, der von hyperonkotischen Lösungen ca. 150 %.

Klinisch eingesetzte Kolloide
- Hydroxyethylstärke (HES)
- Gelatine
- Humanalbumin

13.2.2.1 HES

- HES wird enzymatisch abgebaut und teilweise über die Nieren ausgeschieden, teilweise im Körper gespeichert.
- Die Eliminationshalbwertszeit beträgt ca. 2 Wochen.
- Allergische Reaktionen sind sehr selten (ca. 0,1 %).
- HES wird nur für den Ausgleich akuter Blutverluste eingesetzt. Standard ist die 6 %ige balancierte Lösung mit Elektrolyten.
- HES kann bei bestimmten Patienten schwere Nierenschäden hervorrufen oder einen tödlichen Krankheitsverlauf begünstigen.
- Hohe Dosen von HES können die Blutgerinnung beeinträchtigen.
- HES-Infusionslösungen dürfen nur an zugelassene (akkreditierte) Krankenhäuser geliefert werden. Die ärztlichen Anwender müssen geschult und zertifiziert sein (BfArM vom 27.3.2019).
- Der Ausschuss für Risikobewertung PRAC empfiehlt, HES-Lösungen vom Markt zu nehmen (Stand 2018).

❯ Akute Blutverluste dürfen nur dann mit HES ausgeglichen werden, wenn kristalloide Lösungen hierfür nicht ausreichen.

Dosierung von HES
- Je nach Blutverlust, aber grundsätzlich so niedrig wie möglich: 10–15 ml/kgKG bzw. ca. 1000 ml

- Maximaler Volumeneffekt ca. 100 %
- Verweildauer im Gefäßsystem 2–3 Stunden

Handelspräparate
- Hemohes, Tetraspan, HAES steril, Voluven, Volulyte, Vitafusal, Venofundin, VitaHES

Wofür darf HES nicht eingesetzt werden?
- Als Routineinfusionslösung zur Deckung des Erhaltungsbedarfs
- Zur Prophylaxe des Blutdruckabfalls bei Spinal- oder Periduralanästhesie

Wann ist HES kontraindiziert?
- Sepsis
- Kritisch kranke Patienten
- Niereninsuffizienz oder Nierenersatztherapie
- Dehydrierte Patienten
- Verbrennungen
- Intrakranielle oder zerebrale Blutung
- Überwässerte Patienten einschließlich Patienten mit Lungenödem
- Schwere Gerinnungsstörungen
- Schwere Leberfunktionsstörungen

13.2.2.2 Gelatine
- Gelatinelösungen werden aus tierischen Proteinen hergestellt; Hauptbestandteil ist Kollagen.
- Die Gelatinekonzentration der Lösungen beträgt 3–5 %; Elektrolyte sind enthalten.
- Gelatine wird metabolisiert und im Urin ausgeschieden.
- Maximaler Volumeneffekt: 70–100 %
- Verweildauer im Gefäßsystem ca. 2 Stunden
- Kein Einfluss auf die Nierenfunktion; sollte bei Nierenschädigung aber nicht eingesetzt werden.
- Allergische Reaktionen: selten (ca. 0,8 %)

Wofür werden Gelatinelösungen eingesetzt?
- Kurzfristiger Ersatz akuter Blutverluste, die später durch Blut oder Blutkomponenten ausgeglichen werden sollen.
- Hämodilution

Dosierung von Gelatine
- Je nach Blutverlust 500–2500 ml und mehr

Handelspräparate
- Gelafundin 4 %, Gelafundin ISO, Gelafusal

Kontraindikationen
- Allergie gegen gelatinehaltige Lösungen oder gegen rotes Fleisch und Innereien
- Hypervolämie, Lungenödem, Überwässerung
- Schwere Herzinsuffizienz
- Hypernatriämie, Hyperchlorämie
- Schwere Störungen der Blutgerinnung

13.3 Störungen des Wasserhaushalts

Dehydration und die Überwässerung (Hyperhydratation) sind die wichtigsten Störungen beim Intensivpatienten.

13.3.1 Dehydratation

Folgende Formen des Wassermangels werden unterschieden:
- **Isotone Dehydratation (270–290 mosm/l)**
  - Gastrointestinale Verluste über Fisteln, Drainagen, Sonden
  - Peritonitis, Ileus, Pankreatitis
  - Flüssigkeitskarenz
- **Hypotone Dehydratation (<270 mosm/l)**
  - Fieber
  - Durchfall

- Flüssigkeitskarenz
- Salzverlustniere
- **Hypertone Dehydratation (>290 mosm/l)**
- Schwitzen, Fieber
- Durchfälle

13.3.2 Hyperhydratation

Bei der Überwässerung lassen sich drei Formen unterscheiden:
- Isotone Hyperhydration
- Hypertone Hyperhydratation
- Hypotone Hyperhydratation

13.3.2.1 Isotone Hyperhydratation
- Es besteht ein Überschuss an Wasser und gelösten Substanzen.
- Die Plasmaosmolarität ist erhalten; überwässert ist v. a. der Extrazellulärraum.
- **Beispiele:** Ödeme bei Nieren-, Herz- und Leberkrankheiten; übermäßige Zufuhr plasmaisotoner Elektrolytlösungen

13.3.2.2 Hypertone Hyperhydratation
- Überschuss an · Wasser und gelösten Substanzen
- Plasmaosmolarität und Serumnatrium sind erhöht.
- Die Zellen (ICF) sind entwässert (besonders gefährldet: das Gehirn).
- Der Hämatokrit ist erniedrigt.
- **Ursache:** exzessive Zufuhr hypertoner Kochsalzlösung
- **Notfallbehandlung:** Diuretika, vorsichtige Infusion natriumarmer halb- bis drittelisotoner Lösungen, um die Plasmaosmolalität zu senken, kochsalzarme Diät, wenn erforderlich Dialyse

13.3.2.3 Hypotone Hyperhydratation
- Es besteht ein Wasserüberschuss, v. a. der Zellen.

- Das Serumnatrium und die Plasmaosmolalität sind erniedrigt; der Extra- und der Intrazellulärraum haben an Volumen zugenommen, d. h. sie sind geschwollen.
- **Ursachen:** Exzessive Zufuhr von Wasser, z. B. elektrolytfreie Glukoselösung, Syndrom der unangemessenen ADH-Sekretion, Ödemkrankheiten

Klinische Zeichen   Typisch sind ZNS-Symptome: Verwirrtheit, Apathie, Stupor, Koma, generalisierte Krämpfe.

Therapie   Wichtigste Maßnahmen sind die sofortige Einschränkung der Wasserzufuhr und die Behandlung der Überwasserung mit Diuretika, wenn erforderlich auch mit Dialyse.

13.4 Elektrolyte

13.4.1 Kalium

- Wichtigstes intrazaluläres Kation
- Von wesentlicher Bedeutung für die Herzfunktion und die neuromuskuläre Übertragung sowie für verschiedene Zellfunktionen, Enzymaktivitäten und den Säure-Basen-Haushalt
- Tägliche Kaliumaufnahme ca. 2–6 g, tägliche Ausscheidung: 90 % renal, 10 % enteral
- **Normalwert im Serum: 3,6–4,8 mmol/l**

13.4.1.1 Hypokaliämie
Hypokaliämie Abfall des Serumkaliums unter 3,5 mmol/l
- **Leichte Hypokaliämie:** 2,5–3,7 mmol/l
- **Schwere Hypokaliämie:** <2,5 mmol/l

Die Hypokaliämie ist eine häufige Elektrolytstörung beim Intensivpatienten. Der Gesamtkaliumbestand kann bei Hypokaliämie erniedrigt, aber auch normal sein.

- **Ursachen**
- Renale Verluste, besonders durch Diuretikabehandlung
- Gastrointestinale Verluste, u. a. durch Erbrechen, Durchfälle, Ileus, Fisteln
- Ungenügende Kaliumaufnahme
- Endokrine Erkrankungen: Cushing-Syndrom, Hyperaldosteronismus
- Verschiebung von extra- nach intrazellulär bei Alkalose sowie unter Insulintherapie (Glukose nimmt Kalium mit in die Zelle), Katecholaminzufuhr, Hypomagnesiämie

- **Auswirkungen, klinisches Bild**
- Muskelschwäche, Muskellähmung
- Appetitlosigkeit, Erbrechen, Magen-Darm-Atonie (paralytischer Ileus)
- Herz: Herzrhythmusstörungen, Kammerflimmern

- **Diagnose**
- Anamnese, klinisches Bild und Labor
- unter OP-Bedingungen: EKG
  - EKG bei Hypokaliämie: flache ST-Senkung, flache T-Welle, evtl. U-Welle

- **Akutbehandlung**
- Intravenöse Kaliumsubstitution: 2–3 mmol/l/kgKG pro 24 h; pro Stunde möglichst nicht mehr als 20 mmol
- Kaliumzusatz zur Infusionslösung maximal 40 mmol/l, bei Zufuhr über periphere Venen wegen der gefäßschädigenden Wirkung max. 20 mmol/l
- Im Notfall (instabile Arrhythmien, unmittelbar drohender Herzstillstand): vor der Narkoseeinleitung Zufuhr von 2 mmol/min für 10 min, gefolgt von 10 mmol/min über 5–10 min über ZVK und unter EKG-Monitor-Kontrolle

Kontraindikationen der Kaliumzufuhr
- Oligurie, Anurie, unklare Urinausscheidung
- Akute schwere Dehydratation

- Schwere Azidose
- Hyperkaliämie: keine kaliumhaltigen Infusionslösungen zuführen

13.4.1.2 Hyperkaliämie

Hyperkaliämie Anstieg des Serumkaliums auf ≥4,9 mmol/l
- **Leichte Hyperkaliämie**: 5,5–5,9 mmol/l
- **Mittelschwere Hyperkaliämie**: 6,0–6,4 mmol/
- **Schwere Hyperkaliämie**: ≥6,5 mmol/

Schwere Hyperkaliämien (≥6,5 mmol/l) sind lebensbedrohlich, Werte von 10–12 mmol/l sind in der Regel tödlich

- **Ursachen**
- Akutes und chronisches Nierenversagen
- Übermäßige Kaliumzufuhr bei eingeschränkter Diurese
- Medikamente
- Endokrine Störungen, z. B. Addison-Krise
- Kaliumfreisetzung aus der Zelle:
  - Azidose
  - Kaliumsparende Diuretika
  - Trauma, Rhabdomyolyse, Verbrennungen
  - Hämolyse
  - Dehydratation
  - Gesteigerter Stoffwechsel (Katabolie)

- **Auswirkungen**
- Herzrhythmusstörungen: ventrikuläre Tachykardie, Bradykardie, Kreislaufstillstand (pulslose elektrische Aktivität, Kammerflimmern, Asystolie)
- Parästhesien
- Muskelschwäche, Muskelzuckungen
- Langfristig: Paresen

- **Diagnose**
- **Klinisches Bild**: unspezifisch, kann dem der Hypokaliämie gleichen
- **Diagnose**: wird durch Bestimmung des Serumkaliums gestellt

- **EKG** liefert charakteristische Hinweise:
  - Hohe, spitze T-Welle
  - QRS-Verbreiterung
  - Verschiedene Formen des AV-Blocks
  - Abflachung oder Verlust der P-Welle

- **Akutbehandlung**
- Kaliumzufuhr sofort unterbrechen
- Urinausscheidung mit Diuretika steigern
- Azidose mit Natriumbikarbonat korrigieren
- **Glukose-Insulin** infundieren. Hierdurch wird Kalium nach intrazellulär verschoben
  - Dosierung: 10 IE Altinsulin auf 25 g Glukose i.v. über 15–30 Minuten
  - Wirkungseintritt: 15–30 Minuten
  - Wirkdauer: bis zu 6 Stunden
  - Vorsicht: Hypoglykämiegefahr 1–3 h nach Behandlungsbeginn
- **Salbutamol** vernebeln: 10–20 mg
  - Wirkbeginn 15–30 min, Wirkdauer 4–6 h
- **Kalziumchloridlösung** 10 % 10 ml i. v. über 2–5 min
  - Antagonistisches Ion an der Zellmembran
  - Wirkt nach 1–3 min, hat aber keinen kaliumsenkenden Effekt

13.4.2 Natrium

- Hauptkation der extrazellulären Flüssigkeit
- Bestimmt die effektive Osmolalität (Tonizität)
- Gesamtgehalt: 70–100 g; extrazellulär 135–145 mmol/l, intrazellulär 10–15 mmol/l
- Tägliche Aufnahme 5–15 g, renale Ausscheidung 95 %
- Regulation der Natriumkonzentration: nicht durch die Zufuhr oder Ausscheidung von Kochsalz, sondern über die Zufuhr oder Ausscheidung von Wasser
- Funktion:
  - Natrium ist entscheidend an der Regulation des Wasseraustausches

zwischen dem Intra- und dem Extrazellulärraum beteiligt (durch Tonizität)
  - Natriumgradient zwischen dem Intra- und dem Extrazellulärraum ist Voraussetzung für das Aktionspotenzial an den Membranen
  - Der Gradient ist erforderlich für sekundär aktive Prozesse
- **Normalwerte im Serum: 135–145 mmol/l**

13.4.2.1 Hyponatriämie

Hyponatriämie Abfall des Serumnatriums auf unter 135 mmol/l
- Leichte Hyponatriämie: 130–134 mmol/l
- Mäßige Hyponatriämie: 120–129 mmol/l
- Schwere Hyponatriämie: <120 mmol/l

Eine akute Hyponatriämie liegt vor, wenn sie innerhalb der letzten 48 h entstanden ist.

- **Ursachen**
Die Hyponatriämie ist die **häufigste Elektrolytstörung** bei Krankenhauspatienten. Meist liegt kein Natriummangel vor, sondern eine primäre Störung des Flüssigkeitshaushalts.
Drei Formen werden unterschieden:
- Mit **Volumenmangel**
  - Renale Salzverluste: Diuretika, zerebrale Störung
  - Extrarenale Salzverluste: Erbrechen, Durchfälle, Pankreatitis, Leberzirrhose, Herzinsuffizienz, nephrotisches Syndrom
- Mit **Volumenüberschuss**
  - Herzinsuffizienz, Leberzirrhose, nephrotisches Syndrom
  - TUR-Syndrom
- Mit **normalem Volumenstatus**
  - SIADH, Hypothyreose, sekundäre Nebenniereninsuffizienz

- **Auswirkungen**
Die Auswirkungen hängen davon ab, wie schnell sich die Hyponatriämie entwickelt und welchen Schweregrad sie erreicht. Das Spektrum reicht von fehlenden Symptomen über Übelkeit, Adynamie, Lethargie, Stu-

13

por, Krampfanfälle, Ateminsuffizienz bis hin zum Koma.

▪ **Diagnostik**
Die Diagnostik besteht aus Anamnese, klinischem Befund und Laborparametern. Hieraus wird die Störung einer der drei Formen (hypovolämisch, hypervolämisch, normovolämisch) zugeordnet.

Diagnostisches Vorgehen in der Akutsituation
▬ Serumnatrium bestimmen: <135 mmol/l
▬ Volumenstatus einschätzen
▬ Plasmaosmolalität messen

▪ **Akutbehandlung**
▬ Bei Hypovolämie und Exsikkose: Volumenersatz mit isotoner NaCl-Lösung
▬ Bei Hypervolämie: Furosemid i.v., Flüssigkeitszufuhr einschränken
▬ Bei normovolämischer Hyponatriämie:
  – Bei schweren Symptomen wie Krampfanfällen oder Koma: 150 ml hypertone NaCl-Lösung 3 % über 20 min
  – Bei mäßiggradigen Symptomen (Übelkeit, Verwirrtheit, Gangstörung), die akut aufgetreten sind: 150 ml hypertone NaCl-Lösung (3 %) über 20 min
  – Wenn keine oder nur leichte Symptome: Flüssigkeitszufuhr einschränken

13.4.2.2 Hypernatriämie

Hypernatriämie Anstieg des Serumnatrium auf über 145 mmol/l. Hyperosmolare Störung des Elektrolyt- und Wasserhalts durch ein Defizit an Wasser bezogen auf den Körpernatriumbestand.
▬ **Hypovolämische Hypernatriämie**: erhöhte Natriumkonzentration bei gleichzeitigem intravasalem Volumenmangel
▬ **Hypervolämische Hypernatriämie**: erhöhte Natriumkonzentration bei gleichzeitiger Hypervolämie

▪ **Ursachen**
▬ Verlust von freiem Wasser: Diuretika, Konzentrierungsstörungen der Niere, renaler Wasserverlust durch ungenügende ADH-Sekretion
▬ Verlust hypotoner Flüssigkeit (insensible Verluste)
▬ Exsikkose durch ungenügende Flüssigkeitszufuhr
▬ Übermäßige Zufuhr von Natrium, z. B. Natriumbikarbonat, hypertone Kochsalzlösung

▪ **Auswirkungen**
Natriumkonzentrationen >150 mmol/l bewirken wegen der Hyperosmolalität eine Entwässerung der Zellen mit neurologischen Störungen:
▬ Ruhelosigkeit, Erregbarkeit, Muskelzittern, gesteigerte Reflexe
▬ Krämpfe, Koma (wenn Na >160 mmol/l)

▪ **Akutbehandlung**
▬ Bei **hypovolämischer Hypernatriämie**: Intravenöse Flüssigkeitszufuhr: 5 %-ige Glukoselösung sowie 1/3 des Defizits als isotone Elektrolytlösung. Hirnödemgefahr, daher langsame Korrektur
▬ Bei **hypervolämischer Hypernatriämie**: Kochsalzfuhr stoppen, dann G 5 % + Diuretika. Langsame Korrektur

13.4.3 Kalzium

▬ Hauptmineralstoff des Körpers
▬ Kommt in drei Formen vor: nichtionisiert, ionisiert und an organische Säuren gebunden
▬ Funktion:
  – Beteiligt an der Signalübertragung, Muskelkontraktion und Blutgerinnung
  – Stabilisiert das Membranpotenzial
  – Bestandteil der Knochen- und Zahnsubstanz

— Normalwert des Gesamtkalziums im Serum: **2,2–265 mmol/l, des ionisierten Kalziums 1,15–1,35 mmol/l**

13.4.3.1 Hypokalzämie

Hypokalzämie Abfall des Gesamtkalziums im Serum auf unter 2,2 mmol/l, des ionisierten Kalziums unter 1,15 mmol/

■ **Ursachen**
— Endokrine oder metabolische Erkrankungen, Medikamente, Pankreatitis, Zitratblut, renale Azidose u. a. m.

■ **Auswirkungen**
— Tetanie, Herzrhythmusstörungen (Bradykardie, AV-Block)
— Zerebral: Lethargie, Verwirrtheit, Somnolenz, Koma (hyperkalzämische Krise)

■ **Diagnose**
— Bestimmung des Serumkalziums: gesamt und ionisiert
— EKG: QT-Zeit-Verlängerung

■ **Perioperative Behandlung**
— Injektion von Kalziumglukonat oder Kalziumchlorid nur bei erniedrigtem ionisiertem Kalzium

13.4.3.2 Hyperkalzämie

Hyperkalzämie Anstieg des Gesamtkalziums im Serum auf >2,65 mmol/l bzw. des ionisierten Kalziums auf >1,35 mmol/l

■ **Ursachen**
— Endokrine Erkrankungen, tumorinduziert, Medikamente

■ **Auswirkungen**
— Abnahme der neuromuskulären Erregbarkeit mit Muskelschwäche, Verstopfung, Lähmungen; weiterhin Herzrhythmusstörungen (Bradykardie, AV-Block), Polyurie, Übelkeit, Erbrechen, Pankreatitis

■ **Perioperative Diagnose**
— Bestimmung des Serumkalziums gesamt und ionisiert
— EKG: QT-Zeit-Verkürzung

■ **Akutbehandlung**
— Bei bedrohlichen Herzrhythmusstörungen: EDTA
— Glukoseinfusion, Diuretika, isotone Natriumsulfat-Lösung
— Wenn erforderlich: Dialyse

13

Blut und Blutprodukte

Inhaltsverzeichnis

© Springer-Verlag GmbH Deutschland, ein Teil von Springer Nature 2022
R. Larsen, *Wissens-Check Intensivmedizin für die Fachpflege*,
https://doi.org/10.1007/978-3-662-65062-2_14

14.1 Blutgruppen und Verträglichkeitstests

Die Blutgruppe wird bestimmt von den Antigenen der Erythrozyten.

14.1.1 AB0-System

Innerhalb des AB0-Systems gibt es 4 Hauptblutgruppen: Blutgruppe 0, A, B und AB.
- Die Buchstaben A und B bezeichnen die Blutgruppensubstanzen.
- Die Blutgruppensubstanzen sind **Antigene** (❏ Tab. 14.1). Sie befinden sich auf der Oberfläche der Erythrozytenmembran und an anderen Membranen des Körpers.
- Die Blutgruppenantigene sind genetisch festgelegt und damit angeboren.
- Die meisten Menschen sind Träger der Blutgruppe 0 oder A (ca. je 42 %); die Blutgruppe B ist selten (ca. 11 %); die Blutgruppe AB tritt nur bei 4 % aller Menschen auf.

In welcher Weise können die Blutgruppenantigene bei einem Menschen vorhanden sein?

- **Antikörper im AB0-System**
- Es gibt reguläre und irreguläre Antikörper
- Reguläre Antikörper des AB0-Systems sind:
  - Antikörper A (Anti-A): gegen das Blutgruppenantigen A gerichtet
  - Antikörper B (Anti-B): gegen das Blutgruppenantigen B gerichtet
- Ein Träger der Blutgruppe A besitzt die Antigene A an seinen Erythrozyten und die Antikörper B in seinem Serum. Er darf somit kein Blut der Gruppe B erhalten.
- Ein Träger der Blutgruppe B besitzt in seinem Serum Antikörper gegen die Blutgruppenantigene A; sie werden als Anti-A bezeichnet. Er darf kein Blut der Gruppe A erhalten.
- Ein Träger der Blutgruppe 0 besitzt in seinem Serum die Antikörper Anti-A und Anti-B, jedoch keine Antigene auf seinen Erythrozyten.
- Ein Träger der Blutgruppe AB besitzt keine Antikörper im Serum, denn auf seinen Erythrozyten befinden sich die Antigene A und B.

14

❏ **Tab. 14.1**   Blutgruppenbestimmung im AB0-System

Blutgruppe	Erythrozytenreaktion mit Testserum		Serumreaktion mit Testerythrozyten	
	Anti-A	**Anti-B**	**A-Zellen**	**B-Zellen**
A	+	−	−	+
B	−	+	+	−
AB	+	+	−	−
0	−	−	+	+

+ = Reaktion; − = keine Reaktion

❯ **Cave!** Häufigste Ursache eines Transfusionszwischenfalls ist die versehentliche Übertragung einer Blutkonserve der falschen Blutgruppe, seltener eine Fehlbestimmung der Blutgruppe.

14.1.2 Rhesussystem

- Etwa 85 % aller Menschen sind Träger des Rhesusfaktors.
- Die Rhesusantigene befinden sich nur in der Erythrozytenmembran.
- Fünf Hauptgruppen des Rh-Systems werden unterschieden: D, C, c, E und e.

  D hat die größte Bedeutung. D-Träger werden als Rhesus-positiv (Rh-positiv, D-positiv) bezeichnet.
- Die einzelnen Faktoren sind antigen wirksam. d. h. sie können im fremden Organismus die Bildung von Antikörpern bewirken. Der **D-Faktor** ist hierbei am stärksten. Darum gilt:

❯ Nur im Notfall darf ein Rh-negativer Empfänger Rh-positives Blut erhalten!

- Antikörper gegen den Rhesusfaktor werden erst durch Kontakt mit Rh-positivem Blut gebildet. Dieser Kontakt findet z. B. statt, wenn einem Rh-negativen Empfänger Blut eines Rh-positiven Spenders übertragen wird oder wenn eine Rh-negative Frau eine Schwangerschaft mit einem Rh-positiven Kind durchmacht.

Die Antikörperbildung findet jedoch nur bei etwa 50 % der Fehltransfusionen und bei etwa 5 % aller Schwangerschaften statt.

Erhält ein Rh-positiver Empfänger rh-negatives Blut, tritt keine Reaktion auf.

14.1.3 Kell-System

- Das Kell-Antigen (K-Antigen) ist sehr stark antigen wirksam.

- Zahlreiche Blutbanken stellen nur K-negatives Blut bereit, um eine Sensibilisierung K-negativer Empfänger zu vermeiden.

14.1.4 Verträglichkeitstests

Vor jeder Bluttransfusion müssen bestimmte Untersuchungen durchgeführt werden, um das Risiko einer Transfusionsreaktion auszuschalten.

- Bestimmung der Blutgruppe und des Rhesusfaktors
- Suche nach Antikörpern bei Spender und Empfänger

▪ **Kreuzprobe**
- Die Kreuzprobe ist die eigentliche Verträglichkeitsprüfung
- Überprüft, ob Antikörper beim Spender oder Empfänger zu einer hämolytischen Transfusionsreaktion führen können.
- Ist gesetzlich zwingend vorgeschrieben.

14.2 Konservierung von Blut

- Das dem Spender entnommene Blut altert und verliert seine biologische Wertigkeit.
- Durch **Kühlung bei 2–6 °C** im erschütterungsfreien Kühlschrank und durch den Zusatz von **Stabilisatoren** beträgt die Lagerungszeit von Konservenblut mehrere Wochen
- Die Kühlung darf auf keinen Fall unterbrochen werden (❒ Tab. 14.2). Die Kette gilt als unterbrochen, wenn die Temperatur des Blutes auf über 8 °C angestiegen ist.
- Die Lagerungstemperaturen müssen dokumentiert werden.

◻ **Tab. 14.2** Temperaturen für die Lagerung und den Transport von Blutprodukten (nach Richtlinie der BÄK)

Produkt	Lagerung	Transport
Erythrozyten	+4 °C ± 2 °C	+1 bis +10 °C
Thrombozyten	+22 °C ± 2 °C unter ständiger Agitation	Raumtemperatur
Gefrorenes Frischplasma	−30 bis −40 °C (Toleranz +3 °C)	Tiefgefroren
Gefrorenes Frischplasma, aufgetaut	Zur sofortigen Transfusion	Raumtemperatur

14.2.1 Veränderungen im konservierten Blut

— Blut altert trotz Kühlung und Zusatz von Stabilisatoren.
— Je älter die Konserve, desto geringer die biologische Wertigkeit. Klinisch wichtig sind v. a. folgende Veränderungen des ACD- oder CPD-Blutes:
  – Verkürzte Lebenszeit der Erythrozyten (von 120 auf ca. 30 Tage)
  – Abfall der Thrombozytenaktivität auf 5–10 % innerhalb von 24–48 h
  – Abnahme der Gerinnungsfaktoren
  – Anstieg der Kaliumkonzentration im Serum
  – Abfall des pH-Werts durch Anstieg von Laktat

14.3 Blutpräparate

Aus Vollblutkonserven werden Blutkomponenten und Plasmaderivate hergestellt

Arten von Blutkomponenten und Plasmaderivaten

1. **Blutkomponenten:**
   — Erythrozytenkonzentrate
   — Thrombozytenkonzentrate
   — Plasma:
     – Gefrorenes Frischplasma (quarantänegelagert)
     – Virusinaktiviertes Plasma
   — Patientenbezogene Einzelzubereitungen
2. **Plasmaderivate** (nach Fraktionierung):
   — Albumin
   — Immunglobuline
   — Gerinnungspräparate (Faktor VIII, Faktor IX)
   — Prothrombinkomplex (PPSB)
   — Gerinnungshemmende Präparate: Fibrinkleber, Antithrombin, Protein C und S, Fibrinolytika

14.3.1 Erythrozytenkonzentrate

Das Erythrozytenkonzentrat wird durch Abziehen des Plasmas von Frischblutkonserven, meist mit „Acid-Citrat"-Dextrose-Stabilisatorlösung (ACD) konserviert, gewonnen.

Leukozytendepletiertes Erythrozytenkonzentrat in additiver Lösung
— Volumen: 250–350 ml
— Hämatokrit: 50–70 %
— Erythrozytenmasse: >80 %
— Plasmaanteil: <15 %
— Lagerungsfähigkeit: 42–49 Tage

■ **Indikationen**
— Akute Blutverluste
— Chronischen Anämien

❏ Tab. 14.3 Verträglichkeit AB0-ungleicher, plasmaarmer Erythrozytenkonzentrate	
Patient	**Kompatible Erythrozytenkonzentrate**
A	A oder 0
B	B oder 0
AB	AB, A, B oder 0
0	0

■ **Blutgruppenkompatibilität von Erythrozytenkonzentraten**

▬ Nach den Transfusionsrichtlinien können von den plasmaarmen Erythrozytenkonzentraten auch AB0-ungleiche (majorkompatible) Präparate transfundiert werden, jedoch erst „nach entsprechender fachkompetenter Beratung" (❏ Tab. 14.3).

■ **Rhesus-Faktor-Kompatibilität**

Rh-positive Erythrozytenkonzentrate dürfen nur dann an Rh-negative Empfänger übertragen werden, wenn die Transfusion lebensnotwendig ist (z. B. bei Massivtransfusionen) und wenn Rh-negative Erythrozytenkonzentrate nicht sofort beschafft werden können.

■ **Dosierung**

▬ Ein Erythrozytenkonzentrat steigert den Hämoglobinwert des Empfängers um ca. 1–1,5 g/dl und den Hämatokritwert um etwa 3–4 %.

▬ Erythrozytenkonzentrate werden über Standardfilter mit einer Porengröße von 170–230 µm transfundiert, um Zellaggregate oder Gerinnsel zurückzuhalten.

14.3.2 Thrombozytenpräparate

▬ Leukozytendepletierte (leukozytenarme) Thrombozytenkonzentrate (TK) werden entweder aus frisch entnommenem Voll-blut oder durch maschinelle Thrombozytenapherese gewonnen. Die Richtlinien unterscheiden u. a. folgende Präparate:

– **Einzelspenderthrombozytenkonzentrat**: Lagerungstemperatur 22 ± 2 °C (unter ständiger Bewegung). Lagerungszeit maximal 4 Tage (4 × 24 h) gerechnet ab 24:00 Uhr des Entnahmetages. Sofort nach Abgabe transfundieren!

– **Poolthrombozytenkonzentrat**: besteht aus 4–8 blutgruppenkompatiblen Thrombozytenkonzentraten verschiedener Einzelspender (Pool). Lagerungstemperatur und Lagerungszeit wie Einzelspenderkonzentrat. Sofort nach Abgabe transfundieren!

■ **Indikationen**

▬ Thrombozytenabfall durch starke Blutverluste

▬ Angeborene Thrombozytopathien/-penien

▬ Knochenmarkinsuffizienz

▬ Erworbene Thrombozytenfunktionsstörungen

▬ Disseminierte intravasale Gerinnung

Grenzwerte für eine Thrombozytentransfusion (Leitlinie BÄK)

▬ Transfusionspflichtige akute Blutungen, wenn Thrombozyten <100.000/µl

▬ Anlage eines zentralen Venenkatheters, wenn Thrombozyten <20.000/µl

▬ Herzchirurgie: bei verstärkten postoperativen Blutungen oder Abfall der Thrombozyten auf <20.000/µl

▬ Prophylaktisch bei operativen Eingriffen mit sehr hohem Blutungsrisiko direkt präoperativ, wenn Thrombozyten ≤70.000–100.000/µl

▬ Prophylaktisch vor kleinen Eingriffen bei vorbestehender thrombozytärer Blutungssymptomatik oder bei Thrombozytenzahl ≤20.000/µl

- Prophylaktisch bei größeren Eingriffen und Eingriffen mit hohem Blutungsrisiko direkt präoperativ, wenn Thrombozyten ≤50.000/µl
- Prophylaktisch vor einer Periduralanästhesie, wenn Thrombozyten <80.000/µl
- Prophylaktisch vor einer Spinalanästhesie, wenn Thrombozyten <50.000/µl
- Zahnärztliche Eingriffe, wenn Thrombozyten <20.000/µl

■ **Auswahl und Dosierung**
- Bei nicht durch Schwangerschaft und/oder Bluttransfusion immunisierten Empfängern genügt die Kompatibilität der Thrombozytenpräparate im AB0-System.
- Der Rhesus-D-Faktor ist ebenfalls zu berücksichtigen, um eine Immunisierung zu vermeiden.
- Bei unvermeidlicher Transfusion D-positiver Thrombozytenkonzentrate: Prophylaxe mit Anti-D-Immunglobulin, 250–300 µg i.v.

■ **Dosierung**
- Ein Thrombozytenkonzentrat erhöht die Thrombozytenwerte im Blut um 5000–10.000/µl.
- Die übliche therapeutische Dosis beträgt 1 Thrombozytenkonzentrat pro 70 kgKG.
- Das durch Apherese einer Einzelspende gewonnene Konzentrat entspricht 6 Thrombozytenkonzentraten.
- Meist werden für einen Anstieg der Thrombozytenzahlen im Blut um 20.000–30.000/µl bei einem nichtimmunisierten Erwachsenen 4–6 frische Einzelspenderthrombozytenkonzentrate oder 1 Zytaphereseprparat benötigt.
- Die Transfusion erfolgt über einen 170-µm-Filter oder über ein spezielles

Thrombozytentransfusionsbesteck (geringere Verluste im System).
- Transfusionsdauer: 30 min

■ **Komplikationen und Nebenwirkungen**
- Fieber
- Anaphylaktische Reaktion
- Infektionen
- Urtikaria
- Transfusionsassoziierte akute Lungeninsuffizienz
- Purpura
- Graft-versus-Host-Erkrankung

14.3.3   Gefrorenes Frischplasma

Frisch gefrorenes Plasma wird unmittelbar nach der Entnahme aus Blut gewonnen. Alle zellulären Bestandteile, auch die Thrombozyten, werden hierbei entfernt. Anschließend wird das Präparat bei −80 °C tiefgefroren und bei −30 °C 6 Monate quarantänegelagert.
- FFP enthält normale Aktivitäten von Gerinnungsfaktoren, aber keine Erythrozyten und keine Thrombozyten. Es ist besonders wertvoll für den Ersatz der labilen Gerinnungsfaktoren V und VIII.
- Die Lagerungszeit beträgt 1–2 Jahre.
- Bei der Transfusion muss auf **Blutgruppenverträglichkeit** zwischen Spender und Empfänger geachtet werden (◘ Tab. 14.4), da FFP von Spendern der

◘ **Tab. 14.4** Übertragbarkeit von Frischplasma an Empfänger verschiedener Blutgruppen

Empfängerblutgruppe	Spenderblutgruppe
0	0, A, B, AB
A	A, AB
B	B, AB
AB	AB

Gruppen A, B und 0 unverändert Antikörper enthält.

- FFP darf nur über **170-μm-Makrofilter** transfundiert werden.

■ **Indikationen**

Nach den Leitlinien der Bundesärztekammer bestehen folgende Indikationen für die Zufuhr von FFP:

- Anhaltender Blutverlust von mehr als 100 ml/min oder anhaltender Transfusionsbedarf von mehr als 2 EK pro 15 min, nach Transfusion von mindestens 4–6 EK
- Notfallbehandlung einer klinischrelevanten Blutungsneigung oder manifesten Blutung bei komplexen Störungen der Blutgerinnung, v. a. bei schwerem Leberparenchymschaden
- Disseminierte intravasale Gerinnung
- Verlust- und/oder Verdünnungskoagulopathie
- Substitution bei Faktor-V- und Faktor-XI-Mangel (hierfür gibt es keine Konzentrate)
- Thrombotisch-thrombozytopenische Purpura
- Austauschtransfusion

■ **Nichtindikationen**

Nach den Leitlinien der Bundesärztekammer ist FFP **nicht indiziert**:

- Als primärer Ersatz von Blut- und Volumenverlusten
- Als Albumin- und Eiweißersatz zur Anhebung des kolloidosmotischen Drucks
- Bei Mangel an Gerinnungsfaktoren, der mit Konzentraten wirksamer behoben werden kann, z. B. Hämophilie A und B, schwere kumarininduzierte Blutung
- Bei Blutgerinnungsstörungen, die mit Plasma nicht wirksam behandelt werden können: Thrombozytopenie, Thrombozytopathie, Hyperfibrinolyse
- Zur parenteralen Ernährung
- Für die Substitution von Immunglobulinen

■ **Kontraindikationen**

- Plasmaunverträglichkeit
- Kardiale Dekompensation, Lungenödem
- IgA-Mangel
- Disseminierte intravasale Gerinnung ohne Behandlung der zugrunde liegenden Störung

■ **Dosierung**

- Die Dosierung von FFP richtet sich nach dem klinischen Bild, ergänzt durch gerinnungsphysiologische Untersuchungen.
- Faustformel: 1 ml FFP/kgKG erhöht den Gerinnungsfaktorengehalt beim Empfänger um ca. 1 %, wenn deren Umsatz nicht gesteigert ist und um 0,5–1 %, wenn der Umsatz gesteigert ist.
- In der Regel sind 15–20 ml/kgKG erforderlich.
- Die Infusionsgeschwindigkeit sollte mindestens 30–50 ml/min betragen.
- Weniger als 2–3 Einheiten (600 ml) sind unzureichend.

■ **Praktische Hinweise**

- Rasch im Wärmegerät auftauen
- Alle Proteinniederschläge müssen aufgelöst sein.
- Sofort nach dem Auftauen transfundieren; aufgetautes FFP nicht wieder einfrieren.

■ **Nebenwirkungen und Gefahren**

- Volumenüberlastung mit Herzinsuffizienz und Lungenödem, besonders bei Herzkranken
- Gefahr der Zitratintoxikation bei Zufuhr großer Mengen innerhalb kurzer Zeit
- Anaphylaktoide Reaktionen (selten)
- Transfusionsassoziierte akute Lungeninsuffizienz (durch Antikörper)
- Reaktionen durch Alloantikörper bei Nichtbeachtung der Blutgruppenverträglichkeit im AB0-System (Ausnahme: AB-Plasma)

14.3.4 Gerinnungsfaktorenpräparate

- Enthalten einzelne oder mehrere Gerinnungsfaktoren in sehr hoher Konzentration
- Werden bei angeborenem oder erworbenem Gerinnungsfaktorenmangels eingesetzt
- Dürfen nur nach strengster Indikationsstellung zugeführt werden

14.3.4.1 Humanfibrinogen

- Enthält 1 g oder 2 g gerinnbares Fibrinogen in trockener Form; dies entspricht dem Fibringehalt von 500–1000 ml Blut
- Lagerung +4 bis + 8 °C
- Haltbarkeit 5 Jahre
- Für die Transfusion wird die Substanz mit sterilem Aqua dest. aufgelöst, sodass eine 1- bis 2 %-ige Lösung entsteht (nicht mit NaCl- oder Glukoselösung verdünnen!).
- Das gelöste Konzentrat muss umgehend infundiert werden, da es keine Konservierungsmittel enthält.

■ **Indikation**
- Schwerer Fibrinogenmangel bzw. Plasmafibrinogengehalt <100 mg/dl

■ **Dosierung**
- Anfangs 1–2 g, bei schwerstem Fibrinogenmangel (<50 mg/dl) bis zu 6 g Faktor-VII-Konzentrat

14.3.4.2 Rekombinanter Faktor VIIa

- Eptagog-α (aktiviert; Präparat Novoseven) ist der rekombinante Gerinnungsfaktor VIIa (rFVIIa).
- Intravenös injiziert bewirkt das Präparat eine optimale Gerinnungsaktivierung, die sich auf die Verletzungsstelle beschränkt.

■ **Indikationen**
- Schwere Blutungen bei Operationen an Patienten mit Hemmkörpern gegen Faktor VIII oder IX (Hemmkörperhämophilie)
- **Voraussetzungen** für die Zufuhr sind:
  - Fibrinogen >1 g/dl
  - Thrombozyten >50.000/µl, besser 100.000/µl

■ **Dosierung von rFVIIa**
- Initial 4,5 IE/kgKG (90 mg/kgKG) als i.v.-Bolus in 2–5 min
- Danach 3–6 KIE/kgKG

14.3.4.3 Faktor-VIII-Konzentrat

- Behandlung des angeborenen Faktor-VIII-Mangels, der **Hämophilie A** bzw. **Bluterkrankheit**
- Enthält zwischen 200 und 400 Einheiten Faktor VIII
- Wird in 10–25 ml Lösungsmittel gelöst
- Die Zufuhr erfolgt über einen 170-µm-Filter.
- Präoperativ sollte die Faktor-VIII-Aktivität auf 80–100 % aufgehoben werden.

14.3.4.4 Prothrombinkomplex (PPSB)

- Enthält die Faktoren II, VII, IX und X
- Wichtigste Indikationen:
  - Faktor-IX-Mangel (= **Hämophilie B**)
  - Notfallmäßige Aufhebung der Marcumarwirkung
- 1 IE/kgKG PPSB hebt den Quickwert um 0,5–1 % an
- Vor der Zufuhr sollte die AT3-Konzentration normalisiert werden

14.3.5 Humanalbumin

- Albuminlösungen sind in der Regel 5 %ig und 20 %ig. Enthalten keine Globuline
- Die Lösungen sind onkotisch wirksam und bleiben lange im Gefäßsystem.

14

- Können unabhängig von der Blutgruppe des Empfängers infundiert werden
- Sehr hoher Preis, darum strenge Indikationsstellung
- Gabe (Charge) muss nach dem Transfusionsgesetzt dokumentiert werden.

- **Mögliche Indikationen**
- Hypovolämie, z. B. in der Herzchirurgie, bei manifester Blutung aufgrund von Gerinnungsstörungen
- Hypoalbuminämie

- **Kontraindikationen**
- Dekompensierte Herzinsuffizienz
- Lungenödem
- Verdünnungskoagulopathie

14.4 Praxis der Bluttransfusion

14.4.1 Indikationen

Die Transfusion von Erythrozyten-konzentraten ist nur indiziert, wenn der Mangel an O_2-Trägern durch **anämische Hypoxie** voraussichtlich einen gesundheitlichen Schaden hervorrufen würde und eine gleichwertige Therapie nicht möglich ist (BÄK 2020).

- **Transfusionstrigger für einzelne Patientengruppen**
- Schwerkranke Intensivpatienten ohne aktive Blutung, z. B. septischer Schock, Katecholamintherapie
- Blutungsschock: Hb <7 g/dl
- Herzchirurgische Patienten ohne akute Blutung: Hb <7,5 g/dl
- Ältere unfallchirurgische/orthopädische Patienten oder schwerwiegenden Herz-Kreislauf-Erkrankungen: Hb <8 g/dl
- Schädel-Hirn-Trauma, Schlaganfall, Subarachnoidalblutung: Hb <8 g/dl
- Gebärende (jung, gesund, normovolämisch)

- Hb <6–7 g/dl
- Hb <7–9 g/dl bei schwerer periparta-ler Blutung

- **Bluttransfusion bei Zeugen Jehovas**
- Lehnt ein Patient – im Vollbesitz seiner geistigen Kräfte – jede Übertragung von Blut und Blutbestandteilen einschließlich Humanalbumin ab, so darf keine Transfusion erfolgen, auch wenn sie dringend erforderlich oder gar lebensrettend ist.
- Bei **Kindern von Zeugen Jehovas** verletzen die Eltern ihr Sorgerecht, wenn sie ihre Einwilligung in eine lebensnotwendige Bluttransfusion verweigern. Steht ausreichend Zeit zur Verfügung, muss das Vormundschaftsgericht entscheiden.
- In Notfällen kann der Arzt sich über den Willen der Eltern hinwegsetzen.

14.4.2 Praktisches Vorgehen

- Die Blutkonserven werden in Kühlbehältnissen transportiert und im Kühlschrank gelagert, damit die Kehlkette nicht unterbrochen wird.
- Vor der Transfusion: Sorgfältige Überprüfung der Daten auf dem Konservenbegleitschein und dem Etikett der Konserve, außerdem der Identität des Empfängers.
- Zusätzlich optische Kontrolle des Blutprodukts: Beutel intakt? Koagelbildung in der Konserve? Verfärbungen durch Hämolyse oder bakterielle Verkeimung?
- Direkt vor der Transfusion – **unter direkter Aufsicht des Arztes** – erneuter AB0-Identitätstest mit Testkarten (Bed-Side-Test)
- Ausgangsblutdruck und -herzfrequenz messen
- Die Transfusion von Blutkomponenten (EK, TK, FFP, Granulozytenkonzentrat) muss durch den transfundierenden Arzt eingeleitet werden.

- In den ersten 10–30 min der Transfusion muss auf Zeichen der Unverträglichkeit geachtet werden. Innerhalb dieser Zeit nicht mehr als 5 ml/min transfundieren, außer bei Notfalltransfusionen.
- Treten keine Zeichen der Transfusionsreaktion auf, kann die Geschwindigkeit, je nach Zustand des Patienten, gesteigert werden. Bei der Transfusion dürfen 6 h nicht überschritten werden. Bei akuten Blutungen muss die Dosierung entsprechend angepasst werden.
- Treten Zeichen der Unverträglichkeit auf: Transfusion sofort abbrechen und die unter ▶ Abschn. 14.5 angegebenen Maßnahmen ergreifen.
- Die Konserve sollte getrennt von anderen Infusionen einlaufen. Dies gilt besonders für die gleichzeitige Gabe von Glukoselösungen.
- In die Konserve dürfen keine Medikamente injiziert werden.
- Beginn und Ende sowie Besonderheiten im Verlauf der Transfusion werden protokolliert.
- BÄK-Richtlinie: Nach Beendigung der Transfusion das Behältnis mit dem Restblut und dem Transfusionsbesteck steril abklemmen oder verschließen und 24 h bei +1 °C bis +10 °C aufbewahren.
- Nicht verabreichte Blutkonserven in einem flüssigkeitsdichten Behälter an die Blutbank zurückgeben.

14.4.3 Massivtransfusionen

Massivtransfusionen Ersatz mindestens des gesamten Blutvolumens mit Blut und Blutkomponenten innerhalb von 3–4 h oder von 2 Blutvolumina oder mehr innerhalb von 24 h.

- **Spezifische Risiken der Massivtransfusion**
- Abfall der Körpertemperatur
- Störungen der Blutgerinnung, v. a. durch Verlust, Verbrauch und Verdünnung (Verdünnungskoagulopathie) von Gerinnungsfaktoren und Thrombozyten
- Hypokalzämie (Zitratintoxikation durch den Stabilisator)
- Hyperkaliämie (spitze T-Welle im EKG), besonders bei alten Blutkonserven
- metabolische Azidose

Praktisches Vorgehen bei Massivtransfusionen

- Alle Konserven in dafür zugelassenen Geräten erwärmen (max. 37 °C) und sofort transfundieren (Gefahr des Bakterienwachstums).
- Möglichst frische EKs (nicht älter als 21 Tage) transfundieren. Zielwerte: Hb $\geq$9–10 g/dl, pH-Wert >7,2, Normothermie.
- Spätestens nach 4–6 EKs und anhaltenden Blutverlusten rasche Infusion von Frischplasma und Thrombozytenkonzentraten

14.4.3.1 Gerinnungsstörungen.

Die **Verdünnungskoagulopathie** ist die häufigste Ursache für eine Gerinnungsstörung bei Massivtransfusionen. Sie entwickelt sich v. a. beim raschen Verlust hoher Blutmengen.

---

1   Nach Heindl/Spannagl und BÄK-Leitlinie

Therapiealgorithmus bei Verlust-, Verbrauchs- und Dilutionskoagulopathie[1]

1. Gerinnselbildung optimieren
   - Fibrinogenkonzentrat 2–4–6 g oder FFP 20–30 ml/kgKG als Bolus
   - Thrombozytenkonzentrate, wenn Thrombozytenwerte <100.000/µl
2. Plasmatische Gerinnung optimieren
   - FFP 20–30 ml/kgKG als Bolus, ggf. PPSB 20–40 IE/kgKG
3. Gerinnsel stabilisieren
   - Tranexamsäure 10–20 mg/kgKG
4. Erweiterte Therapiemaßnahmen
   - Rekombinanter Faktor VIIa 40–90 µg/kgKG
   - Faktor XII 15–20 IE/kgKG
5. Laborzielgrößen
   - Fibrinogen 1–1,5 g/l
   - Thrombozyten 50–80 g/l
   - PTT <45 s
   - Quick ≥50 %
6. Weitere Zielgrößen
   - Hb ≥9–10 g/dl
   - Normale Körpertemperatur
   - pH-Wert ≥7,2
   - Zurückhaltung mit Kolloiden

- **Kontrolle der Massivtransfusion**
- Hämoglobin-/Hämatokritwert
- Blutgerinnung und der Thrombozytenzahlen
- Point-of-Care-Verfahren (z. B. Rotem und Multiplate)

14.5 Gefahren und Komplikationen der Bluttransfusion

14.5.1 Hämolytische Transfusionsreaktion

- **Ursache**
- Unverträglichkeit im AB0-System durch Übertragung der falschen Blutgruppe. Hierdurch kommt es zu einer Antigen-Antikörper-Reaktion und zwar meist zwischen Serumantikörpern des Empfängers und den Erythrozyten des Spenders.
- Die an dieser Reaktion beteiligten Antikörper Anti A und Anti B können innerhalb weniger Minuten die gesamten transfundierten Erythrozyten zerstören.

14.5.1.1 Wie wird der Transfusionszwischenfall erkannt?

Bereits 25–50 ml Transfusionsblut können eine schwere hämolytische Reaktion auslösen.

- **Wacher Patient**:
  - Schüttelfrost und Fieber
  - Rötung des Gesichts
  - Kreuz- und Brustschmerzen
  - Übelkeit und Erbrechen
  - Tachypnoe, Tachykardie und Blutdruckabfall
- **Bewusstloser Patient**:
  - Hämoglobinurie
  - Diffuse Blutung im Operationsgebiet
  - Blutdruckabfall

Zwischenfälle aufgrund einer Rhesusunverträglichkeit verlaufen meist weniger dramatisch.

> ❯ Bei Hämolyse und Hämoglobinurie während oder nach der Bluttransfusion muss immer an einen Transfusionszwischenfall gedacht werden!

- **Hauptkomplikationen**
- Akutes Nierenversagen
- Schwere Gerinnungsstörungen

14.5.1.2 Notfallbehandlung der Transfusionsreaktion

- Transfusion sofort abbrechen!
- Identität des Patienten und der Blutkonserve überprüfen. AB0-Bedside-Test wiederholen
- Blutbank benachrichtigen

- Sofortuntersuchung auf Hämolyse. Immunhämatologische Untersuchungen (im Nativblut des Patienten und im Restblut aus der Konserve). Blut für Gerinnungsstatus, Urin für Nachweis freien Hämoglobins
- **Medikamentöse Erstbehandlung**:
  - Kortikosteroide in hohen Dosen (bis zu 1 g Prednisolon i.v.)
  - Antihistaminika: H_1-Blocker i.v., z. B. Clemastin oder Fenistil
    - Urinausscheidung mindestens 75–100 ml/h: balancierte Elektrolytlösungen zuführen
    - Mannitol bzw. Lasix i.v.
- Bei Verbrauchskoagulopathie: AT III, Gerinnungsfaktoren, Thrombozytenkonzentrate, jedoch erst nach Unterbrechung einer DIC

14.5.2 Weitere Komplikationen

14.5.2.1 Fieberreaktion

- Entsteht durch Pyrogene abgestorbener Bakterien
- Anstieg der Körpertemperatur auf 39 °C
- Kopfschmerzen, gerötetes Gesicht
- Therapie: symptomatisch, d. h. fiebersenkend

14.5.2.2 Bakterielle Reaktionen

- Durch bakteriell verunreinigte Blutkonserve
- Allein die Zufuhr nur weniger Milliliter Blut kann eine lebensbedrohliche toxische Reaktion

- **Zeichen**
- Schüttelfrost
- Fieber
- Bauchschmerzen
- Blutdruckabfall
- Verbrauchskoagulopathie (bei gramnegativen Erregern)

- **Therapie**
- Breitbandantibiotika

14.5.2.3 Allergische Reaktionen

- **Ursache**
- Allergie des Empfängers gegen die transfundierten Eiweiße

- **Zeichen**
- Hautrötung, in schweren Fällen Schüttelfrost und Fieber

14.5.2.4 Übertransfusion und Lungenödem

- Akute Kreislaufüberlastung mit Linksherzinsuffizienz und Lungenödem
- Risikofaktoren: Herzkrankheit, Anämie, Kachexie, Sepsis, Eklampsie sowie alle sehr jungen und sehr alten Patienten

14.5.2.5 Transfusionsassoziierte akute Lungeninsuffizienz (TRALI)

- Immunologisch ausgelöste Transfusionsreaktion
- Zeichen: Husten, Kurzatmigkeit, Tachypnoe und Fieber innerhalb von 6 h nach der Transfusion
- Kann in eine massive respiratorische Insuffizienz – vergleichbar dem ARDS – übergehen

14.5.2.6 Posttransfusionshepatitis (PTH)

- Unterschieden werden: Hepatitis C und Hepatitis B. Hepatitis A und E sind von geringerer Bedeutung

- **Hepatitis C**
- Wichtigste Posttransfusionshepatitis (ca. 90 %)
- Extrem geringes Übertragungsrisiko
- Diagnose: Nachweis von HCV-Antikörpern

- **Hepatitis B**
  - Manifestiert sich als Ikterus ca. 50–180 Tage nach der Transfusion
  - Weiterer klinischer Verlauf ist variabel. In manchen Fällen führt die Krankheit zum Tode. Bei 5–10 % der Patienten verläuft sie chronisch.
  - **HBsAg** im Blut ist Hinweis für eine Infektion mit Hepatitis-B-Virus.

- **HIV-Infektion**
  - Risiko: extrem gering (1:13 Millionen Konserven)
  - Alle Spender müssen auf HIV-1- und HIV-2-Antikörper untersucht werden.
  - Diagnostische Lücke, da HIV-Antikörper erst einige Wochen nach der Infektion auftreten

Gerinnungsmanagement

Inhaltsverzeichnis

© Springer-Verlag GmbH Deutschland, ein Teil von Springer Nature 2022
R. Larsen, *Wissens-Check Intensivmedizin für die Fachpflege*,
https://doi.org/10.1007/978-3-662-65062-2_15

15.1 Blutstillung

Die Blutstillung oder Hämostase schützt den Körper vor Blutverlusten. Sie umfasst 3 Phasen:
- Bildung des primären Plättchenpfropfes
- Stabilisierung des primären Plättchenpfropfes
- Fibrinolyse

■ **Bildung des Gefäßwundverschlusses**
- Sofort nach der Verletzung kontrahieren sich die Gefäße und die Durchblutung nimmt ab (posttraumatische Sofortphase)
- Gleichzeitig heften sich die Thrombozyten an das Endothel der verletzten Gefäßwand (**Thrombozytenadhäsion**) an und ballen sich dort zu Aggregaten zusammen (**Thrombozytenaggregation**). Hierdurch wird die Verletzungsstelle innerhalb von 2–8 min verschlossen (**Blutungszeit**). Für beide Vorgänge ist der von-Willebrand-Faktor (vWF) erforderlich. Ein Mangel an Thrombozyten verlängert die Blutungszeit.
- Anschließend wird der Plättchenpfropf von **Fibrinfäden** netzartig durch- und umsponnen und dadurch verfestigt.

- Im weiteren Ablauf der Blutgerinnung wird das Fibrinnetz immer fester; das Gerinnsel zieht sich zusammen. Später kommt es zur narbigen Verheilung.

■ **Fibrinbildung**
- Der primäre Plättchenpfropf wird durch Umwandlung von Fibrinogen in Fibrin stabilisiert. Diese Reaktion wird durch Thrombin vermittelt. Thrombin wiederum wird im plasmatischen Gerinnungssystem aus Prothrombin gebildet.
- Die Faktoren des plasmatischen Gerinnungssystems (❏ Tab. 15.1) werden kaskadenartig aktiviert und es entsteht das quer vernetzte Fibrin.
- Faktor XIII verfestigt das gebildete Fibrin und damit den lockeren Primärpfropf.

■ **Inhibitoren der plasmatischen Gerinnungsfaktoren**
- Die aktivierten Gerinnungsfaktoren werden durch spezifische Hemmstoffe (Inhibitoren) inaktiviert.
- Wichtigster Inhibitor ist Antithrombin III (AT III).

15

■ Tab. 15.1   Übersicht der Gerinnungsfaktoren

Faktor	Name	Plasma-konzentra-tion	Erforder-liche Aktivität (%)	Halb-wertszeit (h)	Bildungsort	Bemerkungen/Gerinnungsstörung
I	Fibrinogen	2–4 mg/ml	50–100	120	Leber	Verbrauch bei Gerinnung, Verbrauchskoagulopathie, intravasale Fibrinolyse
II	Prothrombin	100 g/ml	40	100	Leber	Vitamin-K-abhängig, Vitamin-K-Mangel, Kumarin-wirkung, Leberparenchymschaden, Hypoprothrom-binämie
III	Gewebethrombokinase	–			Extravasale Zellen	keine Gerinnungsstörung
V	labiles Proaccelerin	7 µg/ml	5–10	5–15	Leber	Verbrauch bei Gerinnung, Faktor-V-Mangel
VII	stabiles Proconvertin	1 µ/ml	5–10	3–6	Leber	Vitamin-K-abhängig, Faktor-VII- Mangel, Leber-parenchymschaden, Vitamin-K-Mangel
VIII/vWF	antihämophiler Faktor A/v.-Willebrand-Faktor	0,1/7 µ/ml	30	8–12/8–15	Endothelzellen, Megakaryozyten, Thrombozyten (?)	Verbrauch bei Gerinnung, intravasale Fibrinolyse, Verbrauchskoagulopathie, Blockade durch Hemm-stoffe, Hämophilie A$^+$ und A$^-$, v.-Willebrand-Jürgens-Syndrom, Gammopathien
IX	antihämophiler Faktor B/Christmas-Faktor	3 µ/ml	30	18–24	Leber	Vitamin-K-abhängig, Hämophilie B$^+$ und B$^-$, Leberparenchymschäden, Kumarinwirkung, Vitamin-K-Mangel, Blockade durch Hemmstoffe
X	Stuart-Prower-Faktor	10 µg/ml	10	40–60	Leber	Vitamin-K-abhängig, Faktor-X-Mangel und Fehlbildung, Leberparenchymschäden, Kumarin-wirkung, Vitamin-K-Mangel

(Fortsetzung)

◘ Tab. 15.1 (Fortsetzung)

Faktor	Name	Plasma-konzentra-tion	Erforder-liche Aktivität (%)	Halb-wertszeit (h)	Bildungsort	Bemerkungen/Gerinnungsstörung
XI	Plasmathromboplastin-vorstufe (PTA)	4 µg/ml	25	48-60	Leber	Leberzirrhose
XII	Hageman-Faktor	29 µg/ml		60	Leber	Faktor-XII-Mangel, Leberzirrhose
XIII	fibrinstabilisierender Fak-tor	10 µg/ml	1	150	Leber und Thrombozyten	zerstört bei Gerinnung, Faktor-XIII-Mangel, Leberzirrhose, Karzinom, Leukämie
Präkalli-krein	Fletcher-Faktor	10–20 µg/mol		35	Leber	Leberparenchymschäden, Fletcher-Faktor-Mangel
HMW-Kinino-gen	Fitzgerald-Faktor (Flaujeac-Faktor, Williams-Faktor)	80 µg/ml		144	Leber	Fitzgerald-Faktor-Mangel, Leberzirrhose

15

15.2 Fibrinolyse

- Das Fibringerinnsel wird durch das Enzym **Plasmin** aufgelöst. Dieses Enzym spaltet Fibrin und nicht quervernetztes Fibrin und es entstehen Dimere.
- Das fibrinolytische System wird durch körpereigene Faktoren aktiviert, außerdem durch Streptokinase. Sie wandeln das Plasminogen direkt in Plasmin um.

15.3 Störungen der Blutgerinnung

Zwei Formen von Gerinnungsstörungen werden unterschieden:
- Hämorrhagische Diathese: Blutungsneigung
- Intravasale Gerinnung, d. h. Ablagerung von Fibrin im Gefäßsystem

15.3.1 Hämorrhagische Diathesen

An der Blutstillung sind 3 Reaktionspartner beteiligt, die einzeln oder in Kombination zu Störungen der Blutgerinnung führen können. Entsprechend werden unterschieden:
- **Koagulopathien**: Störungen der plasmatischen Gerinnungsfaktoren: Mangel an Faktoren oder Funktionsstörungen
- **Thrombozytäre Blutungen**: durch zu wenig Thrombozyten (Thrombozytopenie) verursacht oder durch pathologisch veränderte Thrombozyten (Thrombozytopathie), außerdem durch Medikamente
- **Vaskuläre hämorrhagische Diathesen**: durch pathologische Veränderungen der Gefäßwand bedingte Blutungen
- **Kombinierte hämorrhagische Diathesen**: Verbrauchskoagulopathie, von-Willebrand-Jürgens-Syndrom u. a.

- Klinische Blutungstypen
- **Petechien und Purpura**: kleinste, punktförmige Blutungen (Petechien) und mul-

tiple Petechien (Purpura). Typisch für thrombozytäre Blutungen und Vasopathien
- **Hämophiler Blutungstyp**: großflächige Hauthämatome, Muskel- und Gelenkblutungen. Typisch für Koagulopathie, z. B. die Hämophilie
- **Nachblutungen vom Soforttyp**: die operativ bedingte Blutung lässt sich bereits primär nicht oder nur verzögert stillen. Typische Ursachen vWF-Syndrom, ASS-Wirkung, Thrombozytopenie, Vasopathie
  - **Verzögerte Nachblutung**: tritt bis zu einer Stunde nach OP auf. Ursache: Koagulopathie
  - **Einblutungen im OP-Bereich**: Faktor-VIII-Mangel.

15.3.1.1 Diagnostik von Gerinnungsstörungen

Das Basisprogramm der Gerinnungsdiagnostik umfasst folgende 5 Parameter:

- **Thromboplastinzeit (Quick-Wert bzw. International Normalized Ratio, INR)**

Der Test erfasst einen Aktivitätsverlust der Faktoren II, VII, X und V sowie eine erniedrigte Fibrinogenkonzentration

> **Klinische Bedeutung des Quickwerts oder der INR**
> - Normalwerte: Quick 70–100 %, INR 1,0
> - Quick 30–50 %: Operationen relativ kontraindiziert
> - Quick 15–25 %: therapeutischer Bereich der Marcumareinnahme
> - Quick <4 %: Gefahr lebensbedrohlicher Blutungen

Ursachen eines erniedrigten Quickwerts (verlängerte Thromboplastinzeit)
- Verminderter Prothrombinkomplex (Faktoren II, VII, X), z. B. durch Vitamin-K-Mangel oder Synthesestörungen bei Leberkrankungen

— Hemmung durch Heparin (>1 IE Heparin/ml Plasma)
— Hemmung durch Fibrinogenspaltprodukte (>5 mg/100 ml)
— Stark erniedrigtes Fibrinogen (<100 mg/dl)

■ **Aktivierte partielle Thromboplastinzeit (aPTT)**

Die aPTT ist v. a. von den Faktoren VIII, IX, und XII abhängig; erfasst werden aber auch die Faktoren II, V und X sowie eine stark erniedrigte Fibrinogenkonzentration. Der Test ist unabhängig von der Thrombozytenfunktion.

> **Bedeutung der aPTT**
> — **Normalwerte <36 s** (abhängig vom Labor)
> — Eine verlängerte aPTT (>36 s) zeigt eine Gerinnungsstörung an
> — Bei gesteigerter Gerinnungsaktivität ist die aPTT verkürzt
> — Eine steigende Heparinkonzentration verlängert die aPTT fast linear
> — Mit der aPTT kann daher die Heparintherapie gesteuert bzw. überwacht werden

Ursachen einer leicht verlängerten aPTT (36–43 s)
— Marcumartherapie
— Verbrauchskoagulopathie
— Schwerer Leberschaden

Ursachen einer stark verlängerter aPTT (>43 s)
— Heparinkonzentration >1 IE/ml Plasma
— Schwere Verbrauchskoagulopathie
— Primäre Hyperfibrinolyse
— Protaminüberdosierung (z. B. nach HLM in der Herzchirurgie)

■ **Thrombinzeit**

Die Thrombinzeit (TZ) hängt von der Fibrinogenkonzentration und den Fibrinogenderivaten ab.

> **Klinische Bedeutung der TZ**
> — **Normalwerte: 18–22 s**
> — Eine verlängerte TZ zeigt eine Gerinnungsstörung an
> — Eine hohe Heparinkonzentration (ab 0,2 IE/ml Plasma) verlängert die TZ
> — Eine verkürzte TZ kann Hinweis auf eine gesteigerte Gerinnung sein
> — Bei verlängerter TZ ist meist auch die aPTT verlängert, bei starker Verlängerung auch die Thromboplastinzeit nach Quick

Ursachen einer verlängerten TZ
— Fibrinogenspaltprodukte durch Hyperfibrinolyse oder Verbrauchskoagulopathie
— Heparintherapie
— Überdosierung von Protamin
— Hypofibrinogenämie (zu niedriges Fibrinogen)

⟩ Wenn die 3 Globaltests – Quick, aPTT und TZ – normal sind, liegt keine schwere Störung der plasmatischen Gerinnung vor. Allerdings wird hiermit ein Faktor. VIII-Mangel nicht erfasst.

■ **Fibrinogen**
— Ein Fibrinmangel entsteht fast immer durch eine erworbene Gerinnungsstörung, meist aufgrund eines gesteigerten Verbrauchs in der Peripherie.

Klinische Bedeutung des Fibrinogenw erts
— **Normalwerte: 200–400 mg/dl**
— Fibrinogenkonzentrationen von <120 mg/dl reichen für eine normale Blutstillung bei Operationen nicht mehr aus.
— Die Fibrinogenkonzentration kann auch bei einer Verbrauchskoagulopathie oder einer Hyperfibrinolyse im Normbereich liegen.
— Heparin oder Fibrinogenspaltprodukte können zu falsch niedrigen Fibrinogenwerten führen.

— Erhöhte Fibrinogenwerte finden sich auch bei akuten Entzündungen, nach Operationen und bei Tumoren.

Ursachen eines Fibrinogenmangels
— Verbrauchskoagulopathie
— Hyperfibrinolyse (reaktiv oder primär)
— Verlust von Fibrinogen über Wundflächen, Aszites oder Tumoren

■ **Thrombozyten**
Die Bestimmung der Thrombozytenzahl gehört zur Basisdiagnostik von Gerinnungsstörungen
— **Normalwerte: 150.000–400.000/µl**

> **Blutungsrisiko in Abhängig von der Thrombozytenzahl im Blut**
> — 100.00/µl: keine Blutungsgefahr bei größeren Operationen
> — 50.000–100.00/µl: erhöhte Blutungsneigung bei schweren Traumen oder Operationen möglich
> — 20.000–50.000/µl: Blutung bereits bei leichteren Verletzungen, Neigung zu Hämatomen, evtl. Petechien
> — <10.000/µl: hohes Risiko für schwere und gefährliche Spontanblutungen

Blutungszeit Sie ist abhängig von der Funktion und der Zahl der Thrombozyten, kann aber auch durch andere Störungen oder Erkrankungen beeinflusst werden.

Thrombozytenfunktionstest Mit diesen speziellen Verfahren wird die Funktion der Thrombozyten genauer erfasst.

Rotationsthrombelastometrie (ROTEM und TEG) Mit diesen sog. „Point-of-Care-", also am Behandlungsort durchgeführten Verfahren werden Störungen der Gerinnselbildung oder der Gerinnselfestigkeit erfasst.

15.3.1.2 Gerinnungsstörungen bei Operationen

— Bei Operationen stehen erworbene Gerinnungsstörungen als Blutungsursache der Häufigkeit nach im Vordergrund.
— **Traumatische Blutungen** entstehen primär durch die Verletzung von Geweben während der Operation. Die Blutgerinnung ist dabei (noch) intakt.
— **Koagulopathien** sind Blutungen durch eine Störung des Gerinnungssystems. Sie können sich auch während einer Operation entwickeln.

> **Ursachen von Gerinnungsstörungen**
> — **Erworbene**
>   – Mangel an Thrombozyten, Erkrankungen der Thrombozyten, häufig medikamentenbedingt
>   – Verdünnungs- und Verlustkoagulopathie durch massive Blutverluste bei Operationen
>   – Trauma induzierte Koagulopathie (TIC)
>   – Hyperfibrinolyse
>   – Massivtransfusionen
>   – Operationen unter Antikoagulanzientherapie, insbesondere Marcumar
>   – Schwere Lebererkrankungen mit Störungen der Proteinsynthese. Betroffen sind v. a. der Prothrombinkomplex (Faktoren II, VII, IX und X) sowie Inhibitoren der Blutgerinnung
>   – Vitamin-K-Mangel
>   – Chronische Nierenerkrankungen: meist Störung der Thrombozytenfunktion
>   – Disseminierte intravasale Gerinnung
> — **Angeborene**
>   – Hämophilie A und B
>   – Von-Willebrand-Jürgens-Syndrom (vWS)
>   – Angeborener Fibrinogenmangel

15.3.1.3 Antikoagulanzienblutungen

- Entstehen durch relative oder absolute Überdosierung von Antikoagulanzien wie Marcumar, Heparin und direkte Antithrombine, weiterhin durch Operationen unter einer noch voll wirksamen Antikoagulation.
- Die Kumarinblutung wird mit Vitamin K behandelt, bei lebensbedrohlichen Blutungen mit Prothrombinkomplex (PPSB), 1000–20.000 IE i.v.
- Bei bedrohlichen Heparinblutungen wird Heparin sofort abgesetzt und noch im Körper vorhandenes mit Protamin antagonisiert.

15.3.1.4 Heparininduzierte Thrombozytopenie (HIT-Syndrom)

- Das Syndrom entsteht durch die Bildung von Antikörpern gegen Heparin, meist 1–2 Tage nach Beginn der Heparintherapie. Erster Hinweis ist ein **Abfall der Thrombozyten.**
- Die Antikörper bewirken eine Agglutination der Thrombozyten.
- Durch die Agglutination kommt es zu gefährlichen Thromboembolien, seltener auch zu Blutungen.

- **Diagnose**
- Bestimmung von Antikörpern
- Heparininduzierter Plättchenaktivierungstest (HIPA)

- **Behandlung**
- Heparin sofort absetzen
- Weiterbehandeln mit nicht kreuzreagierenden Antikoagulanzien
- Kein Vitamin K geben (kontraindiziert)!

15.3.1.5 Von-Willebrand-Jürgens-Syndrom (vWS)

- Das vWS ist die häufigste angeborene Störung des plasmatischen Gerinnungssystem.

- Ursache des Syndroms ist ein pathologischer oder erniedrigter von-Willebrand-Faktor vWF im Blut. Hierdurch kommt es zu Störungen der Thrombozytenfunktion.
- Häufig ist das Syndrom dem Patienten noch nicht bekannt.

- **Blutungssymptome**
Typisch ist eine Mischform aus thrombozytären und plasmatischen Blutungen, also Petechien und großflächige Blutungen.
  Weitere Zeichen sind:
- Nasenbluten, Zahnfleischbluten
- Verstärkte Menstruationsblutungen
- Verstärkte Blutungen bei Operationen, auch nach Zahnextraktionen und Tonsillektomien
- Neigung zu blauen Flecken
- Schwere oder verlängerte Blutungen nach der Entbindung

> **Cave!** Operationen und Verletzungen können bei vWS lebensbedrohliche Blutungen auslösen!

- **Therapie**
- Zusammenarbeit mit einem Hämostaseologen
- Typ I: Desmopressin (DDAVP) und Tranexamsäure
- Subtyp 2B und beim Plättchentyp: Desmopressin ist kontraindiziert!
- Bei Operationen mit hohem Blutungsrisiko: Faktor-VIII/vWF-Konzentrat (z. B. Hämate) bereits präoperativ geben und normale vW-Faktorkonzentrationen im Blut für die ersten 3 Tage aufrechterhalten; nach größeren Operationen für 7–14 Tage.
- Plättchentyp: Thrombozytenkonzentrate infundieren

Innerklinischer Transport

Inhaltsverzeichnis

© Springer-Verlag GmbH Deutschland, ein Teil von Springer Nature 2022
R. Larsen, *Wissens-Check Intensivmedizin für die Fachpflege*,
https://doi.org/10.1007/978-3-662-65062-2_16

16.1   Risiken und Komplikationen

> Der Transport hämodynamisch und/ oder respiratorisch instabiler Patienten ist grundsätzlich gefährlich!

- Verschlechterung des Zustandes durch Wechsel des Beatmungsgerätes oder Lageänderung bzw. Unterbrechung der Lagerungstherapie
- Unbeabsichtigte Dislokation von Zugängen, Tubus oder Drainagen
- Herz-Kreislauf-Störungen durch ungeplante Unterbrechung der Medikamentenzufuhr (Abknicken, Dislokation, erhöhter Sedierungsbedarf)
- Hypothermie
- Transporttrauma durch Lärm, Vibration oder Lageänderung
- Eingeschränkte Überwachung während Umlagerung oder Prozeduren (MRT, CT)
- Funktionsstörungen der medizinischen Geräte

16.2   Welche Voraussetzungen müssen erfüllt sein?

- Jeder Transport muss eindeutig indiziert sein.
- Der Nutzen für den Patienten muss höher sein als die Transportrisiken.
- Während des Transports und der geplanten Maßnahmen müssen die Vitalfunktionen in gleicher Weise aufrecht erhalten werden wie auf der Intensivstation.
- Jeder Transport muss sorgfältig geplant und vorbereitet werden.

16.3   Welche Vorbereitungen sind erforderlich?

Hilfreich ist die Verwendung von **Checklisten**:
- Patientenübernahme, Begleitdokumente, Akte?
- Notfalltasche mit Notfallmedikamenten, Reservemedikamente, Sauerstoff (voraussichtlicher Bedarf + 30 % Reserve), Atemwegsmanagement?
- Transportmonitor funktionsbereit und angeschlossen, inkl. Netzteil?
- Transportrespirator funktionsbereit und angeschlossen, inkl. Netzteil?
- Handbeatmungsbeutel mit O_2-Anschluss?
- Perfusoren auf notwendige Anzahl reduziert, funktionsbereit, inkl. Netzteil?
- Infusionen, Zugänge, Drainagen auf notwendige Anzahl reduziert, gesichert?
- Funktionsbereiter Defibrillator?
- Zielort und Weg bekannt und zugänglich?
- Wird der Patient am Zielort erwartet?
- Befinden sich Netz- und O_2-Anschluss am Zielort?
- Lagerungskontrolle, Druckpunkte, Sicherung der Geräte und des Materials?
- Besteht eine Kommunikationsmöglichkeit (schnurloses Telefon) mit den wichtigen Telefonnummern im Notfall?

16.3.1   Personal und Patient

- **Wie viele Begleitpersonen?**
- Mindestens eine Pflegekraft und ein Arzt, jeder mit Transporterfahrung und Qualifikation in der Bewältigung von Transportproblemen und -komplikationen

16

- Zusätzliches Personal bei Patienten mit invasiven Organersatzverfahren (ECMO, IABP, Impella)

- **Zustand des Patienten**
- Möglichst hämodynamisch stabil und ausreichend zu beatmen
- Mit ausreichender Anzahl an Zugängen (venös, arteriell) versehen
- Zugänge und Drainagen mechanisch gegen Dislokation gesichert
- Bei grenzwertiger Oxygenierung prophylaktische Atemwegssicherung und Beatmung
- Instabile Frakturen für den Transport ruhiggestellt
- Wache Patienten über den anstehenden Transport aufgeklärt

16.3.2 Material

- Funktionsprüfung der medizinischen Geräte vor Transportbeginn
- Laufzeit der Akkus beachten, Ladegerät mitnehmen
- Bei invasiv beatmeten Patienten und medizinischen Geräten mit O_2-Anschluss (z. B. ECMO) den **erforderlichen O_2-Vorrat** berechnen.

Pflege im Fokus

Berechnung des Sauerstoffbedarfs:

- Nutzbarer O_2-Vorrat: Volumen der O_2-Flasche × (Flaschendruck − 30 mbar Restdruck)
- Einige Beatmungsgeräte benötigen zum Betrieb ebenfalls einen O_2-Fluss (z. B. 1 l/min), dieser Verbrauch ist mit einzurechnen. **Beispiel**:
  - 10-Liter-Flasche mit 130 mbar: $10 \times (130 - 30) = 1000\ l\ O_2$

- O_2-Verbrauch: Atemminutenvolumen von 8,5 l mit FiO_2 von 0,8: 8,5 l/min × 0,8 + 1 l/min = 7,8 l O_2/min damit ergibt sich ein O_2-Vorrat (inkl. 30 % Reserve) für: $(1000\ l \times 0,7)/7,8\ l/min = 89\ min$
- Laufzeiten der Perfusoren berücksichtigen
- Möglichst nur die zwingend notwendigen Perfusoren und Infusionen mitnehmen
- Bei instabilen Patienten, die Katecholamine benötigen: zusätzlichen Perfusor für den überlappenden Wechsel der Perfusorspritze mitnehmen
- Unmittelbar vor Transportbeginn: erneut die **Indikation für die geplante Maßnahme** bestätigen
- Termin und Zielort des Transports (welcher OP, welches CT usw.?) sichern
- Transport telefonisch am Zielort ankündigen, um Verzögerungen bei der geplanten Maßnahme zu vermeiden
- Den Transportweg eindeutig festlegen und klären, ob Hindernisse zu erwarten sind (Baustelle? Zu kleiner Fahrstuhl?)
- Bei Patienten, die innerhalb des Klinikums mit dem Rettungswagen transportiert werden müssen, ist abzuklären, ob das Fahrzeug für den Transport des Patienten und der mitzuführenden Geräte geeignet ist
- Vor dem Transport sicherstellen, dass am **Transportziel** die problemlose Versorgung mit Elektrizität, Beatmungsgasen und medizinischem Verbrauchsmaterial gewährleistet ist
- Nach dem Transport: Ausrüstung und medizinische Geräte umgehend wieder aufbereiten und in den ordnungsgemäßen Zustand rückversetzen

16.4   Risikomanagement und Qualitätssicherung

Risikomanagement und Qualitätssicherung vermindern die Transportrisiken und verbessern die Ergebnisse:
- Einsatz von Checklisten
- Besprechen und Bewerten von Zwischenfällen, z. B. nach CIRS, um vermeidbare Fehlerquellen zu identifizieren
- Schulung von Transport- und Notfallteams erhöht die Sicherheit für den Patienten (und das Transportteam) und führt zu besseren Ergebnissen.

16

Herz, Kreislauf und Hämodynamik

Inhaltsverzeichnis

© Springer-Verlag GmbH Deutschland, ein Teil von Springer Nature 2022
R. Larsen, *Wissens-Check Intensivmedizin für die Fachpflege*,
https://doi.org/10.1007/978-3-662-65062-2_17

17.1 In Kürze

■ **Terminologie**
- Cor, lateinisch: Herz
- Kardial: Adjektiv, das sich auf das Herz bezieht, z. B., kardial wirksame Medikamente

■ **Aufbau des Herzens**

Das Herz besteht aus 2 Vorhöfen und 2 Ventrikeln. Vorhöfe und Ventrikel werden durch Klappen voneinander getrennt.
- **2 AV-Klappen** leiten das Blut aus den Vorhöfen in die Ventrikel:
  - Trikuspidalklappe: drei-segelige Klappe zwischen rechtem Vorhof und rechtem Ventrikel
  - Mitralklappe: zwei-segelige Klappe: zwischen linkem Vorhof und linkem Ventrikel
- **2 Taschenklappen** leiten das Blut aus den Ventrikeln in den großen und kleinen Kreislauf:
  - Pulmonalklappe: Taschenklappe zwischen rechtem Ventrikel und A. pulmonalis
  - Aortenklappe: Taschenklappe zwischen linkem Ventrikel und Aorta
- Der **rechte Ventrikel** pumpt venöses Blut über die A. pulmonalis in den Lungenkreislauf.
- Der **linke Ventrikel** pumpt arterielles Blut über die Aorta in den Körperkreislauf.

■ **Herzmuskel**
- Bestandteile: Vorhofmuskulatur, Kammermuskulatur mit dem Erregungsbildungs- und dem Erregungsleitungssystem
- Eigenschaften: Er ist quergestreift und besitzt Automatie, d. h. er kann spontan ein Aktionspotenzial bilden und sich rhythmisch kontrahieren, ohne Nervenimpulse oder stoffliche Einflüsse

- Jeder Kontraktion geht ein Aktionspotenzial voran. Das Aktionspotenzial entsteht im Sinusknoten und läuft über das Herz.
- Die Kontraktion benötigt Kalziumionen und Energie.

17.2 Funktionen des Herzens

17.2.1 Herzzyklus

Herzzyklus Die Phase vom Ende einer Kontraktion bis zum Ende der nächsten Kontraktion wird als Herzzyklus bezeichnet. Sie besteht aus Systole und Diastole

17.2.1.1 Systole

■ **Funktion**

Austreibung von Blut in den Körperkreislauf und in den Lungenkreislauf. Besteht aus 2 Phasen:
- **Anspannungsphase (isometrische Kontraktion)**: Alle Klappen sind geschlossen, der Druck im Ventrikel steigt durch die Kontraktion von 8 auf ca. 80 mmHg an.
- **Auswurfphase (Ejektionsphase)**: Sobald der Druck im linken Ventrikel den Aortendruck (ca. 80 mmHg) und der Druck im rechten Ventrikel den Pulmonalarteriendruck (ca. 8 mmHg) überschreiten, öffnen sich die Aorten- und die Pulmonalklappe. Die Drücke steigen weiter an:
  - auf ca. 120 mmHg in der Aorta und
  - auf ca. 20 mmHg in der A. pulmonalis
- und ein Teil des Blutes – das Schlagvolumen (ca. 90 ml) – wird ausgeworfen, der Rest bleibt im Ventrikel zurück. Das Herz schlägt also niemals leer, sondern behält eine Restfüllung.

17

17.2.1.2 Diastole

▪ **Funktion**

Füllung der Ventrikel. Sie besteht ebenfalls aus 2 Phasen:

━ **Erschlaffungs- oder Entspannungsphase**: Alle Herzklappen sind geschlossen, die Muskulatur erschlafft, der Ventrikeldruck fällt unter den Druck in den Vorhöfen, die Segelklappen (Mitralis und Trikuspidalis) öffnen sich und die Füllungsphase beginnt.

━ **Füllungsphase**: Die Ventilebene (Klappenebene) stülpt sich über das Blut in den Vorhöfen, dadurch werden die Kammern mit 70 % des Vorhofblutes gefüllt. Danach kontrahieren sich die Vorhöfe kurz und die restlichen 30 % strömen in die Kammern. Insgesamt fließen so etwa 90 ml Blut in die Kammern.

17.2.2 Volumina, Herzklappen und Herzarbeit

17.2.2.1 Herzvolumina

Im Verlauf der Herzaktion befinden sich jeweils unterschiedliche Blutmengen in den Ventrikeln:

━ **Enddiastolisches Volumen**: Blutvolumen in den Ventrikeln am Ende der Diastole: ca. 120–130 ml

━ **Endsystolisches Volumen**: In den Ventrikeln am Ende der Kontraktion zurückbleibendes Blutvolumen: etwa 50–60 ml

━ **Auswurffraktion oder Ejektionsfraktion (EF)**: Anteil des enddiastolischen Volumens, dass mit jedem Herzschlag ausgeworfen wird. Es beträgt 50–70 %, d. h. 50–70 % des enddiastolischen Volumens werden mit jedem Herzschlag ausgeworfen (EF: 0,5–07), der Rest bleibt in den Ventrikeln zurück

❯ **Cave!** Bei einer EF von ≤30 % oder ≤0,3 liegt eine schwere Funktionsstörung des linken Ventrikels vor!

▪ **Funktion der Herzklappen**

━ Lenken als Ventile den Blutstrom in eine Richtung und verhindern den Rückfluss von Blut in der Diastole.

━ Öffnen und schließen sich passiv durch die entstehenden Druckunterschiede während der Herzaktion.

━ In der **Systole** öffnen sich die Aorten- und die Pulmonalklappe, die Trikuspidalklappe und die Mitralklappe bleiben geschlossen.

━ In der **Diastole** öffnen sich die Trikuspidal- und die Mitralklappe; die Aortenklappe und die Pulmonalklappe bleiben geschlossen.

▪ **Arbeit des Herzens**

Das Herz leistet beim Pumpen v. a. Druck-Volumen-Arbeit

━ Arbeit = Druck × Volumen

━ Herzarbeit = systolischer Druck × Schlagvolumen

17.2.3 Wie wird die Herzfunktion gesteuert?

Die Blutmenge, die vom Herzen pro Minute gepumpt wird – das **Herzminutenvolumen** – hängt vom **Bedarf der Organe** ab.

━ In Ruhe pumpt das Herz etwa 4–6 l Blut/min.

━ Bei körperlicher Belastung nimmt das Herzzeitvolumen zu.

Die Anpassung des Herzminutenvolumens an den jeweiligen Bedarf wird durch 2 Mechanismen gesteuert:

━ Frank-Starling-Mechanismus oder Autoregulation.

━ Reflexkontrolle durch das vegetative (autonome) Nervensystem.

17.2.3.1 Frank-Starling-Mechanismus

━ Je stärker das Herz während der Diastole gefüllt und damit gedehnt wird, desto größer ist die in die Aorta ausgeworfene Blutmenge.

- Das Herz kann somit stark unterschiedliche Volumina pumpen, je nachdem, wie groß der jeweilige venöse Rückstrom (▶ Abschn. 17.3.6) ist.

17.2.3.2 Kontrolle des Herzens durch das autonome Nervensystem

Das Herz wird parasympathisch und sympathisch innerviert.

Innervation des Herzens

- **Parasympathikus**: er versorgt nur die Vorhöfe, und zwar mit Fasern aus dem **N. vagus**:
  - Rami cardiaci thoracici
  - Rami cardiaci cervicales superior und inferior
- **Sympathikus**: er innerviert die Vorhöfe und die Kammern mit Fasern aus dem Grenzstrang:
  - N. cardiaci cervicales superior, medius und inferior = N. accelerantes („Beschleuniger")

- **Sympathikuswirkungen**
- Aktiviert die β_1-Rezeptoren. Seine natürlichen Überträgerstoffe sind Noradrenalin und Adrenalin.
- Steigert die Herzfrequenz (positive Chronotropie) durch Stimulation des Sinusknotens (maximal 250/min)
- Erhöht die Überleitungsgeschwindigkeit im AV-Knoten (positive Dromotropie)
- Steigert die Kontraktionskraft (positive Inotropie) um bis zu 100 %
- Beschleunigt die Erschlaffung des Herzmuskels (positive Lusitropie)
- Steigert die Herzarbeit

- **Parasympathikus- oder Vaguswirkungen**
- Stimuliert die muscarinartigen Acetylcholinrezeptoren des Herzens

- Verlangsamt die Herzfrequenz durch Stimulation des Sinusknotens (bis auf 20/min bei maximaler Stimulation)
- Verzögert die Überleitung, im Extremfall bis zum AV-Block
- Vermindert die Kontraktionskraft des Herzens

17.2.3.3 Automatie des Herzens

- Das Herz besitzt eine Automatie, d. h. es erregt sich selbst und leitet die Erregung an die Herzmuskelzellen weiter, die sich anschließend kontrahieren.
- Selbsterregend ist der Sinusknoten, aber auch der AV-Knoten.
- Normalerweise wird die Selbsterregung des AV-Knotens durch den Sinusknoten unterdrückt. Fällt der Sinusknoten aus, wird der AV-Knoten zum Schrittmacher des Herzens.

Der anatomische Weg der Erregung

- Die Selbsterregung des Herzens beginnt im Sinusknoten, dem eigentlichen **Schrittmacher** des Herzens. Der Sinusknoten liegt in der Hinterwand des rechten Vorhofs.
- Vom Sinusknoten läuft die Erregung zum AV-Knoten und wird dort etwas verzögert.
- Vom AV-Knoten läuft die Erregung über das AV-Bündel (His-Bündel) auf die Kammern über.
- Von den Kammern läuft die Erregung über den linken und rechten Tawara-Schenkel zum Purkinje-Fasernetz.
- Vom Purkinje-Fasernetz wird der Impuls über den gesamten Ventrikel geleitet.

- **Elektrokardiogramm**

Die Erregungsvorgänge des Herzens führen zu elektrischen Strömen, die sich über den gesamten Körper ausbreiten und als Spannungsdifferenzen über Elektroden mit einem Elektrokardiographen gemessen und aufgezeichnet werden können.

17

17.3 Kreisläufe und Hämodynamik

Die Hämodynamik beschreibt den Fluss des Blutes im Kreislauf und die dabei einwirkenden Kräfte und Faktoren:
- Blutvolumen
- Blutdruck
- Strömung
- Widerstand

17.3.1 Anatomische Einteilung des Kreislaufs

Der Blutkreislauf besteht aus 2 miteinander verbundenen Systemen: Körperkreislauf und Lungenkreislauf

17.3.1.1 Körperkreislauf (großer Kreislauf)

- **Aufbau**: linker Ventrikel, Aorta, Arterien, Kapillarnetz, Venen, rechter Vorhof. Enthält ca. 15 % des Gesamtblutvolumens
- **Richtung des Blutstroms:** das Blut fließt vom linken Ventrikel in die Aorta, von dort zu den Arterien der Organe und Gewebe, dann in das Kapillarbett und zurück über die Organvenen und die obere und untere Hohlvene in den rechten Vorhof
- **Funktion**: Versorgt die Organe mit Sauerstoff und Nährstoffen und transportiert die Abbauprodukte (Metabolite) und Kohlendioxid

17.3.1.2 Lungenkreislauf

- Der Lungenkreislauf gehört zum Niederdrucksystem.
- **Aufbau**: rechter Ventrikel, A. pulmonalis, Lungenkapillarbett, Lungenvenen, linker Vorhof. Enthält etwa 85 % (!) des Gesamtblutvolumens

    Der rechte Ventrikel pumpt das venöse Blut durch die Pulmonalklappen in die A. pulmonalis, von dort über die Pulmonalarterien zu den Alveolen. In den Alveolen findet der Gasaustausch statt.
- **Richtung des Blutstroms**: Der rechte Ventrikel pumpt das Blut in die Pulmonalarterien. Von dort strömt es in das Kapillarnetz der Lunge und fließt dann über die Pulmonalvenen zurück in das Herz, und zwar in den linken Vorhof
- **Funktion**: transportiert das venöse Blut zur Lunge. Hier wird das Kohlendioxid aus dem Stoffwechsel ausgeatmet und Sauerstoff aufgenommen, dass Blut also arterialisiert.
- Die Strömungswiderstände im Lungenkreislauf sind erheblich geringer als im Körperkreislauf, entsprechend sind auch die Drücke wesentlich niedriger.

    Das HZV des rechtens Ventrikels ist genau so groß wie das des linken Ventrikels.

- **Drücke im Lungenkreislauf**
- A. pulmonalis: systolisch 20–25 mmHg, diastolisch 9–12 mmHg; Mitteldruck ca. 14 mmHg
- Pulmonalvenen ca. 7 mmHg
- Linker Vorhof ca. 6 mmHg

17.3.2 Funktionelle Einteilung des Kreislaufs

Aufgrund der unterschiedlichen Drücke werden unterschieden:
- **Hochdrucksystem**: hierzu gehören der linke Ventrikel während der Systole und das arterielle System des Körperkreislaufs.

    Mittlere Blutdrücke: 60–100 mmHg
- **Niederdrucksystem**: es umfasst alle Körpervenen, das rechte Herz, die Lungengefäße und den linken Vorhof während der Diastole.

    Mittlerer Blutdruck: bis etwa 20 mmHg

17.3.3 Blutvolumen

- Das Blutvolumen beträgt insgesamt 5–10 % des Körpergewichts-
- Der **Hämatokrit** bezeichnet den Anteil der Zellen (überwiegend Erythrozyten) im Blut in Prozent.
- Das Blutplasma hat die gleiche Zusammensetzung wie die interstitielle Flüssigkeit, allerdings ist der Eiweißanteil mit 7 % wesentlich höher.
- Das **zentrale Blutvolumen** ist die Blutmenge zwischen der Pulmonalklappe und der Aortenklappe.

Hypovolämie Bezeichnet ein vermindertes Blutvolumen, bedingt durch Verluste

Hypervolämie Bezeichnet ein erhöhtes Blutvolumen, z. B. durch Überinfusion, Salz-Wasser-Retention beim Nierenversagen

17.3.4 Blutdrücke

Der Blutdruck ist die Kraft, die das Blut auf einen beliebigen Abschnitt der Gefäßwand ausübt.

17.3.4.1 Arterieller Blutdruck

Arterieller Blutdruck Druck im Bereich der Aortenwurzel. Diesen Druck muss der linke Ventrikel in der Austreibungsphase überwinden, damit das Blut in den Körperkreislauf ausgeworfen wird.

- Die Höhe des arteriellen Blutdrucks hängt ab vom peripheren Gesamtwiderstand, vom elastischen Gesamtwiderstand der zentralen Arterien und von der Größe des Herzzeitvolumens.
- **Systolischer Blutdruck**: maximaler Blutdruck während der Systole des Herzens
  Normalwert in der Aorta 120 mmHg
- **Diastolischer Blutdruck**: Blutdruck am Ende der Diastole
  Normalwert in der Aorta: 80 mmHg

- **Blutdruckamplitude**: Differenz zwischen systolischem und diastolischem Druck
  Normalwert 40 mmHg
- **Mittlerer arterieller Blutdruck** (MAP): Produkt aus Herzzeitvolumen (HZV) und totalem peripheren Widerstand (TPR): MAP = HZV × TPR

17.3.4.2 Venendruck

- Das gesamte Blut des Körpers sammelt sich in den Venen und strömt aufgrund eines Druckgefälles in den rechten Vorhof.
- Der Venendruck hängt in erster Linie von der Blutfüllung des Niederdrucksystems ab.

- **Zentraler Venendruck (ZVD)**
- Druck in den großen herznahen Venen. Kann dem rechten Vorhofdruck (RAP) gleichgesetzt werden
  Normalwert des RAP: 3–5 mmHg
- Der zentrale Venendruck muss niedriger sein als der periphere Venendruck, damit das venöse Blut zum Herzen fließen kann.
- Normalerweise liegt der periphere Venendruck ca. 4–9 mmHg über dem zentralen Venendruck.

- **Orthostase**
- Beim Aufstehen aus der liegenden Position (Orthostase) kommt es zu hydrostatischen Druckänderungen. Hierdurch „versacken" kurzzeitig 400–600 ml Blut in den Venen der Beine.
- **Folgen**: venöser Rückstrom, zentraler Venendruck, Schlagvolumen und systolischer Blutdruck nehmen vorübergehend ab, bis vasomotorische und kardiale Reaktionen den mittleren arteriellen Druck wieder auf die Ausgangswerte anheben.
- Bei einigen Menschen reicht die Gegenregulation nicht aus: es kommt zu Schwindelgefühl und Ohrensausen oder sogar zur Synkope (Ohnmachtsanfall), die durch Anheben der Beine beseitigt wird.

17

17.3.4.3 Blutströmung

Der Blutstrom ist die Blutmenge (ml oder Liter), die innerhalb einer bestimmten Zeit durch einen bestimmten Abschnitt des Kreislaufs fließt. Er hängt von 2 Faktoren ab:

- Der **Druckdifferenz** zwischen den beiden Gefäßenden (treibende Kraft)
- Dem **Gefäßwiderstand**. Dieser Widerstand ist dem Blutfluss entgegengerichtet.

17.3.4.4 Gefäßwiderstand

- Die Blutgefäße setzen dem Blutstrom einen Widerstand entgegen. Dieser Widerstand nimmt mit abnehmendem Gefäßdurchmesser zu: Je kleiner die Gefäße, desto größer der Widerstand!
- Der Widerstand ist am größten in den Arteriolen und kleinen Arterien (Widerstandsgefäße). Erst in diesem Gefäßabschnitt fällt der Blutdruck deutlich ab.
- Der **totale periphere Widerstand (TPR)** ist die Summe aller Widerstände, die von der Herzpumpe überwunden werden müssen, damit das Blut strömt

17.3.5 Regulation des Herzzeitvolumens(HZV)

Herzzeitvolumen Das Herzzeitvolumen (HZV ist die Blutmenge, die vom linken Ventrikel pro Minute in die Aorta gepumpt wird).

Herzindex Der Herzindex (HI oder Cardiac Index, CI) bezeichnet das HZV pro m^2 Körperoberfläche.

- Die O$_2$- und Nährstoffversorgung aller Organe und Gewebe hängt entscheidend vom HZV ab.
- **Normalwerte**:
  - HZV 4–6 l/min
  - HI: 2,4–4,2 l/min pro m^2 Körperoberfläche
- Die Höhe des **venösen Rückstroms** bestimmt das HZV: Je größer der Rückstrom, desto größer das HZV und umgekehrt. Venöser Rückstrom und HZV sind normalerweise gleich groß.
- Die Blutmenge, die vom Herzen automatisch aufgrund eines gesteigerten venösen Rückstroms gepumpt werden kann, beträgt 13–15 l/min
- Letztlich wird aber das HZV von der Aktivität des Stoffwechsels gesteuert: Je höher der Stoffwechsel, desto größer der O$_2$- und Nährstoffbedarf und desto höher auch das Herzzeitvolumen.
- Durch Sympathikusstimulation (körperliche Aktivität) oder durch Zufuhr sympathikomimetischer Medikamente (z. B. Adrenalin, Noradrenalin, Dobutamin) wird die Kontraktionskraft gesteigert und das HZV nimmt zu.

17.3.6 Venöser Rückstrom

Venöser Rückstrom Rückfluss des gesamten venösen Blutes zum rechten Herzen. Wird durch Venenklappen in Richtung Herz gelenkt. Die Klappen verhindern, dass der Blutfluss sich umkehrt.

- Der venöse Rückstrom bestimmt wesentlich, wie viel Blut das Herz pro Minute auswirft, also das Herzminutenvolumen bzw. Herzzeitvolumen (HZV).
- Nimmt der venöse Rückstrom zu, werden die Herzmuskelfasern in der Diastole stärker gedehnt. Aufgrund der größeren Vordehnung kann sich der Muskel

stärker kontrahieren und mehr Blut auswerfen. Der Herzmuskel hat sich damit automatisch an die erhöhte Blutmenge angepasst.

- Ein vermehrter venöser Rückstrom hat zwei weitere Effekte:
  - Anstieg der Herzfrequenz, weil die Vorhöfe durch den Rückstrom stärker gedehnt werden (positive Chronotropie)
  - Zunahme der Kontraktionskraft des Myokards, bedingt durch Veränderungen im Herzstoffwechsel (positive Inotropie)

Treibende Kräfte des venösen Rückstroms:
- **Muskelpumpe**: presst die Venen Richtung Herz aus

- **Ventilebenenmechanismus**. Die Herzklappenebene wird durch die Kontraktion gesenkt. Hierdurch wird auch der Druck in den herznahen Venen erniedrigt und das Blut in das Herz gesaugt.
- **Atmung**: Bei der Inspiration nimmt das intrathorakale Volumen zu, der Druck in den intrathorakalen Venen wird subatmosphärisch („negativ") und das Blut wird in Richtung Herz gesaugt. Die Kontraktion des Zwerchfells erhöht den intraabdominellen Druck, hierdurch werden die intraabdominalen Venen ausgepresst.
- **Pulswelle**: Bei gemeinsam verlaufenden Arterien und Venen wird die arterielle Pulswelle auf die Venen übertragen und die Venen werden ebenfalls ausgepresst.

17

Kardiovaskuläre Medikamente

Inhaltsverzeichnis

© Springer-Verlag GmbH Deutschland, ein Teil von Springer Nature 2022
R. Larsen, *Wissens-Check Intensivmedizin für die Fachpflege*,
https://doi.org/10.1007/978-3-662-65062-2_18

18.1 In Kürze

Intensivpatienten benötigen sehr häufig kardiovaskuläre Medikamente, um die Herz-Kreislauf-Funktion zu stützen und die Durchblutung und O_2-Versorgung der Gewebe aufrechtzuerhalten. Am häufigsten werden positiv inotrope Substanzen und Vasopressoren eingesetzt.

18.2 Positiv inotrope Substanzen

Positiv inotrope Substanzen steigern die Kontraktionskraft des Herzens. Sie werden daher beim Intensivpatienten eingesetzt, wenn das HZV zu niedrig ist. Folgende Substanzgruppen stehen zur Verfügung:
- Katecholamine (am häufigsten verabreicht)
- Phosphodiesterasehemmer

18.2.1 Katecholamine

- Überträgerstoffe im zentralen und vegetativen Nervensystem
- Stimulieren die verschiedenen adrenergen und dopaminergen Rezeptoren (Sympathikomimetika)
- Körpereigene (endogene) Katecholamine: Adrenalin, Noradrenalin und Dopamin (s. ◘ Tab. 18.1)
- Synthetische Katecholamine: Dobutamin und Dopexamin (◘ Tab. 18.1)

18.2.1.1 Noradrenalin

- Transmitter postganglionärer sympathischer Nervenendigungen und bestimmter Systeme im zentralen Nervensystem
- Sehr kurze Wirkung; Halbwertszeit ca. 3 min

- **Wirkungen**
- Starker α-Rezeptoren-Agonist. Hauptwirkung: Vasokonstriktion mit Anstieg des Blutdrucks und Zunahme des venösen Rückstroms
- Schwacher β_1-Rezeptoren-Agonist. Geringe Steigerung der Kontraktionskraft des Herzens

- **Einsatz beim Intensivpatienten**
- Anhaltender Blutdruckabfall bzw. stark erniedrigter peripherer Gefäßwiderstand

◘ **Tab. 18.1** Wirkstärke von Katecholaminen

	HZV	Herz-frequenz	Arterieller Mitteldruck	Peripherer Widerstand	Nierendurch-blutung
Nor-adrenalin	↑↔	↔↑	↑↑↑	↑↑↑	↓↓↓
Dobutamin	↑↑↑	↑	↔↑	↓	↓
Adrenalin	↑↑	↑↑	↑↑	↑↑	↓↓
Dopamin[a]	↑↑↑	↑↑	↑	↑	↑↑↑

↑, ↑↑, ↑↑↑: leicht, mittel, stark ansteigend. ↓, ↓↓, ↓↓↓: leicht, mittel, stark abnehmend. ↔: gleichbleibend
[a]wird in Deutschland bei Intensivpatienten nur selten eingesetzt

18

Anwendung von Noradrenalin
- Medikament: Arterenol
- Dosierung grundsätzlich so niedrig wie möglich
- Nur über ZVK zuführen, Dauer der Zufuhr so kurz wie möglich, bei höheren Dosen unter invasiver Blutdruckmessung
- Perfusoransatz: 1 mg (1 Amp.) + 49 ml NaCl-Lösung = 20 µg/ml
- Bei schwerem Blutdruckabfall trotz Volumenzufuhr: 0,01–3 µg/kgKG/min über Perfusor
- Bei niedrigem Blutdruck und niedrigem HZV: mit **Dobutamin** kombinieren
- Fraktionierte Bolusinjektion zur raschen Blutdrucksteigerung: 10–20 µg i.v

■ **Nebenwirkungen**
- Mangeldurchblutung der Niere, des Darms und des Pankreas mit Organschäden
- Steigerung des myokardialen O_2-Verbrauchs
- Reflexbradykardie durch Aktivierung der Barorezeptoren
- Angst, Herzklopfen, Angina pectoris, Atemschwierigkeiten, Kopfschmerzen.

18.2.1.2 Dobutamin
- Synthetisches Katecholamin, bestehend aus Racematen, die unterschiedlich auf die adrenergen Rezeptoren wirken.
- Sehr kurze Wirkung; Halbwertszeit 2,4 min

■ **Wirkungen**
- Hauptwirkung: stimuliert die β_1- und β_2-Rezeptoren, geringfügig auch die α_1-Rezeptoren
- Zunahme der Myokardkontraktilität, des Schlagvolumens und des HZV

- Abnahme des peripheren und pulmonalen Gefäßwiderstands, des Wedge-Drucks und des ZVD
- Hohe Dosen (10–15 µg/kgKG/min): Anstieg der Herzfrequenz und des Blutdrucks

■ **Einsatz beim Intensivpatienten**
- Eingeschränkte linksventrikuläre Funktion
- Erniedrigtes HZV, erhöhte linksventrikuläre Füllungsdrücke, verminderte periphere Durchblutung

Anwendung von Dobutamin
- Medikament: Dobutrex und Generika
- 2,5–20 µg/kgKG/min über Perfusor und zentralen Venenkatheter
- Wenn arterieller Mitteldruck zu niedrig: mit Noradrenalin kombinieren

■ **Nebenwirkungen**
- Tachykardie, ventrikuläre Herzrhythmusstörungen (seltener als mit Dopamin)
- Abnahme des peripheren Gefäßwiderstands mit Blutdruckabfall
- In hohen Dosen: Blutdruckanstieg
- Hemmung der Thrombozytenfunktion bei mehrtägiger Anwendung
- Angst, Tremor, Kopfschmerzen

18.2.1.3 Adrenalin
- Körpereigenes Katecholamin, das im **Nebennierenmark** gebildet wird
- Wirkt nicht nur auf das Herz und die Blutgefäße, sondern beeinflusst als Hormon auch den Stoffwechsel und andere Funktionen
- Sehr kurze Wirkdauer, Halbwertszeit ca. 2 min

- **Wirkungen**
- Hauptwirkung: stimuliert die α- und β-Rezeptoren
- Die Wirkungen sind dosisabhängig:
  - Niedrige Dosen stimulieren primär die β-Rezeptoren
  - Mittlere Dosen stimulieren die α- und β-Rezeptoren
  - Hohe Dosen stimulieren v. a. die α-Rezeptoren

- **Einsatz beim Intensivpatienten**
- Primäre Substanz bei der kardiopulmonalen Reanimation
- Standardmedikament beim anaphylaktischen Schock
- Selten eingesetzt bei schwerer Herzinsuffizienz, meist bei kardiochirurgischen Patienten

---

Anwendung von Adrenalin
- Medikament: Suprarenin
- Perfusoransatz: 1 mg Adrenalin + 49 ml NaCl 0,9 %
- Low-output-Syndrom: 0,05–0,5 µg/kgKG/min über Perfusor
- Herzstillstand (1 mg auf 10 ml mit 0,9 % NaCl-Lösung verdünnt): 1 mg alle 3–5 min i.v.
- Stimulation des Herzens: 2–8 µg als Boli i.v. (Wirkdauer 1–5 min)
- Anaphylaktischer Schock: ca. 0,05–1 µg/kg/min über Perfusor

---

- **Nebenwirkungen**
- Tachykardie und Herzrhythmusstörungen bis hin zum Kammerflimmern
- Periphere Vasokonstriktion mit Zunahme des Gefäßwiderstands und Verschlechterung der Durchblutung wichtiger Organe (z. B. der Niere)
- Starker Blutdruckanstieg
- Steigerung des O_2-Bedarfs des Herzens
- Unruhe, Angst, Kopfschmerzen

18.2.1.4 Dopexamin

- **Wirkungen**
- Stimuliert die Dopaminrezeptoren und β_2-Rezeptoren, nur schwach die β_1-Rezeptoren
- Wirkt positiv inotrop und stark gefäßdilatierend
- Steigert die Herzfrequenz, das Schlagvolumen, das HZV und die Nierendurchblutung
- Dilatiert die Gefäße und senkt den Blutdruck

- **Anwendung beim Intensivpatienten**
- Akutbehandlung der schweren Herzinsuffizienz, die auf die Standardmedikamente nicht anspricht
- Anwendungsdauer: max. 48 h

Dosierung von Dopexamin
- Medikament: Dopacard
- 0,5 (Beginn)–1–4 µg/kgKG/min über Perfusor
- Dosen von 4 µg/kgKG/min sollten nicht überschritten werden

- **Nebenwirkungen**
- Tachykardie, Blutdruckabfall
- Zunahmen des O_2-Verbrauchs des Herzens
- Myokardischämien bei Patienten mit KHK

18.2.2 Phosphodiesterasehemmer

- Hemmen das Enzym Phosphodiesterase III und erhöhen den Gehalt des Herzmuskels an energiereichem Phosphat (cAMP)
- Relativ lange Halbwertszeit, daher schlechter steuerbar als die Katecholamine

- **Wirkungen**
- Positiv inotrop: Anstieg des HZV
- Dilatieren die Arterien und Venen: Blutdrucksenkung
- Werden wegen dieser kombinierten Effekte auch als Inodilatoren bezeichnet

- **Anwendung beim Intensivpatienten**
- Akuttherapie der schweren Herzinsuffizienz, die auf die Standardmedikamente nicht anspricht
- Akute postoperative Herzinsuffizienz, jeweils in Kombination mit anderen Substanzen

18.2.2.1 Milrinon

- Phosphodiesterasehemmer der 2. Generation
- Halbwertszeit 50 min

> **Dosierung von Milrinon**
> - Anfangsdosis beim Low-output-Syndrom 50 µg/kgKG als Bolus langsam i.v., danach ca. 0,5 µg/kgKG/min über Perfusor
> - Beim Auftreten von Herzrhythmusstörungen: Dosis reduzieren

18.2.3 Kalzium(sensitizer)

18.2.3.1 Levosimendan

- Kalziumsensitizer
- Wirkt positiv inotrop und vasodilatierend (Inodilatator). Steigert das HZV und senkt den Blutdruck
- Sehr lange Wirkdauer

- **Anwendung beim Intensivpatienten**
- Kurzzeitig bei akut dekompensierter chronischer Herzinsuffizienz, wenn eine konventionelle Therapie nicht ausreicht

> **Dosierung von Levosimendan**
> - Medikamen: Simdax
> - Initialer Bolus von 6–12 µg/kgKG über 10 min i.v.
> - Kontinuierliche Infusion von 0,1–0,2 µg/kgKG für 24 h
> - Bei Bedarf mit Dobutamin, Adrenalin oder Noradrenalin kombinieren

- **Nebenwirkungen**
- Herzrhythmusstörungen, Tachykardie (bei Patienten mit Herzinsuffizienz)
- Blutdruckabfall
- Kopfschmerzen, Schwindel, Übelkeit

18.2.3.2 Kalzium

- Positiv inotrop
- Nur sehr kurze Wirkdauer (einige Minuten)
- Deutliche Wirkungen nur bei **Hypokalzämie** zu erwarten.

> **Dosierung von Kalzium**
> - 5–10 mg/kgKG langsam i.v.

18.2.4 Vasopressin

- Arginin-Vasopressin (ADH, antidiuretisches Hormon) stammt aus dem Hypothalamus und reguliert den Wasserhaushalt
- Wird im vasodilatatorischen Schock in großer Menge freigesetzt

- **Wirkungen**
- Vasokonstriktion mit starkem Blutdruckanstieg
- Antidiurese
- „Geselligkeitshormon" (bei Mäusen)

■ **Indikation**
– Katecholaminresistenter vasodilatatorischen Schock

> **Dosierung von Vasopressin**
> – Katecholaminrefraktärer Schock
>   (z. B. durch Sepsis) 0,1 IE/min
> – Kardiale Reanimation: nicht empfoh-
>   len

18.3 β-Rezeptorenblocker

– Blockieren den β-adrenergen Rezep-
  tor und beeinträchtigen die Wirkung
  der β -adrenergen Agonisten, z. B. der
  Katecholamine

■ **Kardiovaskuläre Wirkungen**
– Negativ inotrop und negativ chronotrop:
  senken die Herzfrequenz und das Herz-
  zeitvolumen
– vermindern den Sauerstoffbedarf des
  Herzens (therapeutischer Zieleffekt)
– Wirken antihypertensiv
– Schwächen die Wirkung β-adrenerger
  Medikamente

■ **Klinische Anwendung**
– Hypertonie
– Koronare Herzerkrankung
– Herzrhythmusstörungen
– Obstruktive Kardiomyopathie
– **Mögliche Indikationen beim Intensiv-
  patienten**:
  – Supraventikuläre Tachykardie
  – Hypertonie

18.3.1 Esmolol

– Sehr kurze Halbwertszeit (ca. 9 min)
– Sehr gut steuerbar, daher für den
  Intensivpatienten besonders geeignet

> **Dosierung von Esmolol**
> – Medikament: Brevibloc
> – Initial 0,5–1–1,5 mg/kgKG, langsam
>   i.v.
> – Danach kontinuierliche Infusion von
>   6–12 mg/min, maximal 0,2–0,3 mg/
>   kgKG/min

■ **Nebenwirkungen und Gefahren**
– Herzinsuffizienz
– AV-Dissoziation oder Herzstillstand bei
  Patienten mit partiellem AV-Block
– Bronchokonstriktion (bei Asthmatikern
  sind β-Blocker kontraindiziert)

18.4 Blutdrucksenker

– Beim Intensivpatienten werden nur
  rasch wirkende und gut steuerbare Vasodilatatoren eingesetzt
– Die Wahl der Substanz richtet sich
  v. a. nach dem gewünschten hämodynamischen Effekt

18.4.1 Nitroglyzerin

■ **Wirkungen**
– Dilatiert v. a. die Venen. Der venöse
  Rückstrom nimmt ab und dadurch die
  Vorlast (Preload) des Herzens
– Bei i.v.-Zufuhr werden auch die Arterio-
  len dilatiert. Hierdurch nimmt die Nach-
  last (Afterload) des Herzens ebenfalls ab
– Verbessert die Durchblutung der
  Endokardregion durch Dilatation der
  Koronararterien
– Senkt den O_2-Bedarf des Herzens

> **Zu beachten**
> Bei Hypovolämie ist mit Nitroglyzerin
> allergrößte Vorsicht geboten: Gefahr des
> schlagartigen, schweren Blutdruckabfalls!

18

- **Einsatz beim Intensivpatienten**
- Erhöhter Blutdruck
- Senkung des linksventrikulären Füllungs-
  drucks und des myokardialen O_2-Ver-
  brauchs bei Patienten mit KHK

> **Dosierung von Nitroglyzerin**
> - 0,2–10 µg/kg/min über Perfusor

- **Nebenwirkungen**
- Blutdruckabfall, v. a. in höherer Dosie-
  rung
- Reflextachykardie
- Kopfschmerzen

18.4.2 Urapidil

- α_1-Rezeptor-Antagonist
- Wirkt peripher und zentral vasodilatierend
- Die Arteriolen werden stärker dilatiert
  als die Venolen
- Eine Tachykardie tritt nicht auf

- **Indikationen**
- Akute hypertensive Reaktionen beim
  Intensivpatienten
- Hypertensiver Notfall

> **Dosierung von Urapidil**
> - Medikament: Ebrantil
> - Anfangsbolus von 10–50 mg langsam
>   i.v., bei Bedarf nach ca. 5 min wieder-
>   holen unter EKG-Monitorkontrolle
> - Dann über Perfusor 5–40 mg/h bzw.
>   nach Wirkung
> - Perfusoransatz: 100 mg Urapidil
>   (20 ml) mit 30 ml NaCl 0,9 % ver-
>   dünnen (50 ml)

- **Nebenwirkungen**
- Starker Blutdruckabfall
- Verstärkter Effekt durch Volumenmangel, Cimetidin (Tagamet), β-Blocker
  und Kalziumantagonisten

18.4.3 Nifedipin

- Kalziumantagonist

- **Wirkungen**
- Relaxiert die Gefäßmuskulatur; senkt
  dadurch den Blutdruck
- Steigert die Koronardurchblutung
- Die blutdrucksenkende Wirkung wird
  durch β-Blocker und Thiaziddiuretika
  gesteigert. Bei Volumenmangel kann der
  Blutdruck bedrohlich abfallen.

- **Einsatz beim Intensivpatienten**
- Hypertensiver Notfall

> **Dosierung von Nifedipin beim hyper-
> tensiven Notfall**
> - Bolusinjektionen: ca. 0,4 mg Nifedi-
>   pin i.v.
> - Perfusordosierung: 0,63–1,25 mg/h (In-
>   fusion und Zuleitung vor Licht schüt-
>   zen!)
> - Kapseln: 5–10 mg zerbeißen

- **Nebenwirkungen**
- **Massiver Blutdruckabfall** (Nifedipin
  stärker als Nitrendipin)
- Reflextachykardie
  Kopfschmerzen, Hitzegefühl, Ge-
  sichtsflush, Benommenheit, Übelkeit
  und Erbrechen

18.4.4 Nitroprussid

- Extrem kurz wirkendes Zyanid
- Setzt NO frei und dilatiert dadurch die Arteriolen und die Venen: Der Blutdruck fällt ab
- Handelspräparat: Nipruss

- **Indikationen**
- Akute Blutdrucksenkung bei hypertensiven Notfällen
- Kontrollierte Hypotension

> **Dosierung von Nitroprussid beim hypertensiven Notfall**
> - Invasive Blutdruckmessung obligat!
> - Vorsichtig beginnen mit 0,2 µg/kg/min i.v., dann bis zu ca. 5 µg/kg/min

- **Nebenwirkungen**
- **Zyanidvergiftung** bei höherer Dosierung und bei Leber- oder Niereninsuffizienz (Antidot: Natriumthiosulfat)
- Schlagartiger Blutdruckabfall
- Zunahme intrapulmonaler Rechts-links-Shunts mit Abfall des paO_2
- Starker Blutdruckanstieg nach Unterbrechung der Zufuhr (Rebound-Hypertonie)

18.4.5 Prostanoide

- Prostazyklin und Iloprost (Ilomedin) dilatieren die Lungengefäße und vermindern dadurch die Rechtsherzbelastung
- Wirkdauer 2–3 min, sehr kurze Halbwertszeit
- Iloprost kann inhaliert werden

- **Indikationen**
- Pulmonale Hypertonie

18.5 Antiarrhythmika

18.5.1 Lidocain

- Lokalanästhetikum mit antiarrhythmischer Wirkung
- Verlangsamt die Erregungsausbreitung im Herzen. Kurze Wirkdauer; muss daher, nach Bolusinjektion, infundiert werden

- **Indikationen**
- Ventrikuläre Herzrhythmusstörungen

> **Dosierung**
> - 1–1,5 mg/kgKG als Bolus, dann kontinuierliche Infusion von 1–5 mg/min

- **Nebenwirkungen**
- Herzrhythmusstörungen, Blutdruckabfall

18.5.1.1 Propafenon
- Natriumkanal-Antagonist
- Vermindert die Erregbarkeit des Herzens

- **Indikationen**
- Ventrikuläre Extrasystolen
- Paroxysmale Tachykardien
- Paroxysmale supraventrikuläre Tachykardien
- Symptomatisches WPW-Syndrom

> **Dosierung von Propafenon**
> - Medikament: Rytmonorm
> - 0,5–1 mg/kgKG i.v., langsam unter kontinuierlicher EKG-Kontrolle

- **Gefahren**
- Kammerflimmern oder Asystolie
- Verbreiteter QRS-Komplex ist Zeichen toxischer Wirkung

18

18.5.1.2 Amiodaron

- Antiarrhythmikum
- Blockiert die spannungsabhängigen Kaliumkanäle
- Verlängert die Repolarisationsphase des Herzens
- Wirkt nicht negativ inotrop, kann daher auch bei eingeschränkter Herzfunktion angewendet werden. Enthält Jod

- **Indikationen**
- Therapieresistente salvenartige Extrasystolen und Kammertachykardien
- Vorhofflimmern, v. a. bei eingeschränkter Ventrikelfunktion
- Tachykarde supraventrikuläre Herzrhythmusstörungen
- Anhaltendes Kammerflimmern: nach der 3. erfolglosen Defibrillation

Dosierung von Amiodaron bei lebensbedrohlichen Herzrhythmusstörungen
- Medikament: Cordarex
- Anfangs 5 mg/kgKG langsam i.v. (mindestens 2 min)
- Keine 2. Injektion vor Ablauf von 15 min
- Einmalige Infusion von 300 mg innerhalb von 20 min bis 2 h
- Dauerinfusion: 10–20 mg/kgKG/24 h

- **Nebenwirkungen (bei i.v. Kurzzeitanwendung)**
- Blutdruckabfall
- Bradykardie

- **Kontraindikationen**
- Sinusknotensyndrom
- AV-Block II. und III. Grades
- Hyper- und Hypothyreose
- Jodallergie

18.5.1.3 Adenosin

- Körpereigenes Nukleosid mit extrem kurzer Wirkdauer (<10 s)
- Ist Bestandteil der Ribonukleinsäure (RNA)

- **Wirkungen**
- Blockiert, u. a., die Ausschüttung von Dopamin, Noradrenalin und Acetylcholin
- Senkt die Herzfrequenz und den Blutdruck
- Hemmt als körpereigener Stoff Entzündungsprozesse

- **Indikationen**
- Paroxysmale supraventrikuläre Tachykardie
- AV-Knoten-Reentry-Tachykardien
- WPW-Syndrom

- **Kontraindikationen**
- AV-Block Grad II oder III
- Sinusknotensyndrom
- Vorhofflimmern/-flattern
- COPD und Asthma bronchiale

Dosierung von Adenosin
- Nur unter Monitorüberwachung zuführen!
- 3 mg rasch i.v., wenn unwirksam: mit 6 mg wiederholen, wenn weiter unwirksam 9–12 mg nach 1–2 min
- Boli von 12 mg sollten nicht überschritten werden
- Halbwertszeit: 1–2 s

Reanimation und Postreanimationsbehandlung

Inhaltsverzeichnis

© Springer-Verlag GmbH Deutschland, ein Teil von Springer Nature 2022
R. Larsen, *Wissens-Check Intensivmedizin für die Fachpflege*,
https://doi.org/10.1007/978-3-662-65062-2_19

19.1 Herzstillstand

Herzstillstand
- Zustand, beim dem das Herz kein Blut mehr auswirft. Er führt sofort zum Kreislaufstillstand und nach kürzester Zeit auch zum Atemstillstand.

Wiederbelegungszeit
- Zeit, in der die Organe nach Eintreten des Herzstillstands ohne Schädigung wiederbelebt werden können:
  - Gehirn: ca. 3–5 min
  - Herz: ca. 15–30 min
- Hypothermie verlängert die Wiederbelebungszeit, Hyperthermie verkürzt sie.

19.1.1 Formen

Drei Formen werden unterschieden:
- **Kammerflimmern**: ungeordnete elektrische Erregung und Kontraktion der Kammern ohne Auswurf von Blut. Führt sofort zum Kreislaufstillstand
- **Asystolie**: schlaffer Herzstillstand ohne jede elektrische Aktivität
- **Pulslose elektrische Aktivität (PEA) oder elektromechanische Entkopplung**: elektrische Aktivität vorhanden, jedoch kein Auswurf von Blut und somit kein tastbarer Puls (nicht zu verwechseln mit ventrikulärer Tachykardie).

19.1.2 Feststellen des Herz-Kreislauf-Stillstands

- **Pulslosigkeit der großen Arterien**: A. carotis communis, A. femoralis
- Beim Intensivpatienten wird der Herzstillstand in der Regel auf dem **EKG-Monitor** festgestellt. Die Zeichen sind:
  - Nulllinie
  - Kammerflimmern/pulslose ventrikuläre Tachykardie

- Pulslose elektrische Aktivität
- Weitere klinische Zeichen:
  - Unnormale Atmung, agonale Atmung bzw. Schnappatmung (langsames, mühsames und lautes Atmen) oder Atemstillstand
  - Bewusstlosigkeit nach 6–12 s; nicht verwertbar bei sedierten oder primär bewusstlosen Patienten
  - Blutdruck nicht messbar
- **Unsichere Zeichen eines Herzstillstands**
  - Plötzlicher Abfall des endexspiratorischen CO_2 auf null
  - Weite, lichtstarre Pupillen: nach ca. 30–60 s
  - Hautblässe, Zyanose
  - Nicht messbarer Blutdruck, Pulslosigkeit der A. radialis
  - Generalisierte Krämpfe

19.1.3 Ursachen

Zwei Gruppen werden unterschieden:
- **Primärer Herzstillstand**: Ursache ist ein kardiales Geschehen
  - KHK, Myokardinfarkt, Herzrhythmusstörungen
  - Myokardhypertrophie, Myokarditis, Herzklappenfehler
  - Perikardtamponade
- **Sekundärer Herzstillstand**: Auslöser sind nichtkardiale Faktoren
  Von Bedeutung sind v. a. die 4 H und HITS
  - Vier H
    - Hypoxie
    - Hypovolämie
    - Hypo-/Hyperkaliämie
    - Hypothermie
  - HITS
    - Herzbeuteltamponade
    - Intoxikation
    - Thromboembolie: fulminante Lungenembolie
    - Spannungspneumothorax

19.1.4 Warnzeichen

Der innerklinische Herzstillstand tritt meist nicht schlagartig ein. Oft gehen ihm Warnzeichen voran, wie z. B.:

- **Atmung**: Luftnot, Tachypnoe, Bradypnoe, angestrengte Atmung, Verlegung der Atemwege
- **Herzfrequenz**: Tachykardie, Bradykardie
- **Systolischer Blutdruck**: Abfall ≤ 90 mmHg
- **Sauerstoffsättigung**: Abfall $\leq 91\%$, in der Regel durch Atemstörungen bedingt
- **Bewusstseinslage**: Delir, Eintrübung
- **Urinausscheidung**: Abnahme

- **Advanced Life Support** (ALS) oder fortgeschrittene Maßnahmen mit Hilfsmitteln und Medikamenten
  - EKG-Diagnose und EKG-Überwachung
  - Elektrische Defibrillation des Herzens
  - Endotracheale Intubation
  - Venöser Zugang
  - Gabe von Reanimationsmedikamenten, beginnend mit Adrenalin
- **Postreanimationsbehandlung** auf der Intensivstation

19.2 Praxis der kardiopulmonalen Reanimation

- Die Reanimation erfolgt nach den Algorithmen der internationalen Leitlinien. Abweichendes Vorgehen verschlechtert den Reanimationserfolg
- Sie muss **sofor**t begonnen werden, denn jede Minute Verzögerung bei der Reanimation vermindert die Überlebenschance um ca. 10 %
- Reanimation ist Teamarbeit, die eine kompetente Leitung und spezifische Aufgabenverteilung mit knappen Instruktionen erfordert

Reanimationsmaßnahmen nach den internationalen Leitlinien
- **Basic Life Support** (BLS) oder Basismaßnahmen ohne Hilfsmittel (Ausnahme: AED)
  - Feststellen des Herzstillstands
  - Freimachen der Atemwege
  - Beginn der Thoraxkompressionen (Herzdruckmassage) und Beatmung
  - Anschluss eines automatischen Defibrillators (AED)

19.2.1 Basic Life Support (BLS)

❯ **CRP-Leitlinie**: Ein Patient, der nicht reagiert und nicht normal atmet, hat einen Kreislaufstillstand. Bei ihm muss **sofort** die CPR mit 30 **Thoraxkompressionen** und 2 Beatmungshüben begonnen werden! Außerdem muss so schnell wie möglich ein **Defibrillator/AED** herbeigeholt und angeschlossen werden. Danach muss nach den Instruktionen des Geräts vorgegangen werden.

- **Grundsätze der Reanimation, die zu beachten sind**
- Für die Reanimation so früh wie möglich Unterstützung anfordern: Arzt, zusätzliche Fachpflegekräfte, ggf. REA-Team bzw. MET (medizinisches Einsatzteam)
- Umgehend einen Defibrillator/AED herbeischaffen (lassen) und einsetzen
- Patienten sofort in Rückenlage in bringen
- Patienten – wenn noch nicht oder nicht mehr intubiert – so rasch wie möglich intubieren
- Zufuhr von Anästhetika, Sedativa und Opioiden während der Reanimation unterbrechen. Erst nach Rückkehr des Spontankreislaufs kann eine Sedierung erwogen werden.

19

- Sofort nach **reversiblen Ursachen** des Herzstillstands suchen und beseitigen:
  - Verlegung der Atemwege, Tubusobstruktion: sofort beseitigen
  - Herztamponade: sofort entlasten durch Thorakotomie oder ultraschallgesteuerte Perikardiozentese, weil sonst die CRP nicht wirksam ist
  - Spannungspneumothorax: sofort Thoraxdrainage legen, weil sonst CPR nicht erfolgreich
  - Hyper-/Hypokaliämie: sofort zusätzlich medikamentös behandeln

19.2.1.1 Atmung und Atemwege

- Bei intubierten Patienten: Beatmung, Tubuslage und Durchgängigkeit überprüfen
- Bei nicht intubierten Patienten: rasch Atmung und Puls kontrollieren, umgehend endotracheal intubieren, wenn nicht möglich EGA einführen: Larynxmaske, Larynxtubus; im äußersten Notfall Koniotomie (Einzelheiten ▶ Kap. 26)
- Beatmung mit 100 %-igem Sauerstoff

19.2.1.2 Herzdruckmassage (HDM)

- Durch Herzkompressionen werden höchsten 30 % des normalen HZV ausgeworfen.
- Damit die Herzaktion wieder in Gang kommt, muss der koronare Perfusionsdruck bzw. der diastolische Druck ausreichend hoch sein.
- **Adrenalin** erhöht den peripheren Gefäßwiderstand und den diastolischen Aortendruck.

Vorgehen bei der Herzdruckmassage
- **Sofort** mit der Herzdruckmassage beginnen (feste Unterlage): 30 Herzkompressionen, gefolgt von 2 Beatmungshüben mit je 500–600 ml (Dauer maximal 2 s), dann wieder 30 Kompressionen und 2 Beatmungen
- Kompressionspunkt: Brustkorbmitte

- Technik: Thorax in senkrechter Richtung 5 bis maximal 6 cm tief eindrücken. Grundsatz: „drücke hart, drücke schnell". Thorax nach jeder Kompression entlasten; dabei nicht die Hände vom Druckpunkt nehmen.
- Kompressionsfrequenz: 120/min, Kompressions-Beatmungs-Verhältnis: 30:2
- Angestrebter diastolischer Mindestdruck: 25 mmHg (nur kontrollierbar bei invasiver Druckmessung)
- Wenn möglich: alle 2 Minuten Wechsel der komprimierenden Person. Dabei nur minimale Unterbrechung
- Kompressionen ohne Pause fortsetzen; nur für spezifische Interventionen wie Defibrillation oder Intubation unterbrechen, **maximal 10 s**

19.2.1.3 Beatmung

Die Mund-zu-Nase und die Mund-zu-Mund-Beatmung wird von professionellen Helfern nur angewandt, wenn Atemwegshilfsmittel (Tubus, extraglottischer Atemweg, EGA) nicht sofort einsetzbar sind (an Selbstschutz denken!)[1].

- Intubierte Patienten möglichst mit dem Respirator beatmen (10/min), ansonsten mit Atembeutel. Keinen PEEP anwenden. Herzkompressionen während der Beatmung nicht unterbrechen
- Nicht intubierte Patienten sofort mit Beutel/Maske beatmen oder EGA (Larynxmaske, Larynxtubus) einführen und darüber beatmen, ohne die HDM zu unterbrechen
- Wenn möglich umgehend endotracheal intubieren, besonders bei erhöhter Aspirationsgefahr oder Aspiration

---

1 Beatmung zählt streng genommen zu den ALS-Maßnahmen, auf der Intensivstation bei bereits intubierten Patienten relativiert sich dies jedoch.

- Dauer der Inspiration bei der Beatmung: ca. 1 s pro Beatmungshub, Gesamtdauer der 2 Beatmungshübe: maximal 10 s. Verhältnis von HDM:Beatmung = 30:2
- So früh wie möglich 100 %-igen Sauerstoff zuführen
- Die Kompressions-Beatmungs-Zyklen so lange fortsetzen, bis der Spontankreislauf zurückgekehrt ist.

19.2.1.4 Automatische externe Defibrillation

Je früher der Defibrillator bei einem defibrillierbaren Herzstillstand (Kammerflimmern/-flattern, pulslose Kammertachykardie) eingesetzt wird, desto größer sind die Überlebenschancen!

- **Praxis der automatischen Defibrillation**
- Klebeelektroden bei laufender Reanimation anbringen. Steht nur ein Helfer zur Verfügung, muss er hierfür die Kompression kurz unterbrechen.
- Den Anweisungen des Gerätes folgen.
- Während der Analyse den Patienten nicht berühren.
- Bei der Schockabgabe auf eigene Sicherheit achten.

19.3 Advanced Life Support (ALS)

- Intensivpflegepersonal und Intensivärzte beginnen beim Herzstillstand sofort mit BLS **und** ALS!
- Gleichzeitig wird nach reversiblen Ursachen für den Herzstillstand gesucht.

> **ASL-Maßnahmen der Reanimation**
> - EKG-Monitor: Diagnose der Art des Herzstillstandes und Überwachung der Reanimation
> - Defibrillation: bei Kammerflimmern und PVT

> - Endotracheale Intubation und Beatmung
> - Venöser Zugang
> - Medikamente, Infusionen

19.3.1 EKG-Diagnose und -Kontrolle der CPR

Der Patient muss so früh wie möglich an einen EKG-Monitor/Defibrillator angeschlossen werden, um die Art des Herzstillstandes festzustellen.

> **EKG-Kennzeichen des Herzstillstands**
> - **Asystolie**: isoelektrisches EKG (Nulllinie)
> - **Kammerflimmern**: ungeordnete (chaotische) elektrische Aktivität im EKG
> - **Pulslose ventrikuläre Tachykardie (PVT)**: schnelle ventrikuläre Erregungen (200–300 Schläge/min) ohne jeden Auswurf und ohne jede Füllung des Herzens
> - **Pulslose elektrische Aktivität (PEA)**: meist idioventrikulärer Rhythmus mit breit deformierten Kammerkomplexen niedriger Frequenz ohne Puls. Reizleitungssystem ist vom Myokard entkoppelt.

19.3.2 Defibrillation

> Kammerflimmern und Kammertachykardie können defibrilliert werden, Asystolie und PEA nicht!

- Kammerflimmern ist die häufigste Form des *primären* Herzstillstands. Therapie der Wahl ist die elektrische Defibrillation.

19

- Intensivpatienten am Monitor werden bei direkt beobachtetem Kammerflimmern sofort – als erste Maßnahme – 1- bis 3-mal schnell hintereinander defibrilliert. Ist auch die dritte Defibrillation nicht erfolgreich, wird sofort mit den Thoraxkompressionen begonnen (2 min)
- Sind bereits mehrere Minuten vergangen, bevor der Patient pulslos aufgefunden wurde, müssen vor der Defibrillation die Herzkompressionen und die Beatmung begonnen werden
- Für die Defibrillation muss die Herzdruckmassage unterbrochen werden, jedoch höchsten 5–10 s

▪ Defibrillation bei Kammerflimmern und pVT

- Unter laufender Herzkompression selbstklebende Elektroden (Pads) aufbringen, gleichzeitig den Defibrillator einschalten (Defibrillationsmodus)
- Sobald der Defibrillator funktionsbereit ist: Thoraxkompression für die Rhythmusanalyse maximal für 2 s unterbrechen
- Sobald der Rhythmus festgestellt worden ist: Thoraxkompressionen sofort wieder aufnehmen
- Liegt ein defibrillierbarer Rhythmus vor (Kammerflimmern oder pVT): Defibrillator unter laufender Kompression auf den empfohlenen Joule-Wert einstellen (biphasisch 120-200 J, monophasisch 360 J) und laden.
- Sobald der Defibrillator vollständig geladen ist, werden die Thoraxkompressionen unterbrochen; kein Teammitglied befindet sich noch in Kontakt mit dem Patienten und der Defibrillator wird ausgelöst. Dieser Vorgang dauert maximal 5 sec.
- Sofort nach Abgabe der Defibrillationsenergie den CPR-Zyklus für 2 min fortsetzen – ohne weitere Rhythmusanalyse!
- Nach 2 min erneut den Rhythmus feststellen. Wenn weiter Flimmern vorliegt:

erneut defibrillieren mit der gleichen Energiemenge (evtl. auch höher)
- Danach **sofor**t 2 min BLS), dann erst Puls- und EKG-Kontrolle
- Wenn weiter Kammerflimmern oder VT besteht: erneut defibrillieren
- Danach **sofort** 2 min BLS, danach EKG-Kontrolle
- Wenn weiter KF/VT besteht: erneut defibrillieren, danach sofort wieder BLS sowie 1 mg Adrenalin (Suprarenin 1 mg auf 10 ml NaCl 0,9 %) und 300 mg Amiodaron (2 Ampullen, unverdünnt) i.v., jeweils rasch injiziert.
- Weiterer 2-min-BLS, danach EKG-Kontrolle. Wenn weiter KF/VT:
  - 1 mg Adrenalin i.v. und Defibrillation
  - Danach 2 min BLS ,
  - Dann wieder EKG-Kontrolle
- Nach 5 erfolglosen Defibrillationen können weitere 150 mg Amiodaron injiziert werden
- Unabhängig vom Herzrhythmus werden **alle 3-5 min 1 mg Adrenalin i.v.** injiziert, bis der Spontankreislauf zurückkehrt. Die CPR darf während der Injektion nicht unterbrochen werden!

19.3.3 Endotracheale Intubation

- So früh wie möglich und ohne wesentlichen Zeitverlust
- Korrekte Tubuslage sofort durch CO_2-Messung überprüfen

▪ CO_2-Messung unter CPR
Feststellung von
- Tubuslage (häufig Fehlintubation des Ösophagus unter Reanimation)
- Beatmungsfrequenz
- Qualität der Reanimationsmaßnahmen: schlecht, wenn CO_2 anhaltend sehr niedrig
- Rückkehr des Spontankreislauf (▶ Abschn. 19.4: plötzlicher Anstieg des $etCO_2$

Zu beachten
Angestrebt werden CO_2-Werte von ca. 20 mmHg während der Reanimation.

19.3.4 Zugang zum Gefäßsystem

- **Venöser Zugang**
  - ALS erfordert einen venösen Zugang, über den die Reanimationsmedikamente zugeführt werden. Erste Wahl ist die periphervenöse Kanüle, nicht der ZVK.
- **Intraossäre Kanüle**
  - Sie wird nur eingeführt (meist in die Tibia), wenn auch nach wiederholten Versuchen kein periphervenöser Zugang angelegt werden kann.
- **Arterielle Kanüle**
  - Vorteilhaft bei ALS, da hiermit der durch die Herzdruckmassage erzeugte Blutdruck direkt kontrolliert werden kann.

19.3.5 Reanimationsmedikamente

- Alle Medikamente werden i.v. zugeführt, in Ausnahmefällen auch intraossär.
- Die Zufuhr über den Endotrachealtubus ist nicht mehr üblich.

19.3.5.1 Adrenalin

- Standardmedikament der Reanimation
- Wird bei nichtdefibrillierbarem Herzstillstand so früh wie möglich gegeben
- Wirkung bei CPR: periphere Vasokonstriktion, Anstieg des diastolischen Blutdrucks und dadurch der Koronardurchblutung, Stimulation des Sinusknotens

■ **Indikationen**
- Bei Asystolie oder PEA: sofort nach der ersten Rhythmusanalyse im EKG

- Bei Kammerflimmern oder VT: nach drei erfolglosen Reanimationszyklen direkt nach Wiederaufnahme der Herzkompressionen i.v. injizieren

Adrenalindosierung beim Herzstillstand
- Medikament: Suprarenin
- Anfangs 1 mg i.v. oder i.o., mit 20 ml isotoner Flüssigkeit nachspülen
- Wiederholungsdosen: 1 mg alle 3–5 min i.v./i.o.
- So lange zuführen, bis der Spontankreislauf zurückkehrt oder die Reanimation abgebrochen wird

19.3.5.2 Amiodaron

- Kaliumkanalblocker
- Senkt die Defibrillationsschwelle des Herzens
- Wirkt stark antiarrhythmisch

■ **Indikationen**
- Therapierefraktäres Kammerflimmern oder therapierefraktäre pulslose Kammertachykardie
- Kammertachykardie mit hämodynamischer Instabilität oder andere anhaltende Tachyarrhythmien

Amiodarondosierung beim Herzstillstand
- 300 mg i.v. (6 ml = 2 Amp., gelöst in G 5 %), wenn nach drei Defibrillation weiter Kammerflimmern oder VT besteht
- Weitere 150 mg nach 5 erfolglosen Defibrillationen, gefolgt von 900 mg/24 h über Perfusor

19.3.5.3 Lidocain

- Kann statt Amiodaron bei anhaltendem Kammerflimmern/VT verwendet werden

19

> **Lidocaindosierung beim Herzstillstand**
> - 1,5 mg/kgKG als Bolus i.v., bei Bedarf zusätzliche 1,5 mg/kgKG nach jeweils 3–5 min

19.3.5.4 Natriumbikarbonat

- Puffersubstanz
- Wird bei metabolischer Azidose zugeführt
- Der Routineeinsatz bei der CPR wird nicht empfohlen (fraglicher Nutzen, Nebenwirkungen)

▪ **Indikationen**
- Möglicherweise nützlich bei lange dauernder Reanimation mit schwerer metabolischer Azidose
- Bei Herzstillstand durch Hyperkaliämie wirksam und indiziert

> **Natriumbikarbonatdosierung beim Herzstillstand**
> - 50 mmol (50 ml 8,4 %) per Infusion nach den ersten 10 min CPR. Wenn CPR erfolglos: jeweils 0,5 mmol/kg alle 10 min
> - Säure-Basen-Haushalt und Blutgase kontrollieren

19.3.5.5 Notfall-Lysetherapie

- Bei dringendem Verdacht auf fulminante Lungenembolie
- Mögliche Medikamente: Alteplase, Reteplase, Tenecteplase

19.3.5.6 Weitere Medikamente

- **Atropin**: nach Leitlinie beim Herzstillstand nicht indiziert
- **Vasopressin**: nicht empfohlen
- **Kalzium**: nicht routinemäßig einsetzen, sondern nur bei Hyperkaliämie, Hypokalzämie und bei Vergiftung mit Kalziumantagonisten.

Dosierung: 10 ml Kalziumglukonat, bei Bedarf nachinjizieren
- **Magnesium**: Nutzen nicht gesichert, möglicherweise wirksam bei therapierefraktärem Kammerflimmern, weiterhin bei PVT mit Verdacht auf Torsades des pointes, bei VT und PVT mit Magnesiummangel (Diuretika, Hypokaliämie) sowie bei Digitalisintoxikation
- **Noradrenalin**: oft erforderlich, nachdem der Spontankreislauf zurückgekehrt ist

19.3.6 Asystolie und PEA

- Asystolie und PEA sind meist *sekundär* bedingt, d. h. nicht durch eine Herzerkrankung, daher muss umgehend die Ursache gefunden und beseitigt werden.
- Mit der **Echokardiographie** können folgende Auslöser festgestellt werden:
  - Lungenembolie
  - Pneumothorax
  - Hypovolämie
  - Herzbeuteltamponade
  - Pseudo-PEA

▪ **Vorgehen bei Asystolie und bei PEA**
- Kreislaufstillstand feststellen
- Sofort Basismaßnahmen (BLS) beginnen:
  - Thoraxkompression (100–120/min) und Beatmung 30:2
  - Selbstklebende Elektroden (PAD) anbringen, dabei BLS fortsetzen
  - Rhythmusanalyse über Defibrillator vornehmen
  - Sofort 1 mg Adrenalin i.v. injizieren, wenn Zugang liegt. Bei gesicherter Asystolie: kein Defibrillationsversuch!
- Nach 2 Minuten CPR: Herzrhythmus erneut überprüfen:
  - Wenn weiterhin Asystolie: 1 mg Adrenalin (1 Amp. + 9 ml NaCl 0,9 %) i.v. injizieren, sobald ein peripthervenöser Zugang geschaffen wurde.
  - CPR fortsetzen

– Alle 3–5 min erneut 1 mg Adrenalin, wenn kein Puls zu tasten ist (insgesamt 3-mal)
- Sicheren Atemweg schaffen (maximal 10 s):
  – Trachealtubus (Kontrolle mit Kapnometrie empfohlen). Wenn nicht möglich: EGA (Larynxmaske, Larynxtubus) oder I-Gel einführen
  – Liegt der Atemweg sicher, kann die Herzkompression kontinuierlich fortgesetzt werden, d. h. ohne Unterbrechung während der Beatmung
- 100 % Sauerstoff zuführen
- Wenn auf dem EKG-Monitor P-Wellen vorhanden sind, transkutanen Herzschrittmacher erwägen (jedoch nicht bei reiner Asystolie)
- Wenn keine elektrische Aktivität vorhanden: Zyklus erneut beginnen
- Erneute Injektion von 1 mg Adrenalin i.v. (jeweils alle 3–5 min)
- Wenn Kammerflimmern erkennbar: ▶ Abschn. 19.3.2

19.4 Wie erkenne ich die Rückkehr des Spontankreislaufs?

- Tastbare Pulse, messbarer Blutdruck
- Abrupter Anstieg des $etCO_2$ (meist ≥40 mmHg)
- Spontane arterielle Druckwellen auf dem Monitor bei invasiver Druckmessung
- Klinische Zeichen: Atembemühungen, Bewegungen und Augenöffnen können Zeichen des ROSC sein (nicht bei analgosedierten Patienten)

❯ Wenn der Spontankreislauf (ROSC) zurückkehrt, wird die Reanimation gestoppt.

19.5 Spezielle Maßnahmen und Verfahren

19.5.1 Mechanische Thoraxkompressionsgeräte

- Der routinemäßige Einsatz wird in den Leitlinien nicht empfohlen, da die Überlebenschancen nicht verbessert werden
- **Indikationen**:
  – Entlastung des Reanimationsteams bei langdauernder Reanimation
  – Transport unter Reanimationsbedingungen
  – Wiederkehrende Reanimationsbedingungen im Herzkatheterlabor

19.5.2 Sonographie

- Hiermit lassen sich einige reversible Ursachen des Herzstillstands feststellen (4 H, HITS; ▶ Abschn. 19.1.3), z. B. Herzbeuteltamponade, Pneumothorax
- Die HDM darf hierfür nur ganz kurz unterbrochen werden

19.5.3 Offene (interne) Herzkompression

- Sie ist indiziert, wenn nur hiermit der Kreislauf wiederhergestellt werden kann!
- **Voraussetzung**: geübter Helfer bzw. Operateur
  Situationen: massive intrathorakale Blutungen, intraoperativer Herzstillstand bei Oberbauch- oder Thoraxeingriffen mit direktem operativem Zugang zum Herzen

19

19.5.4 Clamshell-Thorakotomie

- Beiderseitige vordere Thorakotomie im 5. Interkostalraum
- Notfalleingriff als letzter Versuch bei penetrierenden Thorax- oder Oberbauchverletzungen mit Perikardtamponade und nachfolgendem Herz-Kreislauf-Stillstand
- Ziel ist die Entlastung des tamponierten Herzens.
- Voraussetzung: Der Herzstillstand darf nicht länger als 10 min zurückliegen.

19.5.5 (Extrakorporale kardiopulmonale Reanimation)

- Implantation eines ECLS (Extracorporeal Life Support System) unter laufender CPR
- Kanüliert wird dabei meist perkutan mit Seldinger-Technik über die V. femoralis (Abfluss des Blutes) und die A. femoralis (Zurückpumpen des Blutes).
- **Voraussetzungen**
  - Beobachteter Kreislaufstillstand
  - Laienreanimation
  - Anfangs defibrillierbarer Herzstillstand oder Verdacht auf Lungenembolie
  - CPR kontraindiziert

19.6 Abbruch der Reanimation

- Individuelle Entscheidung
- Hinweise auf eine vermutlich nicht erfolgreiche Reanimation sind:
  - Anhaltende Asystolie trotz 20-minütiger CPR
  - Kein Spontankreislauf nach 30–40 min CPR bei anhaltendem Kammerflimmern

19.7 Komplikationen der Reanimationsmaßnahmen

Sie entstehen in erster Linie durch die Thoraxkompressionen, begünstigt durch technische Fehler, bei alten Patienten auch durch einen starren Thorax.

- Sehr häufig: Rippenfrakturen
- Pneumothorax, Hämatothorax
- Leber-, Milz- und Magenruptur
- Zwerchfellruptur
- Pulmonale Aspiration (sofern Patient nicht intubiert)

19.8 Postreanimationsbehandlung

Nur wenige Patienten erwachen kurz nach Rückkehr des Spontankreislaufs. Die meisten bleiben zunächst komatös, bei vielen entwickelt sich ein **Postreanimationssyndrom**. Daher gilt:

> Alle reanimierten Patienten müssen auf einer Intensivstation überwacht und behandelt werden, unabhängig von ihrem Bewusstseinszustand.

19.8.1 Primärmaßnahmen

- Patienten, die unter oder direkt nach der Reanimation erwachen, benötigen keine Intubation und Beatmung und auch keine Hypothermie.
- Sie erhalten Sauerstoff über Maske, wenn die arterielle O_2-Sättigung unter 94 % fällt.

- **Basismonitoring nach Aufnahme auf die Intensivstation**
- EKG-Monitor
- Pulsoxymetrie
- Invasive Blutdruckmessung

- Zentraler Venenkatheter
- Blasenkatheter
- Kontinuierliche Kerntemperaturmessung
- Nur, wenn erforderlich:
  - Erweitertes hämodynamisches Monitoring
  - Kontinuierliche EEG-Ableitung

■ **Diagnostische Maßnahmen direkt nach der Aufnahme**
- Kardiale Ursache vermutet: 12-Kanal-EKG, Echokardiographie, Koronarangiographie plus PCI
- Extrakardiale Ursache vermutet: Schädel-CT, Thorax-CT, Abdomen-CT, Pulmonalisangiographie, Blutgase, Elektrolyt- und Säure-Basen-Status

■ **Basistherapie**
- Kardiovaskuläre Medikamente, systolischer Blutdruck >90 mmHg, arterieller Mitteldruck >65 mm Hg
- SpO_2 92–98 % (Hypoxie und Hyperoxie vermeiden)
- Normoventilation: $paCO_2$ ca. 35–45 mmHg (Hypo- und Hyperkapnie vermeiden)
- Lungenprotektive Beatmung
- Hypothermie für 24 h (32–36 °C; Übersicht TTM, ► Abschn. 19.8.2.1), Hyperthermie vermeiden, da hirnschädigend
- **Blutzucker** ≤180 mg/dl: Hyperglykämie verschlechtert das neurologische Ergebnis. Zu enge Einstellung wegen der Hypoglykämie aber vermeiden.

19.8.2 Postreanimationssyndrom

Das Postreanimationssyndrom umfasst folgende Teilstörungen:
- Postreanimationskardiomyopathie mit niedrigem HZV und niedrigem Blutdruck, Herzrhythmusstörungen
- Hypoxisch-ischämische Enzephalopathie

- Reperfusionssyndrom: systemische Schäden durch die Ganzkörperischämie und die anschließende Rückkehr der Durchblutung (Reperfusionsschaden) mit variablen Organfunktionsstörungen

19.8.2.1 Hypoxisch-ischämische Enzephalopathie (HIE)

Ursache ist die fehlende oder ungenügende Hirndurchblutung während des Herzstillstands und der Reanimation.

Klinische Zeichen der HIE
- Vorübergehendes Koma
- Akutes Psychosyndrom mit Verwirrtheit, Agitiertheit und Orientierungsstörungen
- Neurokognitive Funktionsstörungen verschiedenen Grades
- Epileptische Anfälle
- Myoklonien, Lance-Adams-Syndrom
- SRW: Syndrom der reaktionslosen Wachheit (ältere Begriffe: vegetativer Zustand, apallisches Syndrom)
- SMB: Syndrom des minimalen Bewusstseins

- Es gelten die Grundprinzipien der Intensivmedizin:
  - Überwachung der Vitalparameter
  - Sicherung vom Oxygenierung, Ventilation und Hämodynamik
- Komatöse Patienten benötigen eine spezifische hirnorientierte Therapie.

19.8.2.2 Vorgehen bei komatösen Patienten

- Wesentliches Behandlungsziel: Verhinderung oder Minimierung neurologischer Folgeschäden und die Behandlung neurologischer Komplikationen.

19

- **Zielgerichtetes Temperaturmanagement (TTM)**
- Eine milde Abkühlung (Hypothermie) kann neuroprotektiv wirken
- Hyperthermie und Fieber haben dagegen eine hirnschädigende Wirkung und müssen strikt vermieden werden.

Vorgehen bei der TTM[2]
- Intubierter, kontrolliert-beatmeter und sedierter Patient, normoventiliert, SO_2 94 %, keine Hyperoxie
- Kältezittern vermeiden, ausreichend analgosedieren, wenn nötig relaxieren
- **Kühlverfahren**: Kühldecken, Kühlkissen, Infusion 4 °C kalter Lösungen, Kühlkatheter in der V. femoralis oder V. subclavia oder extrakorporale Zirkulation
- **Beginn**: sofort nach ROSC
- **Zieltemperatur**: 32–36 °C Kerntemperatur
- **Dauer**: 24 h
- **Wiedererwärmung**: maximal 0,5 °C/h

- Nach Wiedererwärmung NSE-Wert bestimmen, naah 72 h erneut, bei Bedarf MRT des Gehirns

- **Nebenwirkungen und Komplikationen der Hypothermie**
- Arrhythmien (meist Bradykardie)
- Gesteigerte Diurese
- Elektrolytstörungen
- Hyperglykämie

- Störungen der Blutgerinnung, Verstärkung von Blutungen
- Schwächung der Immunabwehr, gesteigerte Infektionsrate
- Verstärkte und verlängerte Wirkung von Sedativa, Opioiden, Muskelrelaxanzien und anderen Medikamenten

- **Weitere Maßnahmen**
- **Anhaltende epileptische** oder **anhaltend myoklonische Anfälle** werden medikamentös behandelt, z. B. mit Benzodiazepinen, Valproat, Phenytoin, Propofol

19.8.3 Vorhersagen zum weiteren Verlauf

❯ **Cave!** In den ersten 3 Tagen nach Reanimation sind bei komatösen Patienten **keine** eindeutigen Aussagen zum neurologischen Verlauf möglich.

- **Befunde, die 72 h nach Rückkehr des Spontankreislauf auf eine schlechte Prognose hinweisen**
- Beidseits fehlende Pupillenlichtreaktion, fehlende Kornealreflexe
- Status myoklonischer Anfälle
- EEG mit Burst Suppression
- Nicht auslösbare SSEP (bereits 24 h nach ROSC)
- NSE-Wert $\geq$90 ng/ml 3 Tage nach der Reanimation

- **cCT und cMRT**
- Der prognostische Aussagewert ist gering.
- Ein unauffälliges cCT schließt eine schwere hypoxische Enzephalopathie nicht aus!

---

2 Die optimale Zieltemperatur sowie Beginn und Dauer der Hypothermie sind nicht bekannt.

Akute Herzinsuffizienz, kardiogener Schock

Inhaltsverzeichnis

© Springer-Verlag GmbH Deutschland, ein Teil von Springer Nature 2022
R. Larsen, *Wissens-Check Intensivmedizin für die Fachpflege*,
https://doi.org/10.1007/978-3-662-65062-2_20

20.1   In Kürze

Akute Herzinsuffizienz Ungenügende Blutversorgung der Organe durch eine akute Funktionsstörung des Herzens

Vorwärtsversagen Auswurf des Herzens ist erniedrigt (low-output), die Körperperipherie wird ungenügend durchblutet.

Rückwärtsversagen Blut staut sich vor dem linken oder dem rechten Herzen.

Hyperdynamer Kreislauf oder Hyperzirkulation Der Auswurf des Herzens ist erhöht, die Mikrozirkulation beeinträchtigt, z. B. bei schwerer Sepsis.

Nach der **Lokalisation** unterscheidet man:
- Linksherzinsuffizienz: Betroffen ist nur der linke Ventrikel.
- Rechtsherzinsuffizienz: Betroffen ist nur der rechte Ventrikel.
- Globale Herzinsuffizienz: Beide Ventrikel sind betroffen.

Nach dem zeitlichen **Verlauf** werden unterschieden:
- Neu aufgetretene Herzinsuffizienz („De-novo-Herzinsuffizienz")
- Akut dekompensierte chronische Herzinsuffizienz (ADCHF), meist ausgelöst durch Arrhythmien, Klappenfunktionsstörungen und akute kardiale Ischämien.

20.2   Akute Linksherzinsuffizienz

Etwa 30 % der Intensivpatienten entwickeln im Verlauf ihrer Behandlung eine akute Linksherzinsuffizienz. Die Prognose ist schlecht.

- **Häufigste Ursachen**
- Myokardinfarkt (▶ Kap. 21)
- Akute Dekompensation einer chronischen Linksherzinsuffizienz

- Sepsis (▶ Kap. 40)
- Folge eines herzchirurgischen Eingriffs (Low-output-Syndrom ▶ Kap. 36)

- **Pathophysiologie**
- Schlagartiger Abfall des Herzzeitvolumens mit interstitiellem und alveolärem Lungenödem
- Abnahme der Lungencompliance, Zunahme des Atemwegswiderstandes und der Atemarbeit
- Störungen der Oxygenierung durch Abnahme der Gasaustauschfläche mit Abfall des paO_2 bzw. der arteriellen O_2-Sättigung
- Periphere Vasokonstriktion, Zentralisation
- Blutdruckabfall

- **Symptome und Zeichen**
- Todesangst
- **Leitsymptome**: Angst, Dyspnoe
- Tachypnoe, Orthopnoe, interstitielles, zusätzlich alveoläres Lungenödem
- Stauungsbronchitis
- Husten, evtl. blutig-schaumiger Auswurf
- Zyanose
- Tachykardie, niedriger Blutdruck
- Auskultation
  - Thorax: anfangs Giemen, dann Brodeln über der Lunge, feuchte Rasselgeräusche
  - Herz: oft Galopprhythmus (3. Herzton) oder 4. Herzton
- Abnahme der Urinausscheidung
- Kardiogener Schock

20.2.1   Diagnostik

- Die Diagnose ergibt sich aus der Vorgeschichte, dem klinischen Bild und den Untersuchungsergebnissen.
- Mit der Therapie muss sofort begonnen werden.

20

Diagnostik bei akuter Herzinsuffizienz
- **12-Kanal-EKG:**
  - Pathologisch, je nach Grundkrankheit
  - Sofort indiziert, um einen Myokardinfarkt als Ursache auszuschließen
- **Bildgebung:**
  - Transthorakale Echokardiographie mit Bestimmung der Ejektionsfraktion
  - Thoraxröntgenbild
  - Herzkatheter bzw. PCI bei Hinweis auf koronare Herzerkrankung bzw. Myokardinfarkt
- **Blutgase:** paO_2 erniedrigt, $paCO_2$ anfangs erniedrigt (kompensatorische Hyperventilation), später erhöht
- **Labor:**
  - Herzenzyme, BNP >400 pg/ml oder NT-BNP >1600 pg/ml Aber: Beim Intensivpatienten geringe Spezifität
  - Elektrolyte, Harnstoff, Kreatinin, geschätzte glomeruläre Filtrationsrate
  - Transaminasen, Bilirubin, Ferritin, totale Eisenbindungskapazität, Bestimmung der Schilddrüsenfunktion, Blutbild

- **Röntgenbild**
Stauungszeichen; interstitielles Lungenödem, später alveoläres Lungenödem, Hypertrophie und Dilatation des Herzens

- **Echokardiographie**
- Wichtigste apparative Untersuchung bei Verdacht auf akute Herzinsuffizienz
- **Befunde:**
  - Dilatation des linken Ventrikels mit eingeschränkter Myokardkontraktilität
  - Weitere Befunde hängen ab von der zugrunde liegenden Ursache, z. B. Herztamponade, Perikarderguss, Herzklappenfehler

- **HZV-Messung**
- Erniedrigtes HZV (<5 l/min) oder erniedrigter Herzindex, CI: <2,2/min/m²
- Bei kardial bedingtem Lungenödem: Erhöhter PCWP: >18 mmHg (gemessen über Pulmonaliskatheter)

20.2.2 Therapie und Überwachung

Therapieprinzipien
- Herz entlasten und Herzleistung verbessern
- Erniedrigten Blutdruck anheben
- Oxygenierung normalisieren
- Schäden anderer Organe verhindern
- Wenn möglich: die auslösenden Ursachen beseitigen

20.2.2.1 Basismaßnahmen
- Oberkörperhochlagerung
- Sauerstoff >6 l/min über Maske oder Nasensonde, um die Oxygenierung zu verbessern
  - Angestrebte SaO_2 94–98 %, Hämoglobin 7–9 g/dl
- Diuretika
- Vasodilatoren
- Sedierung/Anxiolyse
- Bei Schmerzen (akutes Koronarsyndrom): Analgetika
- Flüssigkeitsrestriktion (750–100 ml/d). Keine Volumenzufuhr beim akuten Lungenödem!

20.2.2.2 Medikamentöse Therapie
- **Diuretika**
- Schleifendiuretika, z. B. Furosemid werden bevorzugt, weil die Wirkung rasch eintritt.
- **Wirkung:** senken die Vorlast des Herzens durch vermehrte Flüssigkeitsausscheidung und venöses Pooling
- **Dosierung:** 40–80 mg Furosemid i.v., direkt nach der Aufnahme des Patienten
- Bei therapieresistenten Ödemen notfalls mit Diuretika einer anderer Wirkgruppe kombinieren

- **Vasodilatatoren**
- **Wirkung**: senken die Vor- und Nachlast des Herzens. Hierdurch steigt das Schlagvolumen an.
- Eingesetzt werden **Nitrate** wie Nitroglycerin oder Isosorbiddinitrat, kombiniert mit niedrig dosiertem Furosemid (40–80 mg). **Nitroprussid-Natrium** wird nur beim schweren akuten Herzversagen angewandt
- **Dosierung**: Isosorbiddinitrat 3 mg alle 5 min bzw. 4 mg alle 4 min bis zum Anstieg der SaO$_2$ auf über 96 %
- Vorsichtig dosieren, da sonst der Blutdruck unkontrolliert abfallen kann.
- Bei Hypotension (systolischer Blutdruck <110 mmHg) sollten Nitrate nicht eingesetzt werden.

- **Positiv inotrope Substanzen und Vasopressoren**
- **Dobutamin** steigert die Myokardkontraktilität, ohne den Gefäßwiderstand zu erhöhen und ist das Katecholamin der 1. Wahl, steigert aber den O$_2$-Bedarf des Herzens.
- Bei anhaltend niedrigem Blutdruck wird Dobutamin mit **Noradrenalin** (Arterenol) kombiniert.
- **Phosphodiesterasehemmer** (z. B. Enoximon, Milrinon) wirken positiv inotrop und vasodilatierend; hierdurch Anstieg des HZV bei gleichzeitiger Abnahme der Vor- und Nachlast (**Cave!** Starker Blutdruckabfall bei Hypovolämie); indiziert bei schwerem Lungenödem.
- **Levosimendan** wirkt als „Kalziumsensitizer" positiv inotrop und kann anstelle der Phosphodiesterasehemmer eingesetzt werden

20.2.2.3 Respiratorische Therapie

- Bei anhaltendem Lungenödem bzw. anhaltender Hypoxämie (erniedrigte SaO$_2$) und/oder Tachypnoe: NIV mit PEEP
- Bei muskulärer Erschöpfung, Bewusstseinstrübung oder kardiogenem Schock:

lungenprotektive invasive Beatmung (mit PEEP)
- Weitere Maßnahmen zur **Verbesserung der O$_2$-Versorgung**:
  - Hämoglobin 7–9 g/dl
  - Serumlaktat <2,2 mmol/l

20.2.2.4 Kardioversion

- Bei hämodynamischer Instabilität durch ventrikuläre Tachykardien
- Medikamentöse Kardioversion: Amiodaron ist Mittel der 1. Wahl

20.2.2.5 Monitoring

- EKG-Monitor
- Invasive Blutdruckmessung
- Kontinuierliche Pulsoxymetrie
- Arterielle Blutgasanalysen, Serumlaktat
- Zentralvenöse O$_2$-Sättigung
- PiCCO-Monitoring: HZV-Messung, in speziellen Fällen Pulmonaliskatheter
- Blasenkatheter, Urinausscheidung
- Einfuhr-Ausfuhr-Bilanz

20.3 Kardiogener Schock

Kardiogener Schock Primär kardial bedingte systolische oder diastolische Funktionsstörung des Herzens mit akut bedrohlicher Abnahme der Pumpleistung und des Herzauswurfs. Extremform der akuten Herzinsuffizienz. Das HZV reicht nicht mehr aus, um die Organe genügend mit Sauerstoff zu versorgen.

- **Kennzeichen**
- Abfall des systolischen Blutdrucks unter 90 mmHg oder Abfall des Mitteldrucks um 30 mmHg unter den Ausgangswert
- Abfall der Herzindex, HI (Cardiac Index, CI) unter 1,8 l/min/m^2 ohne Unterstützung und <2,2 l/min/m^2 mit Unterstützung
- Nachweis einer primär kardialen Funktionsstörung mit Ausschluss anderer Schockursachen

- **Ursachen**
- **Myogen**: akutes Koronarsyndrom, Kardiomyopathie, Myokarditis, kardiotoxische Medikamente, Myokardkontusion
- **Mechanisch**: schwere akute oder chronische Herzklappenerkrankung, Flussbehinderung durch Thromben oder Tumore
- **Herzrhythmusstörung**: bradykarde oder tachykarde

- **Klinisches Bild**
- Agitiertheit; Bewusstseinsstörungen
- Blasse, kühle, schweißige Haut; Zyanose, Oligurie
- Schwere und anhaltende arterielle Hypotonie: systolischer Blutdruck <90 mmHg ohne Hypovolämie
- Periphere Minderdurchblutung

20.3.1 Diagnostik und Monitoring

> Der kardiogene Schock ist lebensbedrohlich und erfordert die sofortige Abklärung der Auslöser.

- 12-Kanal-EKG
- Echokardiographie: obligat
- Thorax-Röntgenbild, wenn erforderlich
- Koronarangiographie bei Verdacht auf akuten Myokardinfarkt (▶ Kap. 21)
- Labor: Herzenzyme, BNP/NT-BNP, arterielle Blutgasanalyse, Laktat, Blutbild, Blutglukose, Elektrolyte, Transaminasen, Entzündungsparameter

Monitoring beim kardiogenen Schock
- EKG-Monitor: Herzfrequenz und -rhythmus
- Invasive Blutdruckmessung
- Pulsoxymetrie
- Urinausscheidung (Blasenkatheter)
- Körpertemperatur

- PICCO-Monitoring, wenn erforderlich Pulmonaliskatheter: HZV, PCWP, systemischer Gefäßwiderstand

20.3.2 Therapie

- Ursache beseitigen
- Koronare Intervention (PCI) bei Myokardinfarkt

Weitere Maßnahmen
- **Dobutamin und Noradrenalin** sind die Mittel der Wahl, um die Herz-Kreislauf-Funktion zu stabilisieren.
  - Dosierung von Dobutamin: so niedrig wie möglich: 2,5–10 µg/kgKG/min
  - Dosierung von Noradrenalin: so niedrig wie möglich: 0,0,5–1 µg/kg/min, wenn erforderlich auch höher
  - Dauer der Anwendung: so kurz wie möglich
- **Levosimendan und Phosphodiesterasehemmer**: Keine Standardmedikamente! Versuchsweise bei Versagen der anderen Medikamente
- **Adrenalin** nur als Ultima Ratio bei therapieresistenter Hypotension
- Bei therapierefraktärem kardiogenem Schock: IABP (intraaortale Ballonpumpe).
- **Dopamin** wird nicht empfohlen. **Verapamil** und **Diltiazem** sind im Schock absolut **kontraindiziert**!

Therapieziele
- CI ≥2,5 l/min/m^2
- Arterieller Mitteldruck 65–75 mmHg
- Systemischer Gefäßwiderstand 800–1000 dyn × s × cm^{-5}
- Gemischtvenöse O_2-Sättigung >65 % oder zentralvenöse SO_2 <70 %
- SaO_2 >94–98 %
- Laktat arteriell <3 mmol/l

- Urinausscheidung >0,5 ml/kg/h
- Hämoglobin > 7–9 g/dl bzw. Hämatokrit ≥25 %, bei Patienten ≥65 Jahre ≥30 %

■ **Weitere Intensivmedizinische Maßnah men**
- Bevorzugt invasive, lungenprotektive Beatmung
- Ernährungspause bei unkontrolliertem Schock
- Thromboseprophylaxe i.v., nicht subkutan
- Stressulkusprophylaxe

20.4 Akute Rechtsherzinsuffizienz

■ **Häufigste Auslöser beim Intensivpatienten**
- Schweres ARDS
- Pulmonale Hypertonie
- Lungenembolie: akutes Cor pulmonale
- Akuter Myokardinfarkt bei Beteiligung der rechten Kranzarterie (RCA) und/oder des Ramus circumflexus
- Folge eines herzchirurgischen Eingriffs
- Trikuspidalinsuffizienz, Pulmonalklappeninsuffizienz

■ **Pathophysiologie**
- Wenn die Nachlast ansteigt und die Kontraktilität eingeschränkt ist, nimmt das enddiastolische Volumen des rechten Ventrikels sehr rasch zu.
- Das Schlagvolumen kann nicht gesteigert werden, daher dilatiert der rechte Ventrikel und es entwickelt sich ein akutes Rechtsherzversagen.

- Hierdurch erhält der linke Ventrikel weniger Blut und das HZV und der arterielle Druck fallen ab.

■ **Klinisches Bild**
Das klinische Bild der akuten Rechtsherzinsuffizienz beruht auf der **venösen Stauung** vor dem rechten Herzen:
- Periphere bzw. gemischtförmige Zyanose
- Gestaute Halsvenen
- Verminderte Diurese
- Periphere Ödeme
- Stauungsleber (schmerzhaft vergrößerte Leber), Stauungsgastritis
- Aszites, Pleuraergüsse, Perikarderguss
- Schwankende Blutdruckkurve (Volumenmangel durch schlechte Füllung des linken Ventrikels) und niedriger Druckpuls (niedriges Schlagvolumen)
- Zeichen des Cor pulmonale (▶ Kap. 22)

20.4.1 Diagnostik

- Bettseitige Echokardiographie (transthorakal oder transösophageal)
- Pulmonaliskatheter

20.4.2 Therapie

- Wenn möglich: Ursache beseitigen
- Pulmonalarteriellen Drucks gezielt senken:
  - Stickstoffmonoxid (NO)-Inhalation
  - Iloprost per Inhalation
  - Phosphodiesterasehemmer, z. B. Sildenafil als Therapieversuch
- Vasopressoren i.v., um den Perfusionsdruck in den rechtsseitigen Koronararterien zu erhöhen und der Verschiebung des Ventrikelseptums entgegenzuwirken
- Positiv inotrope Substanzen

Akutes Koronarsyndrom (ACS) und akuter Myokardinfarkt

Inhaltsverzeichnis

© Springer-Verlag GmbH Deutschland, ein Teil von Springer Nature 2022
R. Larsen, *Wissens-Check Intensivmedizin für die Fachpflege*,
https://doi.org/10.1007/978-3-662-65062-2_21

21

21.1 Akutes Koronarsyndrom

- Das akute Koronarsyndrom bezeichnet die unmittelbar lebensbedrohlichen Phasen der koronaren Herzkrankheit (Leitlinie DGK). Leitsymptom ist der akute, anhaltende Thoraxschmerz.
- Zum Syndrom gehören die instabile Angina pectoris, der akute Myokardinfarkt und der plötzliche Herztod.
- Auslöser des Syndroms ist in der Regel ein Thrombus im Bereich einer rupturierten Plaque oder einer Plaqueerosion. In seltenen Fällen sind nicht Thromben die Ursache der Myokardischämie, sondern Koronarspasmen

▪ **Einteilung nach dem EKG-Befund**

Nach dem ST-Strecken-Verlauf im EKG werden 2 Formen des ACS unterschieden:
1. **STE-ACS** (ST-Elevation-ACS):
   - Typischer Brustschmerz mit länger als 20 min anhaltender ST-Strecken-Hebung
   - Ursache: vollständiger Verschluss einer Koronararterie
   - Mögliche Folge: Myokardinfarkt mit ST-Streckenhebung: **STEMI**
2. **NSTE-ACS** (Non-ST-Elevation-ACS):
   - Typischer Brustschmerz ohne anhaltende ST-Strecken-Hebung. Anhaltende oder dynamische ST-Strecken-Senkungen, abnorme T-Wellen oder unauffälliger bzw. unspezifischer EKG-Befund
   - Anstieg des kardialen Troponins (Troponin T und Troponin I) und anderer Biomarker und Enzyme

21.1.1 Diagnostik und Erstbehandlung

Das ACS ist lebensbedrohlich. Patienten mit anhaltenden typischen Schmerzen müssen, nach EKG-Diagnostik, mit Notarztbegleitung in die Klinik transportiert und in der Notfallaufnahme umgehend versorgt werden.

- In der **Notfallaufnahme** muss der Patient sofort von einem Arzt untersucht werden. Außerdem ist eine kontinuierliche Überwachung erforderlich.
- Innerhalb von 10 min wird ein 12-Kanal-Ruhe-EKG geschrieben und sofort vom Arzt beurteilt. Ein Belastungs-EKG ist dagegen bei Patienten mit Beschwerden kontraindiziert.
- Parallel dazu muss Blut entnommen und **Troponin T oder Troponin I** bestimmt werden (Stunde 0). Eine weitere Entnahme erfolgt nach 1 oder 3 h (Algorithmus 0/1 oder 0/3). Bei hohen Ausgangswerten oder Anstieg nach 1 h muss ein NSTEMI abgeklärt werden.
- Andere Biomarker wie CK, CK-MB, h-FABP und Copeptin werden für die Diagnostik nicht mehr empfohlen (ESC-Leitlinie 2020).

21.1.1.1 Akutes Koronarsyndrom ohne ST-Hebung (NSTE-ACS): Notfallversorgung

▪ **Allgemein**
- i.v.-Zugang
- 12-Kanal-EKG; Überwachung des Herzrhythmus
- Blutdruck- und Herzfrequenz messen
- Pulsoxymeter anschließen
- Sauerstoff zuführen, 2–4 l/min bei Luftnot oder anderen Zeichen der Herzinsuffizienz oder wenn (SaO$_2$ <90 %)
- Den Patienten beruhigen, bei Bedarf mit Midazolam sedieren (Vorsicht: Verstärkt die atemdepressive Wirkung des Morphins)
- Aufnahme in eine Überwachungsstation bei niedrigem bis mittlerem Risiko für Tod/Myokardinfarkt, bei hohem Risiko Intensivstation

■ **Medikamente, wenn Diagnose „ACS"
gestellt**

━ Nitrospray 2–4 Sprühstöße oder 1–2 Nitrozerbeißkapseln

Bei rezidivierender Angina pectoris, unkontrollierter Hypertonie und Zeichen der Herzinsuffizienz: Nitroglyzerinperfusor 2–6 mg/kgKG/h i.v., wenn systolischer Blutdruck >100 mmHg

━ Thrombozytenaggregationshemmung mit ASS: 150–300 mg. i.v obligat als Erstdosis, wenn keine Kontraindikationen vorliegen; Erhaltungsdosis: 75–100 mg/Tag

━ Antikoagulation mit Heparin 70–100 IE/kgKG als Bolus i.v., dann 100–400 IE/h für 48 h

━ Morphin 4–8 mg bei starken Schmerzen

━ Betablocker bei Tachykardie, Hypertonie, z. B. Metoprolol 3–15 mg i.v.

━ Kalziumantagonisten bei Angina pectoris durch Koronarspasmus (Betablocker vermeiden! Nicht bei STEMI anwenden!)

21.1.1.2 Koronarangiographie und Revaskularisation bei NSTE-ACS

Bei Patienten mit NSTE-ACS-Patienten mit Hochrisikofaktoren für einen akuten Herztod oder akuten Myokardinfarkt muss eine Koronarangiographie erfolgen.

Sofortige (<2 h) Koronarangiographie erforderlich Wenn mindestens eines der folgenden Hochrisikokriterien vorliegt:

━ Hämodynamisch instabiler Patient, kardiogener Schock

━ Wiederkehrender oder nicht auf die Therapie ansprechender Thoraxschmerz

━ Lebensbedrohliche Herzrhythmusstörungen oder Herzstillstand

━ Mechanische Komplikationen eines Myokardinfarkts

━ Akute Herzinsuffizienz mit anhaltendem Thoraxschmerz oder anhaltenden ST-Streckenveränderungen

━ Wiederkehrende dynamische ST- oder T-Wellen-Veränderungen, intermittierende ST-Hebungen

Frühe Koronarangiographie (<24 h) erforderlich Wenn mindestens eines der folgenden Hochrisikokriterien vorliegt:

━ Anstieg oder Abfall des kardialen Troponins, vereinbar mit einem Myokardinfarkt

━ Dynamische ST- oder T-Wellen-Veränderungen (mit oder ohne Symptome)

━ Grace-Score >140

21.2 Akuter Myokardinfarkt

Der Myokardinfarkt ist definiert als Nekrose von Teilen des Myokards, hervorgerufen durch eine vollständige Unterbrechung der Blutzufuhr im zugehörigen Gefäß. Unterschieden werden:

━ **ST-Hebungsinfarkt (STEMI)**: mindestens 10–20 min anhaltende klinische Symptomatik plus persistierende ST-Streckenhebung oder neu aufgetretener Linksschenkelblock. Sofortige Reperfusionstherapie erforderlich!

━ **Nicht-ST-Strecken-Hebungsinfarkt (NSTEMI**: subendokardialer Infarkt mit Troponinanstieg, jedoch ohne ST-Strecken-Hebung. Die Herzenzyme sind häufig normal; der Infarkt meist klein. Therapie: medikamentöse Thrombolyse.

■ **Lokalisation**

━ Vorderwandinfarkt: Verschluss eines Astes des Ramus interventricularis anterior („RIVA")

━ Hinterwandinfarkt: Verschluss eines Astes der Ramus circumflexus sinister (RCX)

■ **Mögliche Infarktfolgen:**

━ Akuter Herztod

━ Herzinsuffizienz

━ Chronische ischämische Herzkrankheit

21

21.2.1 Symptome und Zeichen

- Plötzlich auftretender und mehr als 20 min anhaltender **Thoraxschmerz**, oft als schwerste Beklemmung oder Einschnürung (**Vernichtungsschmerz**) empfunden und nicht durch Nitroglycerin zu beseitigen. Kann in Schultern, Arme, Unterkiefer und Oberbauch ausstrahlen
- Bei Hinterwandinfarkten häufig verbunden mit vegetativen Symptomen wie Schwitzen, Kaltschweißigkeit, Übelkeit, Brechreiz und Schweißausbruch
- Weitere Symptome: Unruhe, Rastlosigkeit, Luftnot
- Stumme Infarkte sind ebenfalls möglich (besonders bei Frauen und Diabetikern)

21.2.2 Diagnose des akuten Myokardinfarkts

Die Diagnose stützt sich auf folgende Kriterien:
- Symptome und Vitalparameter
- 12-Kanal-EKG
- Troponin zum Zeitpunkt der Aufnahme (Stunde 0)
- Troponin im weiteren Verlauf (nach 1 oder 3 h)

Um die Diagnose zu stellen, müssen mehrere Kriterien erfüllt sein:

> **Diagnostische Kriterien des akuten Myokardinfarkts**
> Anstieg oder Abfall des kardialen Troponins (cTn) mit mindestens einem Wert oberhalb des 99. Perzentil-ULN, zusätzlich mindestens eines der folgenden Kriterien:
> - Zeichen der Myokardischämie
> - Neue ischämische EKG-Veränderungen
> - Pathologische Q-Wellen im EKG

> - Bildlicher Nachweis des Verlustes vitaler Myokardbereiche oder neue regionale Wandbewegungsstörungen des Myokards
> - Thrombus in einer Koronararterie bei der Koronarangiographie (oder Autopsie)

21.2.2.1 EKG

Spätestens 10 min nach Aufnahme in die Klinik muss ein 12-Kanal-EKG geschrieben und sofort beurteilt werden!

> **EKG-Diagnose des STEMI**
> - ST-Hebung in mindestens 2 benachbarten Ableitungen:
>   - $\geq 0,1$ mV in 2 zusammenhängenden Extremitätenableitung
>   - $\geq 0,2$ mV in 2 zusammenhängenden Brustwandableitung
> - Neu aufgetretener Linksschenkelblock mit infarkttypischen Symptomen

21.2.2.2 Labordiagnostik: Biomarker

- Die spezifischen Herzmuskelenzyme Troponin I (cTnI) und Troponin T (cTnT) steigen bereits bei kleinen Infarkten (Mikroinfarkten) an, aber auch bei Myokardschädigungen durch andere Ursachen.
- Troponin T und Troponin I sind die kardialen Standardmarker bei der Diagnostik des NSTEMI, zusammen mit weiteren Kriterien. Sie können aber auch bei Niereninsuffizienz und bei anderen Erkrankungen des Myokards erhöht sein.
- Andere Marker wie CK, CK-MB, h-FABP und Copeptin werden für die Diagnostik nicht mehr empfohlen.
- Die Biomarker müssen immer zusammen mit dem EKG-Befund und der klinischen Symptomatik beurteilt werden.

21.2.2.3 Echokardiographie

- Mit der Echokardiographie können Wandbewegungsstörungen des Herzmuskels als Folge des Infarkts festgestellt werden, nicht hingegen der Infarkt selbst.
- Die Wandbewegungsstörung steht in enger Beziehung zur Auswurffraktion, d. h. je ausgeprägter die Störung, desto stärker die Abnahme der Ejektionsfraktion.

21.2.2.4 Angiographie, Koronar-CT, MRT

Die Angiographie ist das Standardverfahren für die Darstellung der Koronararterien. Koronar-CT und MRT können eingesetzt werden, um eine Lungenembolie oder eine Aortendissektion auszuschließen, außerdem bei geringer bis mittlerer Wahrscheinlichkeit eines Infarkts.

21.2.3 Akuttherapie des STEMI

Beim akuten STEMI muss die verschlossene Koronararterie so schnell wie möglich wieder eröffnet werden (Reperfusionstherapie). Folgende Verfahren werden angewandt:
- PCI: primäre perkutane Koronarintervention: Dilatation und Stenteinlage
- Thrombolyse mit Antifibrinolytika, wenn keine PCI möglich ist
- PCI nach Fibrinolyse
- Notfallkoronarbypassoperation: wenn Anatomie für PCI nicht geeignet

Die Reperfusionstherapie ist bei allen Patienten innerhalb von 12 h nach Symptombeginn einer Myokardischämie indiziert.

21.2.3.1 PCI

- Die primäre PCI innerhalb von 12 h nach Symptombeginn ist das Verfahren der Wahl bei Patienten mit STEMI

- Mit ihr muss innerhalb von 120 min ab EKG-Diagnose („medizinischer Erstkontakt") begonnen werden, bei großem Infarkt innerhalb ≤90 min

- **Zusatztherapie**
- Antithrombozytäre Therapie: ASS plus Clopidogrel oder Abciximab
- Antithrombotische Therapie: Heparin oder Bivalidurin

21.2.3.2 Intravenöse Fibrinolyse

Der Thrombus wird mit Streptokinase, Urokinase oder Plasminogenaktivator aufgelöst.
- Ist ein Zentrum mit Herzkatheter nicht innerhalb von 2 h zu erreichen, wird der koronare Thrombus mit Fibrinolytika aufgelöst.
- Die Lysetherapie wird innerhalb von 10 min nach Diagnosestellung eines STEMI begonnen, um das Gefäß so schnell wie möglicher wieder zu öffnen.
- Lässt sich der Thrombus nicht auflösen, muss eine „Rettungs-PCI" erfolgen.

- **Voraussetzungen für eine i.v.-Lysetherapie**
- Transmuraler Vorder- oder Hinterwandinfarktes mit ST-Streckenhebungen >0,2 mV in den Extremitäten- oder ≥0,3 mV in den präkordialen Ableitungen
- Symptombeginn weniger als 12 h zurückliegend; Anhalten der Symptome für mehr als 30 min
- Nichtansprechen der Symptome auf Nitroglycerin
- Beachtung der Kontraindikationen

- **Kontraindikationen**
- Schlaganfall, Demenz, ZNS-Schädigung vor weniger als 1 Jahr
- Hirntumor
- Verdacht auf Aortendissektion

21

- Innere Blutung vor weniger als 6 Wochen
- Akute Blutung
- Großer chirurgischer Eingriff, Trauma
- Traumatische Reanimation vor weniger als 3 Wochen

Dosierung von Fibrinolytika beim akuten Myokardinfarkt

- Streptokinase: 1,5 Mio U über 30–60 min infundiert; Beginn der Heparintherapie nach 12–24 h. Ziel-aPTT: 50–75 s oder
- Alteplase (rtPA): 15 mg als Bolus, dann 0,75 mg/kgKG über 30 min infundiert, dann 0,5 mg/kgKG über 60 min. Heparin: i.v.-Bolus: 60 IE/kgKG, max. 4000 IE + 12 IE/kgKG/h über 48 h (max. 1000 IE/h). Ziel-aPTT: 50–75 s oder
- Reteplase (r-PA): 10 U + 10 U als i.v.-Bolus im Abstand von 30 min; Heparin: i.v.-Bolus: 60 IE/kgKG, max. 5000 IE + Infusion: 12 IE/kgKG/h über 48 h; max. 1000 IE/h. Ziel-aPTT: 50–75 s oder
- Tenecteplase (TNK-tPA): i.v.-Bolus (körpergewichtsabhängig); Heparin: i.v.-Bolus: 60 IE/kgKG, max. 5000 IE; i.v.-Infusion 12 IE/kgKG/h über 48 h, max. 1000 IE/h. Ziel-aPTT: 50–75 s

---

■ **Begleittherapie**

Alle drei Substanzgruppen werden mit antithrombozytären Medikamenten (ASS plus Ticagrelor, Prasugrel oder Clopidogrel) und mit antithrombotischen Medikamenten (Enoxaparin, Heparin oder Fondaparinux) kombiniert, um den Behandlungserfolg zu verbessern.

21.2.3.3 Blutungskomplikationen

- Die antithrombotische/antithrombozytäre Therapie löst bei 2–8 % der Patienten größere Blutungen aus.

- Wesentlich Risikofaktoren sind: Alter, weibliches Geschlecht, Blutungen in der Anamnese, Niereninsuffizienz, GP-IIb/IIIa-Inhibitoren und Anämie

■ **Was ist zu tun?**

- Kleinere Blutungen: Therapie möglichst nicht unterbrechen.
- Größere Blutungen: Gerinnungshemmende Therapie unterbrechen und/oder antagonisieren, wenn die Blutung nicht durch gezielte Blutstillungsmaßnahmen kontrolliert werden kann.
- Keine EK bei hämodynamisch stabilen Patienten geben, wenn Hämatokrit >25 % und/oder Hb >8 g/l.

21.3 Intensivbehandlung des Infarktpatienten

- In der Frühphase des Myokardinfarkts ist eine Intensivüberwachung/Intensivbehandlung erforderlich.
- Ihre Dauer hängt vom klinischen Schweregrad und von Komplikationen ab.

Pflege im Fokus

- Lückenlose Überwachung der Herz-Kreislauf-Funktion: EKG-Monitor, Hämodynamik
- Steuerung der kardiovaskulären Medikamente
- Umgehendes Erkennen bedrohlicher Infarktkomplikationen
- Lagerung und Mobilisierung
- Spezifische psychische Betreuung und Führung des Patienten

■ **Psychische Betreuung**

In den ersten Tagen nach dem Infarkt ist das Befinden des Patienten v. a. durch **Ängste** und **gedrückte (depressive) Stimmung** gekennzeichnet. Im weiteren Verlauf treten häufig Depressionen auf. Weitere Störungen sind Verleugnung und Interaktionsprobleme. Das Auftreten psychischer Symptome erhöht nach derzeitigem Kenntnisstand das Risiko für Komplikationen, v. a. für den plötzlichen Herztod.

21.3.1 Basisbehandlung

Zu den Basismaßnahmen in den ersten Tagen gehören:
- EKG-Monitoring einschließlich Arrhythmieerkennung
- NIBP
- Bei hämodynamisch instabilen Patienten invasive Blutdruckmessung und PiCCO-Monitoring
- Pulsoxymetrie
- O_2-Gabe (nur, wenn s_aO_2 <90 %)
- Nahrungskarenz in den ersten 12 h, danach leichte Kost ohne blähende Gemüse sowie Regulierung des Stuhlgangs (häufig Obstipation!)
- Antithrombotische und antithrombozytäre Begleittherapie mit Heparin und ASS

21.3.1.1 Basismedikamente

In der Akutphase werden, je nach Vorbehandlung und Infarkttyp (STEMI, NSTEMI) verschiedene Medikamente verabreicht:
- Acetylsalicylsäure ASS): bei allen Patienten. Bei STEMI und Stentimplantation in der Regel kombiniert mit Ticagrelor, Prasugrel oder Clopidogrel
- Heparin: PTT-kontrolliert (angestrebt wird das : 1,5- bis 2,5-fache des Normwerts)
- Betablocker: wirken antiischämisch, antiarrhythmisch und blutdrucksenkend. Bei vorbestehender Herzinsuffizienz oder einer LVEF < 40 % indiziert. Nach der Stabilisierung empfohlen, wenn keine Kontraindikationen vorliegen.
- Nitrate: dilatieren die Koronarien und steigern die Koronardurchblutung.

Nicht indiziert bei niedrigem Blutdruck, schwerer Bradykardie oder Rechtsherzbeteiligung.
- ACE-Hemmer: bei Herzinsuffizienz, systolischer linksventrikulärer Funktionsstörung, Diabetes oder Vorderwandinfarkt. Beginn der Zufuhr innerhalb von 24 h nach STEMI.
- Statine: so früh wie möglich

21.3.1.2 Mobilisierung
- Wie stark der Patient mobilisiert wird, richtet sich nach dem Schweregrad des Infarktes. Zweckmäßig ist ein individueller Mobilisierungsplan.
- Bei unkompliziertem Infarkt kann am 2. Tag mit der Mobilisierung begonnen werden, bei kompliziertem Infarkt nach 1 Woche, bei Pumpversagen individuell nach 1–2 Wochen.

Mobilisierungsplan für Infarktpatienten
- **Gruppe A**: Patienten ohne Komplikationen in der Akutphase:
  - 2. und 3. Tag: 2-mal 10 min Sitzen auf der Bettkante mit Beinbaumeln
  - 4. und 5. Tag: Hinstellen vor das Bett, Atemgymnastik, 2-mal pro Tag ums Bett gehen
  - 6. und 7. Tag: Gehen im Zimmer, Bewegungsübungen, 1-mal auf dem Flur gehen
  - 8. und 9. Tag: freies Auf- und Abgehen auf dem Flur, Gehzeit 2-mal 30 min
  - Herzfrequenz 3- bis 4-mal täglich
- **Gruppe B**: Leichte bis mittelschwere Komplikationen in der Akutphase:
  - Verzögerte Mobilisierung, Bewegungsübungen und Nachtstuhl in der 1. Woche, allmählich ansteigende Aufstehzeiten ab 2. Woche nach Plan wie Gruppe A, jedoch zeitversetzt

21

— **Gruppe C**: schwere Komplikationen in der Akutphase (kardiogener Schock oder anhaltende Linksherzinsuffizienz, Papillarmuskelabriss, Septumperforation, Hinterwandinfarkt mit persistierendem höhergradigen AV-Block):
  – Langsame Mobilisierung, jeweils nach erneuter klinischer Einschätzung

— **Abbrechen der Mobilisierung**:
  – Schwere Stenokardien unter Belastung oder Reinfarkt
  – Kollapsneigung oder systolischer Blutdruckanstieg auf >180 mmHg
  – Linksherzinsuffizienz mit Belastungsdyspnoe
  – schwerwiegende Herzrhythmusstörungen

Patienten der Gruppe A werden in der Regel am 3. Tag auf die Allgemeinstation verlegt, Patienten der Gruppe B am 2.–4. Tag.

21.4 Infarktbedingter kardiogener Schock

Infarktbedingter kardiogener Schock Kardiogener Schock, der im Zusammenhang mit einem akuten Myokardinfarkt auftritt.

Der kardiogene Schock ist die häufigste Todesursache bei stationären Infarktpatienten. Er beruht meist auf einem linksventrikulären Pumpversagen und führt zu schwerwiegenden Organfunktionsstörungen.

■ **Klinische Zeichen und Symptome**
— Bewusstseinsstörungen, Angst
— Hautblässe, Zyanose, Kaltschweißigkeit
— Luftnot mit feuchten Rasselgeräuschen über den basalen Lungenabschnitten
— Lungenödem
— Gestaute Halsvenen

■ **Diagnostische Kriterien**
Die Diagnose wird klinisch gestellt
— Systolischer Blutdruck <90 mmHg für mindestens 30 min oder Blutdruckabfall um mindestens 30 mmHg für mindestens 30 min mit den Zeichen der verminderten Organdurchblutung oder
— Patienten mit systolischem Blutdruck >90 mmHg, die Vasopressoren, LVAD oder ECMO benötigen, um den Blutdruck zu stabilisieren
— Weitere Parameter (für die Diagnose nicht erforderlich): Herzindex <1,8 l/min/m^2 ohne Unterstützung der Herz-Kreislauf-Funktion oder <2,2 l/min/m^2 mit kardiovaskulärer Unterstützung, PCWP >15 mmHg

Weitere diagnostische Maßnahmen sind:
— 12-Kanal-EKG
— Röntgenbild des Thorax
— Echokardiographie
— PCI

■ **Organkomplikationen**
Sie beruhen primär auf der ungenügenden Durchblutung und Substratversorgung
— Respiratorische Insuffizienz
— Akutes Nierenversagen
— Neurologische Störungen
— Leberfunktionsstörungen
— Gastrointestinale Störungen
— Endokrine Störungen

21.4.1 Therapie

Die sofortige PCI mit Stenteinlage (medikamentenbeschichtet) ist das Verfahren der Wahl. Bei Mehrgefäß-KHK wird nur die Infarktarterie wiedereröffnet.

21.4.1.1 Herz-Kreislauf-Unterstützung nach erfolgreicher PCI

Hält die Schocksymptomatik trotz erfolgreicher PCI weiter an, muss die Herz-Kreislauf-Funktion mit Medikamenten unterstützt werden, ergänzt durch intensivmedizinische Maßnahmen:

- Dobutamin als Inotropikum: wenn Herzindex $<2,2$ l/min/m^2
- Noradrenalin als Vasopressor: wenn MAP <65 mmHg
- Levosimendan bei ungenügendem Ansprechen auf die Katecholamine
- Phosphodiesterasehemmer

21.4.1.2 Unterstützung der Atmung

- Bei respiratorischer Insuffizienz wird die invasive Beatmung gegenüber NIV bevorzugt.
- Der Patient soll so früh wie möglich **lungenprotektiv** beatmet werden.
- Angestrebt wird eine SaO$_2$ von 94–98 % unter möglichst geringer Beeinträchtigung der Hämodynamik durch den Beatmungsdruck
- Der Oberkörper darf maximal um 30° erhöht gelagert werden.
- .Die Entwöhnung von der Beatmung ist häufig schwierig. Empfohlen wird der Einsatz von Weaningprotokollen.

21.4.1.3 Weitere Maßnahmen

■ Analgosedierung
- Sedierung: Propofol oder Midazolam
- Analgesie: Opioide

■ Blutzucker
- Auf <150 mg/dl einstellen

■ Bluttransfusion
- Bei Patienten <65 Jahre sind EK indiziert bei einem Hb-Wert von 7–9 g/dl oder einem Hämatokrit <25 %.

- Bei Patienten >65 Jahre sollte ein Hämatokrit von 30 % nicht unterschritten werden.

■ Stressulkusprophylaxe
- Bei allen Patienten empfohlen.

■ Ernährung
- Keine Nahrungszufuhr bei unkontrolliertem Schock.

■ Intraaortale Ballonpulsation (IABP)
- Die IABP soll bei primärer PCI des infarktbedingten kardiogenen Schocks **nicht** implantiert werden (S3-Leitlinie).
- Sie kann bei mechanischen Infarktkomplikationen (Ventrikelseptumdefekt, Mitralklappeninsuffizienz) eingesetzt werden, um die Hämodynamik zu verbessern.

■ Andere Herz-Kreislauf-Unterstützungssysteme:
Wie für die IABP ist der Nutzen mechanischer Unterstützungssysteme bislang nicht nachgewiesen. Die Letalitätsrate der Infarktpatienten wird hiermit nicht gesenkt.

21.4.2 Komplikationen des akuten Myokardinfarkts

Als Folge des akuten Infarktes können, neben dem plötzlichen Herztod, lebensbedrohliche Komplikationen auftreten, mit denen das Fachpflegepersonal vertraut sein muss.

■ Kammerflimmern
Kammerflimmern ist eine gefürchtete Infarktkomplikation auf der Intensivstation. Sie tritt bei bei ca. 8 % der Patienten auf und hat eine primäre Letalität von 40–50 %. Oft gehen Warnzeichen voran, die beachtet werden müssen.

21

> **Warnarrhythmien für Kammerflimmern**
> - Gehäufte polytope Extrasystolen
> - Ventrikuläre Extrasystolenketten
> - Ventrikuläre paroxysmale Tachykardien
> - R-auf-T-Phänomen
> - Bisfaszikulärer Block
> - AV-Block II. und III. Grades

- **Ventrikelaneurysma**
- Systolische und diastolische Aussackung der Herzwand mit Bewegungsstörungen
- Entwickelt sich bei ca. 15–20 % der Infarktpatienten
- Diagnose: Echokardiographie

- **Ventrikelthrombus**
- Bei Herzwandaneurysma muss immer nach Thromben im linken Ventrikel gesucht werden.
- Mobile Thromben erhöhten das Embolierisiko.
- Diagnose: Echokardiographie

- **Mitralklappeninsuffizienz**
- Bei akuter hämodynamischer Verschlechterung im akuten Infarktstadium muss immer an eine Mitralinsuffizienz bzw. einen Papillarmuskelabriss gedacht werden.

- Kennzeichen des **Papillarmuskelausrisses:** schwere Mitralinsuffizienz mit Dilatation des linken Ventrikels und des linken Vorhofs.
- Behandlung: Notoperation mit HLM

- **Ventrikelseptumruptur**
- Kennzeichen: akute Verschlechterung der Hämodynamik, bedingt durch den großen Links-rechts-Shunt
- Diagnose Echokardiographie
- Behandlung: Herzoperation oder interventionelle Korrektur

- **Akute Herzwandruptur**
- Kennzeichen: akute Bewusstlosigkeit und Pulslosigkeit, Blutdruck nicht messbar, Herzfrequenz ca. 70/min
- EKG: pulslose elektrische Aktivität (PEA)
- Verlauf: fast immer tödlich
- **Gedeckte Perforation:** sie führt zum Pseudoaneurysma

- **Perikarditis und Perikarderguss**
- Kennzeichen: erneut auftretende starke Thoraxschmerzen nach einem akuten transmuralen Infarkt.
- Diagnose: Auskultation
- Perikarderguss: bei ca. 30 % der Patienten. Tritt meist in den ersten 3 Tagen nach dem Infarkt auf

Fulminante Lungenembolie

Inhaltsverzeichnis

© Springer-Verlag GmbH Deutschland, ein Teil von Springer Nature 2022
R. Larsen, *Wissens-Check Intensivmedizin für die Fachpflege*,
https://doi.org/10.1007/978-3-662-65062-2_22

22

22.1 In Kürze

Lungenembolie Akute mechanische Verlegung der Pulmonalarterien, meist ausgelöst durch Thromben aus den tiefen Bein- oder Beckenvenen, in seltenen Fällen auch durch Tumorgewebe, Fett, Zement bei Knocheneingriffen oder Luft.

■ **Häufigkeit**
– Dritthäufigste kardiovaskuläre Todesursache
– Ca. 40.000 Todesfälle pro Jahr

■ **Hauptrisikofaktoren beim Intensivpatienten**
– Immobilisierung
– Gefäßkatheter
– Hohes Lebensalter
– Schwere Herzinsuffizienz, Diabetes, Übergewicht
– Operative Eingriffe, v. a. ausgedehnte Becken- oder Baucheingriffe, frische Frakturen, Hüft- und Knie-TEP

■ **Auswirkungen bei fulminanter Embolie**
– Rechtsherzversagen bis hin zum kardiogenen Schock durch den massiven Anstieg des pulmonalen Gefäßwiderstands
– Schwere Hypoxämie durch die Totraumventilation der nicht mehr durchbluteten Lungenabschnitte

22.1.1 Klinisches Bild

■ **Typische Zeichen großer Lungenembolien**
– Schlagartig einsetzender Brust-/Thoraxschmerz

– Luftnot
– Bluthusten
– Synkope
– Reflexartiger Herzstillstand bei fulminanter Lungenembolie

■ **Klinische Befunde**
– Tachykardie
– Blutdruckabfall, Schock, Herzstillstand
– Schnelle Atmung
– Basale Rasselgeräusche über den Lungen
– Betonter 2. Herzton

■ **Blutgasanalyse bei massiver Embolie**
– Schwere Hypoxämie
– Hypokapnie

22.1.2 Diagnostik

– **Hochrisikopatienten**
  – Wenn hämodynamisch instabil mit Schock (systolischer Blutdruck <90 mmHg): CT-Pulmonalisangiographie
  – Wenn nicht transportfähig: transthorakale Echokardiographie

> – Bei echokardiographischen Zeichen der Rechtsherzbelastung: sofortige Lysetherapie ohne weitere Diagnostik

– **Mittleres Risiko**: hämodynamisch stabil *mit* rechtsventrikulärer Funktionsstörung: D-Dimere bestimmen; wenn erhöht: CT-Diagnostik
– **Niedriges Risiko**, d. h. geringe Emboliewahrscheinlichkeit: negativer D-Dimertest: keine weitere Diagnostik, evtl. Echokardiographie für die Differenzialdiagnostik bei akuter Dyspnoe

22.1.3　**Therapie**

— Patienten mit schwerer Lungenembolie werden auf der Überwachungsstation oder der Intensivstation versorgt.
— Wichtigste Behandlungsziele:
　– Wiedereröffnung der verlegten pulmonalen Strombahn
　– Verhinderung einer erneuten Embolie

■ **Basismaßnahmen bei massiver Lungenembolie**
— Kontinuierliche Überwachung der Herz-Kreislauf- und Atemfunktion unter erhöhter Reanimationsbereitschaft
— Zufuhr von Sauerstoff über Nasenbrille oder Gesichtsmaske
— Bei respiratorischer Insuffizienz: maschinelle Atemunterstützung
— Bei Schock: Dobutamin, bei Bedarf kombiniert mit Noradrenalin; möglichst über ZVK

— Sehr zurückhaltende Volumenzufuhr
— Blasenkatheter und Überwachung der Urinausscheidung
— Flüssigkeits- und Elektrolytersatz
— Bei geplanter Lysetherapie: Nahrungskarenz
— Bei komplikationslosem Verlauf: leicht verdauliche orale Kost

■ **Vorgehen bei hämodynamisch stabilen Patienten**
— Sofortige Heparinisierung, Ziel: Verlängerung der PTT auf das 1,5- bis 2-fache
— Orale Antikoagulation

■ **Hämodynamisch instabile Patienten, Kreislaufschock**
— Lysetherapie, z. B. mit Alteplase
— Reperfusionstherapie (PERT): interventionell oder chirurgisch (Embolektomie)
— ECMO

Lunge, Atmung und Beatmung

Inhaltsverzeichnis

Physiologie der Atmung

Inhaltsverzeichnis

© Springer-Verlag GmbH Deutschland, ein Teil von Springer Nature 2022
R. Larsen, *Wissens-Check Intensivmedizin für die Fachpflege*,
https://doi.org/10.1007/978-3-662-65062-2_23

23

23.1 In Kürze

Atmung Atmung ist der Gasaustausch in der Lunge, d. h. die Aufnahme von Sauerstoff in das Blut und die Ausatmung von Kohlendioxid in die Umgebungsluft.

23.1.1 Anatomie und Funktionen

- **Atemwege**
- Luftleiter
  - Obere Atemwege
  - Trachea
  - Bronchialsystem
    - Rechter und linker Hauptbronchus
    - Lappenbronchien
    - Segmentbronchien
- Lungenflügel
  - Oberfläche ca. 100 m², Gewicht ca. 800 g
  - **Rechter Lungenflügel**: 3 Lappen: Ober-, Mittel- und Unterlappen, 10 Segmente, Volumen 1,5 l
  - **Linker Lungenflügel**: 2 Lappen: Oberlappen und Unterlappen, 9 Segmente Volumen 1,4 l
- Alveolen
  - Ort des Gasaustausches, insgesamt ca. 300 Millionen
  - Bronchioli respiratorii münden in die Sacculi (Säckchen) alveolares
  - Alveolen sind durch Interalveolarsepten voneinander getrennt
  - Septen enthalten die Kapillaren und elastische Fasern

- **Gefäßversorgung**
- Arterien
  - *Lungenarterien*: Sie leiten das *venöse* Blut des rechten Herzens zur Lunge.
    - Truncus pulmonalis
    - Rechte und linke Lungenarterie
    - Lappenarterien
    - Segmentalarterien

- Bronchialarterien (Vasa privata): Sie versorgen das Lungengewebe mit *arteriellem* Blut.
- Venen
  - *Lungenvenen* (Vasa publica): Sie leiten das arterielle Blut aus der Lunge zum linken Herzen.
  - *Bronchialvenen* (Vasa privata): Sie leiten das venöse Blut aus dem Lungengewebe in die V. azygos und V. hemiazygos.

- **Innervation der Lunge**
- Plexus pulmonalis mit parasympathischen Fasern aus dem N. vagus und mit sympathischen Fasern aus den thorakalen Ganglien

- **Funktionen der Lunge**
- Ventilation: Belüftung und Entlüftung der Lunge
- Pulmonaler Gasaustausch: Aufnahme von Sauerstoff und Ausscheidung von Kohlendioxid durch Diffusion in den Alveolen
- Regulation des pH-Werts im arteriellen Blut (als respiratorische Komponente des Säure-Basen-Haushalts)

23.2 Atemmechanik

- Umfasst die physikalischen Abläufe bei der Inspiration und bei der Exspiration
- Bei der **Inspiration** wird die Atemluft in die Lunge *gesaugt*. Der Sog entsteht durch Kontraktion der Atemmuskulatur (Zwerchfell, Interkostalmuskulatur). Die Kontraktion der Atemmuskulatur, v. a. des Zwerchfells, erweitert den Thorax. Die Lunge wird passiv mitgezogen.
- Bei der **Exspiration** erschlafft die Atemmuskulatur; die elastischen Fasern ziehen die Lungen zusammen und die Luft wird aus den Alveolen herausgepresst.

- Die Inspiration ist ein aktiver Vorgang, die Exspiration ist passiv und erfolgt durch die Rückstellkräfte der Lunge.

■ **Atemmuskulatur**
- **Inspirationsmuskulatur**
  - Zwerchfell: Seine Kontraktion erweitert den Thorax nach unten in den Bauchraum („Bauchatmung").
  - Externe Interkostalmuskulatur: Ihre Kontraktion erweitert den Thorax nach außen („Brustkorbatmung").
  - Inspiratorische Atemhilfsmuskulatur: Sie wird nur bei angestrengter Atmung eingesetzt:
    - M. sternocleidomastoideus (Kopfnicker oder Kopfwender an der Halsseite)
    - M. serratus (Sägemuskel am Rücken)
    - M. pectoralis (Brustmuskel)
    - Mm. scaleni (Treppenmuskeln an der Vorderseite des Halses)
- **Exspirationsmuskulatur**
  - Interne Interkostalmuskulatur
  - Exspiratorische Hilfsmuskulatur: Bauchmuskeln

■ **Druck im Pleuraspalt (intrapleuraler Druck)**
- Im Spalt herrscht ein geringer negativer Druck (−0,5 kPa in Atemruhelage).
- Er verhindert, dass sich die Lunge von der Pleura der Thoraxwand löst und kollabiert.
- Bei der Inspiration nimmt der intrapleurale Druck (Sog) zu.
- **Pneumothorax**: Dringt Luft in den Pleuraspalt, kollabiert die Lunge teilweise oder vollständig durch den entstehenden Überdruck.

■ **Surfactant**
- Dünner Flüssigkeitsfilm, der die Alveolen auskleidet
- Setzt die Oberflächenspannung herab und verhindert den Kollaps der Alveolen

■ **Dehnbarkeit von Lunge und Thorax (Compliance)**
- Lunge und Thorax sind *elastisch*: Sie dehnen sich bei Krafteinwirkungen. Die Dehnbarkeit wird als Compliance bezeichnet.
- Die Compliance beschreibt die Volumenzunahme der Lunge pro Einheit des Druckanstiegs, z. B. pro mmHg Druckanstieg nimmt das Lungenvolumen um ca. 130 ml zu.
- Beim Lungenemphysem oder Lungenödem wird die Lunge steifer, die Compliance nimmt ab und es muss ein größerer Druck (Sog) erzeugt werden, um das gleiche Volumen einzuatmen.

■ **Atemwegswiderstand (Resistance)**
Bei der Atmung muss der Strömungswiderstand in den Atemwegen überwunden werden, damit die Luft strömen kann.
- Der Atemwegswiderstand ist am größten im Bereich der oberen Atemwege, Trachea, Hauptbronchien sowie Lappen- und Segmentbronchien (70 %), am kleinsten dagegen in den kleinen Atemwegen (20 %).
- Nimmt das Lungenvolumen zu, sinkt der Atemwegswiderstand und umgekehrt.
- Der Atemwegswiderstand wird passiv durch die Zugkraft der Lunge beeinflusst und aktiv durch Kontraktion und Erschlaffung der Bronchialmuskulatur reguliert.

23

- **Bronchospasmus**: Anfallartige Kontraktion der Bronchialmuskulatur. Hierdurch steigen der Atemwegswiderstand und die Atemarbeit (Beispiel: Asthma) stark an.

23.2.1 Lungenvolumina

Die meisten Lungenvolumina werden spirometrisch bestimmt.
- **Atemzugvolumen**: das mit einem Atemzug ein- und ausgeatmete Volumen; Normwert:[1] 0,5 l oder 7 ml/kg.
- **Inspiratorisches Reservevolumen**: Volumen, das nach einer normalen Inspiration zusätzlich eingeatmet werden kann; Normwert:[1] ca. 3 l.
- **Exspiratorisches Reservevolumen**: Volumen, das nach einer normalen Exspiration zusätzlich ausgeatmet werden kann; Normwert:[1] ca. 1,1 l.
- **Residualvolumen**: Restvolumen in der Lunge, das auch noch einer maximalen Exspiration nicht ausgeatmet werden kann. Hält die Alveolen gebläht und verhindert den Kollaps; Normwert:[1] ca. 1200 ml.
- **Funktionelle Residualkapazität (FRK)**: Summe aus Residualvolumen und exspiratorischem Reservevolumen, also die Luft, die nach einer normalen Exspiration noch in der Lunge vorhanden ist. Die FRK verhindert stärkere Schwankungen der Blutgase während des Atemzyklus; Normwert:[1] ca. 2,3 l.
- **Inspirationskapazität**: Summe von Atemzugvolumen und inspiratorischem

Reservevolumen. Sie umfasst das Volumen, dass nach einer normalen Inspiration noch eingeatmet werden kann.
- **Vitalkapazität**: Summe aus Atemzugvolumen, inspiratorischem Reservevolumen und exspiratorischem Reservevolumen, d. h. Luftmenge, die nach einer maximalen Inspiration maximal ausgeatmet werden kann; Normwert:[1] ca. 5 l.
- **Totalkapazität**: Luftvolumen, dass sich nach einer maximalen Inspiration in der Lunge befindet.
- **Totraumvolumen**
  - Luft im Atemsystem, die nicht am Gasaustausch teilnimmt, wird als Totraumvolumen bezeichnet.
  - Zum Totraum gehören die luftleitenden Atemwege von der Nase bis zu den Bronchiolen.
  - Das Totraumvolumen beträgt etwa 150 ml, d. h. von 500 ml Atemzugvolumen gelangen nur 350 ml in die Alveolen und nehmen am eigentlichen pulmonalen Gasaustausch teil.

23.3 Alveoläre Ventilation

Ventilation   Ventilation ist die Belüftung der **Alveolen** mit Frischgas (Sauerstoff) und ihre Entlüftung von verbrauchtem Gas aus dem Stoffwechsel (Kohlendioxid). Motor der Ventilation ist die Atemmuskulatur. Sie wird vom Atemzentrum gesteuert.

- **Teilprozesse der Ventilation**
- Inspiration
- Wechsel von der Inspiration zur Exspiration
- Exspiration
- Exspiratorische Pause
- Wechsel von der Exspiration zur Inspiration

---

1   Die angegebenen Normwerte gelten für normalgewichtige Erwachsene.

- **Kenngrößen der alveolären Ventilation**
- **Atemfrequenz**, f: 16–20/min
- **Atemzugvolumen**, V_t: 500 ml
- **Atemminutenvolumen**, AMV: pro Minute eingeatmete Luftmenge: ca. 7,5 l/min
  Berechnung: AMV = Atemfrequenz × Atemzugvolumen
- **Alveoläre Minutenvolumen**: Ein Teil des Atemgases strömt in die nicht bzw. minderperfundierten Lungenanteile, dadurch nimmt nicht das gesamte Gas, das in die Alveolen eindringt, am Gasaustauschteil teil. Der Anteil, der am Gasaustausch teilnimmt, ist das alveläre Minutenvolumen- ein guter Parameter für die (Be)atmungseffektivität.
  Berechnung: Alveoläres Minutenvolumen = Atemfrequenz × (Atemzugvolumen – Totraumvolumen): ca. 4,2 l/min

---

Zu beachten

Bei niedrigen Atemzugvolumina und hoher Atemfrequenz nimmt die alveoläre Ventilation ab, weil hierdurch die Totraumventilation zunimmt.

- **Veränderungen der Ventilationsparameter:**
- **Bradypnoe**: Atemfrequenz <10/min
- **Tachypnoe**: Atemfrequenz >20/min
- **Hypoventilation**: erniedrigtes Atemminutenvolumen; führt zum Anstieg des $paCO_2$ und des ausgeatmeten Kohlendioxids
- **Hyperventilation**: gesteigertes Atemminutenvolumen. Hierdurch fallen der arterielle pCO_2 (Hypokapnie) und des ausgeatmeten CO_2 ab. Außerdem steigen der alveoläre und der arterielle pO_2 an.

23.4 Pulmonaler Gasaustausch

- In Ruhe muss die Lunge etwa 350 ml O_2/min aufnehmen und ca. 260 ml CO_2/min ausatmen.
- Der Austausch von Sauerstoff und Kohlendioxid erfolgt in den Alveolen, und zwar – passiv – durch Diffusion.
- Die Diffusion beider Gase hängt von ihrem Partialdruck (p) bzw. dem Partialdruckunterschied zwischen Blut und Atemluft ab, weiterhin von der Diffusionsfläche und der Diffusionsstrecke.
- Belüftung und Durchblutung der Lunge müssen aufeinander abgestimmt sein, damit die Gase genügend ausgetauscht werden.

23.4.1 Zusammensetzung der Atemluft und Partialdrücke

- **Inspirationsluft**
- Atemluft ist ein Gemisch aus mehreren Gasen und Wasserdampf.
- Die einzelnen Gase liegen im Gemisch in unterschiedlicher Konzentration und mit unterschiedlichen Partialdrücken vor.
- Jedes Gas im Gemisch übt seinen Partialdruck unabhängig von der Anwesenheit der anderen Gase aus.
- Die Höhe des Partialdrucks und der spezifische Löslichkeitskoeffizient des Gases bestimmen die physikalisch im Blut gelöste (nicht gebundene!) Menge im Blut.

Zusammensetzung der Inspirationsluft

- Stickstoff: 79 %, pN_2 600 mmHg
- Sauerstoff: 20,9 %, pO_2 159 mmHg
- Andere Gase: 0,1 %; davon Kohlendioxid: 0,04 %, pCO_2 0,3 mmHg

23

- **Alveolarluft**
  - Der Partialdruck der Gase ist in den Alveolen niedriger als in der eingeatmeten Luft, weil die Luft mit Totraumluft vermischt wird.
  - Außerdem wird die Atemluft auf dem Weg zu den Alveolen mit Wasserdampf gesättigt.

Zusammensetzung der Alveolarluft
- Stickstoff: 74,9 %, pN_2 569 mmHg
- Sauerstoff: 13,6 %, pO_2 104 mmHg
- Kohlendioxid: 5,3 %, pCO_2 40 mmHg
- Wasserdampf: 6,2 %, pH_2O 47 mmHg

- **Exspirationsluft**

Die ausgeatmete Luft ist ein Gemisch aus Totraumluft und Alveolarluft.

Zusammensetzung der Exspirationsluft
- Stickstoff 74,5 %, pN_2 566 mmHg
- Sauerstoff 15,7 %, pO_2 120 mmHg
- Kohlendioxid: 3,6 %, pCO_2 27 mmHg
- Wasserdampf: pH_2O 47 mmHg

23.5   Steuerung der Atmung

- Die Atmung wird von dem sog. Atemzentrum in der Medulla oblongata des Gehirns gesteuert.
- Hierdurch bleiben die beiden Blutgase – Sauerstoff und Kohlendioxid – in einem engen Bereich konstant.

- Stärkster Atemantrieb ist ein Anstieg des arteriellen pCO_2: Atemfrequenz und Atemtiefe nehmen hierdurch zu.
- Auch ein Anstieg der Wasserstoffionen im Blut (Abfall des pH-Werts) steigert die Atmung, allerdings nicht so stark wie der pCO_2-Anstieg.
- Der arterielle pO_2 steigert die Atmung erst, wenn er auf unter 50 mm Hg abgefallen ist!

  Weitere Faktoren, die den Atemantrieb steigern:
  - Körperliche Aktivität
  - Starke Schmerzen
  - Fieber
  - Heftige Erregung
  - In **Hypothermie** atmet der Patient weniger, weil der O_2-Bedarf und die CO_2-Produktion abnehmen.

23.6   Pathologische Atemtypen

- **Kussmaul-Atmung**: vertiefte, rhythmische Atmung bei metabolischer Azidose (z. B. diabetisches Ketoazidose)
- **Cheyne-Stokes-Atmung**: periodisch an- und abschwellende Atemtiefe mit hyper- und hypoventilatorischen Phasen und Atempausen durch Schädigung des Atemzentrums
- **Biot-Atmung**: tiefe Atmung mit plötzlichen Atempausen bei erhöhtem Hirndruck oder Schädel-Hirn-Trauma
- **Schnappatmung**: einzelne tiefe Atemzüge mit großen Atempausen: agonal bei Ersticken oder Kreislaufstillstand

Respiratorische Insuffizienz

Inhaltsverzeichnis

© Springer-Verlag GmbH Deutschland, ein Teil von Springer Nature 2022
R. Larsen, *Wissens-Check Intensivmedizin für die Fachpflege*,
https://doi.org/10.1007/978-3-662-65062-2_24

24.1   In Kürze

Respiratorische Insuffizienz Eine schwerwiegende Störung des pulmonalen Gasaustausches wird als respiratorische Insuffizienz bezeichnet.

24

24.1.1   Klassifizierung

Klinisch wird zwischen Störungen der Oxygenierung (O_2-Aufnahme in das Blut der Lungenkapillaren) und Störungen der Ventilation (Elimination von CO_2 in der Lunge) unterschieden.

- **Oxygenierungsstörungen** (hypoxische respiratorische Insuffizienz):
  - paO_2 ist erniedrigt (<60 mmHg) (Hypoxämie)
  - $paCO_2$ ist normal oder erniedrigt (kompensatorische Hyperventilation)
- **Ventilationsstörungen** (hyperkapnische respiratorische Insuffizienz):
  - $paCO_2$ ist erhöht, bedingt durch eine alveoläre Hypoventilation
  - paO_2 und die SaO_2 sind erniedrigt (bei Atmung von Raumluft)

24.1.1.1   Oxygenierungsversagen (Typ I)

❯ Beim reinen reinen Oxygenierungsversagen nimmt die Lunge zu wenig Sauerstoff auf.

- Hauptursache ist eine Erkrankung oder Störung des Lungen*gewebes*.
- Pathophysiologie:
  - Störungen des Belüftungs-Durchblutungs-Berhältnisses
  - intrapulmonaler Rechts-links-Shunt (Kurzschlussdurchblutung)

- **Kennzeichen**
- Abfall des arteriellen pO_2 und der O_2-Sättigung
- Normaler oder durch kompensatorische Hyperventilation erniedrigter $paCO_2$

- **Ursachen primärer Oxygenierungsstörungen**
- Pneumonien
- Lungenödem: kardiogen oder toxisch
- ARDS
- COPD
- Atelektasen
- Lungenfibrose
- Erkrankungen der Lungengefäße

24.1.1.2   Ventilationsversagen (Typ II)

❯ Beim ventilatorischen Pumpversagen wird die Lunge zu wenig belüftet (hypoventiliert).

- **Ursachen**
- Schwäche der Atemmuskulatur
- Überlastung der Atempumpe durch gesteigerte Atemarbeit
- Dämpfung des zentralen Atemantriebs: Opioide, Hypnotika, Alkohol, Drogen
- Neuromuskuläre Störungen
- Muskelerkrankungen und -funktionsstörungen

- **Kennzeichen**
- Der $paCO_2$ steigt an (>45 mmHg): Hyperkapnie
- Der pH-Wert fällt ab (<7,35): respiratorische Azidose
- Der paO_2 fällt bei Raumluftatmung ab, kann aber normal oder erhöht sein, wenn der Patient Sauerstoff atmet.

24.1.1.3   Kombiniertes Atemversagen (Typ III)

Oxygenierung *und* Ventilation sind bereits primär zusammen gestört oder die kombinierte Störung entwickelt sich im Verlauf.

- **Kennzeichen**
- paO_2: erniedrigt (Hypoxämie)
- $paCO_2$: erhöht (Hyperkapnie)
- alveolo-arterieller pO_2-Gradient: erhöht
- Venöse Beimischung: erhöht
- Totraumanteil des Atemzugvolumens: erhöht

24.2 Störungen des Belüftungs-Durchblutungs-Verhältnisses der Lunge

Die alveoläre Ventilation und die Durchblutung der Lungenkapillaren sind normalerweise optimal aufeinander abgestimmt.

- Erniedrigtes Verhältnis (Durchblutung höher als die Ventilation) = venöse Beimischung
- Erhöhtes Verhältnis (Ventilation höher als die Durchblutung) = gesteigerte Totraumventilation

24.2.1 Venöse Beimischung oder Rechts-links-Shunt

- Werden Alveolarbezirke nicht belüftet, aber noch durchblutet, so nimmt das Blut in diesen Bezirken keinen Sauerstoff auf, sondern bleibt venös.
- Das Shuntblut vermischt sich mit dem oxygenierten Blut anderer Lungenbezirke und vermindert dessen O_2-Gehalt (venöse Beimischung oder intrapulmonaler Rechts-links-Shunt).
- Bei hoher Shuntdurchblutung fällt der arterielle paO_2 wegen der starken venösen Beimischung ab.
- Die Ausatmung von Kohlendioxid wird dagegen durch das Shuntblut nicht vermindert, weil andere Bezirke kompensatorisch hyperventiliert werden.

Zu beachten

Die Zufuhr mit Sauerstoff hat keinen wesentlichen Einfluss auf den Rechts-links-Shunt, bewirkt also keinen Anstieg des paO_2 und der SaO_2!

- Ursachen eines Rechts-links-Shunts
- **Funktioneller Shunt**
  - Atelektasen
  - ARDS

- Restriktive Störungen: Pneumothorax, Hämatothorax, Pleuraerguss
  - Lungenödem, Pneumonie
- **Anatomischer Shunt**
  - Normaler Shunt über bronchiale, pleurale und thebesische Venen
  - Pathologischer Shunt über arteriovenöse Fistel
  - Intrakardialer Shunt

24.2.2 Gesteigerte Totraumventilation

- Werden Alveolen nicht mehr durchblutet, aber weiter belüftet, so findet in diesen Bezirken kein Gasaustausch statt.
- Der arterielle CO_2-Gehalt steigt an, der arterielle pO_2 bleibt aber unverändert, weil die nicht betroffenen Alveolareinheiten ausreichend Sauerstoff aufnehmen und das Blut oxygenieren.
- Eine vermehrte alveoläre Totraumventilation bewirkt aber nur selten eine wesentliche respiratorische Insuffizienz, weil das Atemminutenvolumen kompensatorisch gesteigert und dadurch die CO_2-Elimination aufrechterhalten wird.

- Ursachen
- Lungenembolie
- Pulmonale Hypertonie

24.3 Diffusionsstörungen

Diffusionsstörungen der Atemgase treten auf, wenn die Diffusionsstrecke zwischen Alveolen und Erythrozyten verlängert ist, z. B. durch Verdickung der Alveolarwand/Kapillarwand. Hierdurch wird vorwiegend die Oxygenierung beeinträchtigt, weniger die Diffusion von Kohlendioxid.

- Eine Hypoxämie beruht selten auf einer primären Diffusionsstörung, sondern in der Regel auf einer anderen Ursache

24

- Beim Intensivpatienten spielen Diffusionsstörungen meist nur als Begleitfaktor eine Rolle, z. B. beim ARDS oder bei der medikamenteninduzierter interstitieller Lungenerkrankung

- **Ursachen von Diffusionsstörungen**
- **Zunahme der Diffusionsstrecke**
  - Ansammlung von Flüssigkeit
    - Lungenödem
  - Bindegewebe im Interstitium
    - Lungenfibrose
    - Sarkoidose
    - Lungengefäßerkrankungen
- **Verkürzung der Kontaktzeit des Blutes**
  - Lungenemphysem
  - Lungenfibrose

- **Behandlung**
- O_2-Gabe in niedriger Konzentration
- Ursache beseitigen

24.4 Veränderungen der funktionellen Residualkapazität

- Die funktionelle Residualkapazität (FRC) ist das Ruhevolumen der Lunge am Ende einer normalen Exspiration, also die Summe aus Residualvolumen und exspiratorischem Reservevolumen.
- Die FRC wirkt als Puffer gegen stärkere Schwankungen der alveolären und arteriellen O_2- und CO_2-Partialdrücke während des Atemzyklus.

24.4.1 Abnahme der FRC

Eine zu niedrige FRC gehört zu den häufigsten pulmonalen Störungen beim Intensivpatienten. Bei zu niedriger FRC kollabieren Teile der Alveolen und werden nicht mehr ventiliert, aber noch durchblutet.

- **Ursachen**
- Alveolarkollaps
- Atelektasen
- Pneumonitis und Zunahme des Lungenwassers

- **Behandlung**
Eine erniedrigte FRC muss normalisiert werden, um den pulmonalen Gasaustausch zu verbessern. Zu den wichtigsten symptomatischen Maßnahmen gehört der „positive Atemwegdruck" während der Exspirationsphase:
- PEEP („positive end-expiratory pressure")
- CPAP („continuous positive airway pressure")

24.4.2 Zunahme der FRC

- Bei zu hoher FRC werden die Alveolen überdehnt und dadurch die Lungenkapillaren komprimiert und weniger durchblutet.
- Der pulmonale Gefäßwiderstand steigt an.
- Die Totraumventilation und die Atemarbeit nehmen zu.

- **Ursachen**
- COPD
- Asthma

24.5 Ventilatorische Verteilungsstörung

Wenn regional die Dehnbarkeit der Lunge (Compliance) abnimmt oder der Atemwegswiderstand (Resistance) zunimmt, treten Verteilungsstörungen der Ventilation auf.
- Verteilungsstörungen beeinträchtigen die O_2-Aufnahme n der Lunge.

— Ausgeprägte Verteilungsstörungen führen zur Hypoxämie bzw. zum Abfall der O_2-Sättigung.

24.5.1 Veränderungen der Lungendehnbarkeit (Compliance)

Die Dehnbarkeit des respiratorischen Systems ist definiert als das Verhältnis zwischen Volumenänderung und Druckänderung im Atemzyklus ($C = \Delta_V/\Delta_P$).
— Der Normalwert beträgt ca. 100 ml/mbar.
— Pathologische Veränderungen des Lungenparenchyms oder Störungen der Surfactantfunktion können die Dehnbarkeit der Lunge herabsetzen.

■ **Ursachen für eine Abnahme der Compliance**
— ARDS
— Pneumonien
— Lungenfibrosen
— Lungenödem
— Pulmonale Aspiration
— Zwerchfellhochstand
— Pneumothorax, Hämatothorax, Pleuraerguss

Ist die Dehnbarkeit der Lunge vermindert, muss die Atemarbeit gesteigert werden, um eine ausreichende alveoläre Ventilation aufrechtzuerhalten. Hierdurch kann es zur Dyspnoe aber auch zur Ermüdung der Atemmuskulatur bis hin zum Versagen kommen.

Klinisch ist die verminderte Compliance häufig am Atemtyp erkennbar:

❯ Patienten mit erniedrigter Compliance atmen flach und schnell, da tiefe Atemzüge mehr Atemarbeit erfordern.

24.5.2 Erhöhter Atemwegswiderstand (Resistance)

Der Atemwegswiderstand des respiratorischen Systems ist definiert als das Verhältnis zwischen Druckänderung und Gasfluss im Atemzyklus ($R = \Delta_P/f$), der Normalwert beträgt ca. 2 mbar/l×s.
— Bei stark erhöhtem Atemwegswiderstand bleibt ein Teil der eingeatmeten Luft in der Lunge zurück und die FRC steigt an. Dann muss der Patient aktiv statt passiv ausatmen, um die Ventilation aufrechtzuerhalten.
— Patienten mit Atemwegsobstruktion atmen meist **langsam** („**Lippenbremse**"), denn bei hoher Atemstromgeschwindigkeit nimmt der Widerstand zu.

■ **Erkrankungen, bei denen der Atemwegswiderstand erhöht ist**
— Asthmaanfall
— COPD
— Funktionelle Stenose der Atemwege, z. B. durch Endotrachealtubus, Trachealkanüle

24.6 Insuffizienz der Atemmuskulatur

Bei Patienten mit insuffizienter Atemmuskulatur ist die inspiratorische Atemarbeit erhöht und gleichzeitig die Funktion des Zwerchfells eingeschränkt.

Die Ermüdung der Atemmuskulatur spielt eine wesentliche Rolle für das akute Pumpversagen der Lunge. Folgende Faktoren können zur Ermüdung der Atemmuskulatur führen:

- Schwere COPD
- Systemische Entzündung: posttraumatisch, postoperativ, „critical illness polyneuropathy/myopathy"
- Muskelatrophie bei Langzeitbeatmung
- Ventilationsstörungen
- Überblähung der Lunge mit Abflachung des Zwerchfells bzw. Verkürzung seiner Muskelfasern und dadurch Einschränkung der Maximalkraft
- Ungenügende Energiezufuhr (durch Hypoxämie, erniedrigtes Herzzeitvolumen) an die Atemmuskulatur

24

CPAP, HFNC und NIV

Inhaltsverzeichnis

© Springer-Verlag GmbH Deutschland, ein Teil von Springer Nature 2022
R. Larsen, *Wissens-Check Intensivmedizin für die Fachpflege*,
https://doi.org/10.1007/978-3-662-65062-2_25

■ **Gemeinsamkeit von CPAP, HFNC und NIV?**

Sie alle sind Verfahren der Atemunterstützung, die keine Intubation oder Tracheotomie erfordern.

25.1 CPAP: Spontanatmung bei kontinuierlich erhöhtem Atemwegsdruck

CPAP Anwendung eines kontinuierlich positiven Atemwegsdrucks beim spontan atmenden Patienten.

━ Beim CPAP („continuous positive airway pressure") atmet der Patient unter einem kontinuierlichem positiven Atemwegsdruck spontan.

━ Der Überdruck in den Atemwegen besteht während des gesamten Atemzyklus, d. h. bei der Inspiration und bei der Exspiration.

━ CPAP kann über einen Tubus oder über eine Maske angewandt werden, in der Regel als sog. Demand-flow-System.

■ **Was bewirkt der CPAP?**

━ Verhindert den Kollaps der Atemwege bei der Exspiration

━ Erhöht die Atemmittellage und vermindert die Atemarbeit

━ Erhöht die FRK

━ Verbessert die Oxygenierung

■ **Bei wem wird CPAP eingesetzt?**

━ Bei **Oxygenierungsstörungen**, (Einsatzschwerpunkt), empfohlene Einstellung 5–12 mbar

━ Bei Ventilationsstörungen: niedriger CPAP von 4–8 mbar kann bei COPD die Atemarbeit vermindern

━ Bei intubierten oder kanülierten Patienten ohne Lungenfunktionsstörungen, um die normale FRK aufrechtzuerhalten

━ Bei Weaning-Patienten

━ Bei obstruktiver Schlafapnoe

■ **Hat CPAP Nebenwirkungen?**

━ Zu hohe CPAP-Werte können die Lunge überdehnen und schädigen (Volutrauma)

━ Schlecht eingestellte Triggerventile können die Atemarbeit steigern und dadurch den Patienten muskulär erschöpfen

> **Zu beachten**
>
> CPAP ist ein reiner Spontanatmungsmodus und schützt nicht vor Hypoventilation oder Atemstillstand!

25.2 HFNC

High Flow Nasal Cannula High-Flow-O_2-Zufuhr über eine weitlumige Nasenkanüle („high flow nasal cannula") bei respiratorischer Insuffizienz. Zugeführt wird ein erwärmtes und angefeuchtetes Sauerstoff-Luft-Gemisch mit einem Flow von 30–70 l/min. Die effektive O_2-Konzentration wird über einen Mischer eingestellt.

■ **Welche Vorteile hat HFNC**

━ Ermöglicht eine genaue Einstellung der inspiratorischen O_2-Konzentration (FiO_2 0,21–1,0)

━ Erzeugt durch den hohen Flow einen PEEP, der allerdings bei geöffnetem Mund abnimmt

━ Verkleinert den funktionellen Totraum und vermindert die Atemarbeit

━ Wird vom Patienten besser toleriert als die NIV

━ Verbessert die muköziliäre Clearance (Sekretreinigung) des Respirationstrakts

━ Senkt die Intubationsrate im Vergleich mit der konventionellen O_2-Therapie

■ **Wann wird HFNC eingesetzt?**

━ Primär bei **hypoxämischer Atem-insuffizienz**, wenn eine konventionelle O_2-Zufuhr von 6 l/min nicht ausreicht. Hierdurch wird Oxygenierung verbessert und die Intubationsrate gesenkt

- Bei der **Bronchoskopie**, um die Oxygenierung zu verbessern
- Für die **Präoxygenierung** vor der Intubation des Intensivpatienten mit zunehmender respiratorischer Insuffizienz
- Nach der **Extubation** von Patienten mit Risikofaktoren für eine respiratorische Insuffizienz: COPD, Herzinsuffizienz, BMI >30 kg/m², Atemwegs- oder Sekretprobleme

- **Praxis der HFNC**
- Nasenkanüle auswählen: Größe ca. 50 % des Nasenlochumfangs
- Die erforderliche O_2-Konzentration am Mischer einstellen
- Das Gasgemisch im Atemluftbefeuchter auf 37 °C erwärmen; relative Luftfeuchtigkeit 100 %
- Befeuchterkammer wegen der Kondenswasserbildung niemals über der Kopfhöhe des Patienten platzieren.
- Mit niedrigem Flow beginnen, z. B. 30–35 l/min, um den Patienten an die Maßnahme zu gewöhnen; inspiratorische O_2-Konzentration 40 %
- Gasgemisch über ein Schlauchsystem mit eingelassener Heizspirale leiten, um die Temperatur und Feuchtigkeit zu erhalten
- Weitere Einstellung richtet sich nach der durch die Ersteinstellung erreichten Atemfrequenz und der arteriellen O_2-Sättigung bei Tachypnoe:
  - erst den Flow erhöhen, dann
  - FiO_2 an die gewünschte O_2-Sättigung anpassen
- **Überwachung**: engmaschig den klinischen Verlauf beurteilen:
  - Wie hoch ist die Atemfrequenz?
  - Wie verändert sich die SpO_2?
- **Entwöhnung von der HFNC**:
  - Beginn, wenn die Oxygenierung bei einer FiO_2 von 0,5 und einem Flow von etwa 20 l/min stabil bleibt
  - Umstellung auf Nasenbrille mit 6 l/min O_2

25.3 NIV

Nichtinvasive Ventilation Maschinelle Unterstützung der Spontanatmung über eine dicht sitzende Gesichts- oder Nasenmaske oder einen Helm bei nicht intubierten/nicht tracheotomierten Patienten. Gebräuchliche Atemmodi sind PSV, PAV und BiPAP.

- **Welche Vorteile hat NIV?**
- Reduziert die Intubationshäufigkeit und verhindert dadurch beatmungsassoziierte Pneumonien
- Erfordert keine oder nur eine geringe Sedierung
- Bewirkt keine Druckschäden der Trachea
- Kann die Entwöhnung von der Beatmung erleichtern
- Kann die Häufigkeit von Re-Intubationen vermindern
- Verkürzt die Dauer der Intensivbehandlung
- Senkt die Sterblichkeitsrate von Intensivpatienten

- **Wie unterscheidet sich NIV von der invasiven Beatmung?**
Die wesentlichen Unterschiede sind in ▣ Tab. 25.1 zusammengestellt:

- **Bei welchen Patienten wird NIV angewandt?**
- **NIV sollte bevorzugt werden**
  - Akut exazerbierte COPD
  - Akutes kardiogenes Lungenödem
  - ARI bei immungeschwächten Patienten
  - Zur Prophylaxe des Extubationsversagens bei COPD-Patienten
- **NIV kann eingesetzt werden**
  - Postoperative respiratorisches Versagen
  - Prophylaxe des Extubationsversagens
  - Bei Patienten, die nicht intubiert werden sollen

25

◘ Tab. 25.1 Vergleich von nichtinvasiver und invasiver Beatmung

Komplikationen und klinische Aspekte	Nichtinvasive Beatmung	Invasive Beatmung
Respirator- (tubus)assoziierte Pneumonie	Selten	Anstieg des Risikos ab dem 3.–4. Tag der Beatmung
Tubusbedingte zusätzliche Atemarbeit	Nein	Ja (während Spontanatmung und bei assistierter Beatmung)
Tracheale Früh- und Spätschäden	Nein	Ja
Sedierung notwendig	Nein oder leicht	Häufig tief oder mäßig
Intermittierende Anwendung	Häufig möglich	Selten möglich
Effektives Husten möglich	Ja	Nein
Essen und Trinken möglich	Ja	Erschwert (Tracheostoma) bzw. fast unmöglich (Intubation)
Kommunikation möglich	Ja	Erschwert
Zugang zu den Atemwegen	Erschwert	Direkt
Druckstellen im Gesichtsbereich	Mit Anwendungsdauer zunehmend	Nein
CO_2-Rückatmung	Beim Beatmungshelm	Nein
Leckage	Häufig	Selten
Aerophagie	Häufiger	Sehr selten

- **NIV nutzt nur wenig oder ist nicht zu empfehlen**
  - ARDS
  - Trauma
  - Zystische Lungenfibrose

■ **Wann ist NIV kontraindiziert?**
In der Leitlinie werden folgende Kontraindikationen für NIV angeführt:
- **Absolute Kontraindikationen**
  - Fehlende Spontanatmung oder Schnappatmung
  - Fixierte oder funktionelle Verlegung der Atemwege
  - Aspirationsgefahr
  - Gastrointestinale Blutung
  - Ileus
  - Schwere Bewusstseinsstörung, nicht durch Hyperkapnie bedingtes Koma

- **Relative Kontraindikationen** (Entscheidung im Einzelfall)
  - Hyperkapnisches Koma
  - Erhebliche Agitation
  - Starker Sekretverhalt trotz Bronchoskopie
  - Schwere Hypoxämie oder Azidose (pH < 1)
  - Hämodynamische Instabilität: kardiogener Schock, Myokardinfarkt

■ **Welche Voraussetzungen müssen für NIV erfüllt sein?**
NIV ist nicht bei jedem Intensivpatienten anwendbar, sondern nur, wenn folgende Voraussetzungen erfüllt sind:
- Dichter und komfortabler Sitz der Gesichtsmaske
- Wacher, verständiger und kooperativer Patient

- Normaler Atemantrieb
- Sicher funktionierende Schutzreflexe: Schlucken, Husten
- Keine schwere hämodynamische Instabilität
- Keine ausgedehnten Verletzungen im Gesichtsbereich
- Intensive pflegerische und ärztliche Anleitung und Überwachung des Patienten
- Möglichkeit der sofortigen endotrachealen Intubation

■ **Praxis der NIV**
- NIV rechtzeitig beginnen, um die endotracheale Intubation zu vermeiden
- Das Verfahren ist Stress für den Patienten und muss ihm vor Beginn verständlich und in beruhigenden Worten erklärt werden.
- Erhöhte Position des Patienten (vermindert zusätzlich die Atemarbeit)
- Maske zunächst per Hand aufsetzen bzw. den Patienten die Maske halten lassen
- Bei guter Akzeptanz und dichtem Sitz Maske mit Bandkonstruktion am Kopf befestigen
- Beobachten, ob der Patient größere Menge Luft verschluckt (Meteorismus?)
- Bei muskulärer Erschöpfung ist eine hohe Druckunterstützung erforderlich, die mit zunehmender Rückkehr der Muskelkraft reduziert werden kann
- PEEP-Werte bis ca. 8 mbar werden vom Patienten meist toleriert
- Zur Nahrungsaufnahme und zum Sprechen NIV unterbrechen
- Stark agitierte Patienten sollten leicht (aber nicht atemdepressiv) sediert werden
- Oft reichen intermittierende Anwendungen aus, z. B. über Nacht oder pro Stunde 15 min

NIV
- Grundeinstellung der Beatmungsparameter
  - Inspirationsdruck (PSV) zunächst auf 8–10–12 mbar einstellen, bei Bedarf schrittweise auf 20–30 mbar erhöhen. Der Druck ist hoch genug, wenn der Patient ruhiger atmet, seine Atemhilfsmuskulatur sich entspannt und die muskulären Einziehungen weniger werden
  - PEEP 5 mbar
  - Hoher Inspirationsflow ohne Zeitverzögerung, v. a. bei „Lufthunger" von COPD-Patienten
  - F_iO_2 nach Bedarf
- Monitoring
  - Blutgasanalysen: nach 30, 60 und 120 min: pH, $paCO_2$ und paO_2
  - Pulsoxymetrie kontinuierlich

■ **Wie wird der Erfolg der NIV festgestellt?**
Ob die NIV ausreichend wirksam ist, kann anhand folgender Kriterien eingeschätzt werden:
- Anstieg des pH-Werts auf >7,35
- Abfall des $paCO_2$ um mehr als 5–20 %
- Anstieg der SpO_2 auf >85 %
- Abfall der Atemfrequenz um 20 %
- Besserung der Bewusstseinslage und der Luftnot

Zu beachten

Die Parameter sollten sich innerhalb von 2 h nach Beginn NIV verbessern. Wenn nicht, sollte der Patient intubiert und invasiv beatmet werden.

■ Wann muss die NIV abgebrochen werden?

- Bei zunehmender Intoleranz, Agitiertheit oder Lethargie des Patienten
- Bei ausbleibendem Beatmungserfolg innerhalb angemessener Zeit (meist 2 h; Erfolgskriterien)
- Bei ausgeprägter Sekretretention
- Bei pulmonaler Aspiration
- Bei hämodynamischer Instabilität
- Bei nicht beherrschbarem Luftschlucken (Aerophagie)

■ Welche Komplikationen können auftreten?

- Leckagen der Beatmungsmaske
- Überblähung des Magens
- Erbrechen und pulmonale Aspiration
- Klaustrophobische Reaktion des Patienten
- Verletzungen der Gesichtshaut durch den Maskendruck (v. a. des Nasenrückens)
- Konjunktivitis bei erheblicher Maskenleckage

> **Cave!** Die Hauptrisiken einer NIV beruhen auf der fehlenden Sicherung der oberen Atemwege.

Maschinelle Beatmung und Weaning

Inhaltsverzeichnis

© Springer-Verlag GmbH Deutschland, ein Teil von Springer Nature 2022
R. Larsen, *Wissens-Check Intensivmedizin für die Fachpflege*,
https://doi.org/10.1007/978-3-662-65062-2_26

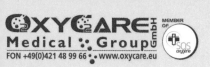
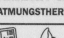

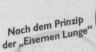
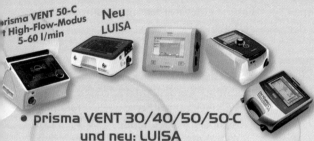
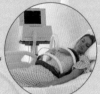

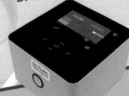
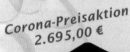
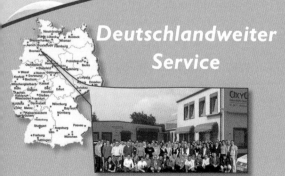

26

- ■ **Wie unterscheidet sich die Spontanatmung von der maschinellen Beatmung?**
- ▬ **Spontanatmung:** Die Luft wird aktiv in die Lunge gesaugt (Unterdruck) und durch Überdruck wieder ausgeatmet. Der Atemzyklus ist somit ein rhythmischer Wechsel zwischen geringem Unterdruck und geringem Überdruck in der Lunge.
- ▬ **Maschinelle Beatmung:** Bei der Inspiration wird die Atemluft (Hubvolumen) vom Beatmungsgerät mit Überdruck in die Lunge „gepresst"; die Exspiration erfolgt dagegen passiv aufgrund der Rückstellkräfte der Lunge und des Thorax. Die maschinelle Beatmung ist unphysiologisch und kann die Lunge schädigen

26.1   Beatmungsformen

Die Beatmungsform gibt an, wieviel der Atemarbeit vom Respirator übernommen wird. **Zwei Grundformen** werden, vereinfacht, unterschieden:
- ▬ **Kontrollierte (mandatorische) Beatmung (CMV):** Der Respirator über nimmt die gesamte Atemarbeit für den Patienten.
- ▬ **Augmentierte (unterstützte), partielle oder assistierte Beatmung:** Kombination aus maschineller Atemunterstützung und Spontanatmung.

26.1.1   Kontrollierte Beatmung

❯ Bei der CMV übernimmt der Respirator die gesamte Atemarbeit für den Patienten und belüftet die Lunge.

- ▬ Die Inspiration wird vom Respirator ausgelöst und beendet (Maschinentriggerung).

- ▬ Der Respirator bestimmt auch den zeitlichen Verlauf und die Größe des Atemhubvolumens.
- ▬ Eine möglicherweise noch vorhandene Eigenatmung des Patienten wird vom Respirator „überspielt".
- ▬ Die Atemfrequenz und das Atemzeitverhältnis (I:E) werden am Respirator eingestellt.
- ▬ Für die kontrollierte Beatmung muss der Patient in der Regel sediert werden.
- ▬ Folgende **Unterformen** der kontrollierten Beatmung werden unterschieden:
  - – **Volumenkontrollierte (volumenregulierte) Beatmung (VCV):** Das Atemhubvolumen wird vorgegeben, der Inspirationsflow ist konstant, der Atemwegsdruck ist variabel.
  - – **Druckkontrollierte (druckregulierte) Beatmung (PCV):** Der Beatmungsdruck (Inspirationsdruck minus PEEP) wird vorgegeben, der Inspirationsflow ist dezelerierend (abnehmend), das Atemhubvolumen ist variabel.
  - – **Mischformen:** druckregulierte volumenkonstante Beatmung (PRCV, Autoflow, Bi-Level)

26.1.2   Unterstützte oder assistierte Beatmung

- ▬ Eigenatmung des Patienten erhalten
- ▬ Der Respirator übernimmt nur einen Teil der Atemarbeit, den Rest der Patient.
- ▬ Die Inspiration wird vom Patienten ausgelöst und auch beendet, d. h., der Patient triggert den Zyklus des Respirators (Patiententriggerung).

- ■ **Welche unterstützenden Atemverfahren werden angewandt?**
- ▬ CPAP (kontinuierlicher positiver Atemwegsdruck)

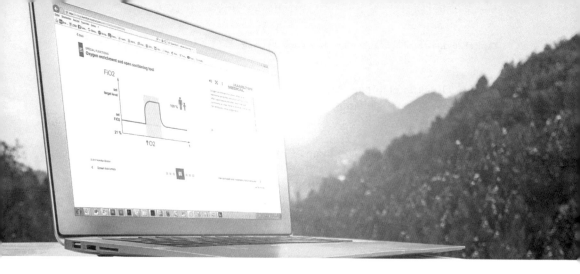

Hamilton Medical College

Kostenloses E-Learning zur mechanischen Beatmung

Die E-Learning-Plattform des Hamilton Medical College bietet Online-Schulungen zur mechanischen Beatmung und zu den Beatmungsgeräten von Hamilton Medical. Völlig kostenlos und für jeden zugänglich. Lernen Sie in Ihrem eigenen Tempo, wann und wo immer Sie wollen. Über 50 Module sind derzeit verfügbar:

Scan mich!

Basismodule vermitteln die Grundlagen mechanischer Beatmung im klinischen Umfeld.

Funktionsspezifische Module bieten einen Einblick in Funktionen und Beatmungsmodi und präsentieren kurze klinische Anwendungsfälle.

Produktmodule basieren auf dem Bedienungshandbuch unserer Beatmungsgeräte und vermitteln, wie die grundlegenden und gängigsten Gerätemerkmale und Funktionen verwendet werden.

Jetzt registrieren:

college.hamilton-medical.com

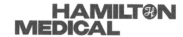

- PSV/ASB: Druckunterstützte Atmung: (PSV Pressure Support Ventilation,).
- BIPAP: biphasischer positiver Atemwegsdruck
- VS: Druckunterstützte volumenkonstante Spontanatmung
- PAV/PPS, NAVA: Druckunterstützte proportionale Spontanatmung
- SIMV: Synchronisierte intermittierende maschinelle Beatmung

- **Was sind die Vorteile der assistierten Beatmung?**
- Erhaltene Funktion der Atemmuskulatur, weniger Atrophie der Lungenmuskulatur
- Bessere Verteilung der Atemgase
- Geringere hämodynamische Instabilität und geringerer Katecholaminbedarf
- Geringerer Sedierungsbedarf
- Schnellere Entwöhnung vom Respirator

- **Welche Nachteile hat die assistierte Beatmung?**
- Erhöhter Pflege-, Betreuungs- und Überwachungsaufwand
- Kontinuierliche Patientenanleitung und Therapieanpassungen notwendig

26.2 Einstellparameter des Respirators

Bevor mit der Beatmung begonnen wird, werden die Beatmungsform (kontrolliert oder partiell unterstützt) und das Beatmungsmuster bzw. verschiedene Atemparameter eingestellt.

26.2.1 Inspiratorische O_2-Konzentration oder -Fraktion (FiO$_2$)

Hohe O_2-Konzentrationen können die Lunge schädigen. Daher wird die in-spiratorische O_2-Konzentration am Respirator nur so hoch eingestellt, wie für eine ausreichende arterielle Sauerstoffsättigung erforderlich ist.

- **Zielwerte der FiO$_2$:** SaO$_2$ >90 %, paO$_2$ ca. 60 mmHg
- Eine FiO$_2$ <0,6 (<60 %) wirkt auch bei Langzeitanwendung nicht lungenschädigend.

> **Zu beachten**
>
> In lebensbedrohlichen Notfällen wird bei Erwachsenen immer eine FiO$_2$ von 1,0 (100 %) eingestellt, bis sich der Patient wieder stabilisiert hat.

26.2.2 Atemzugvolumen

- Wird bei volumenkontrollierter Beatmung direkt eingestellt
- 6–8 ml/kg Idealgewicht[1] + PEEP von mindestens 5 mbar für die Atelektasenprophylaxe
- Kann bei druckkontrollierten Beatmungsformen nicht voreingestellt werden.

> **Zu beachten**
>
> Ein zu hohes Atemzugvolumen kann die Lunge überdehnen und dadurch schädigen (Volutrauma).

26.2.3 Atemfrequenz

- In der Regel Beatmungsfrequenzen zwischen 8–15/min
- Bei permissiver Hyperkapnie bis zu 30–35/min

---

1   Idealgewicht: (Körpergröße in cm -100), davon – 5 % für Männer und -10 % für Frauen

26.2.4 Atemminutenvolumen

- Bei der volumenkontrollierten Beatmung (VC-CMV) kann das Atemminutenvolumen direkt eingestellt werden oder es ergibt sich aus der eingestellten Atemfrequenz und dem Atemhubvolumen.
- Bei allen anderen Beatmungsformen hängt das tatsächliche AMV von der Eigenatmung des Patienten (partielle Beatmungsmodi) und/oder der jeweiligen Compliance und Resistance der Lunge (druckkontrollierte Modi) ab.
- **Zielwerte AMV**: $paCO_2$ 35–45 mmHg

> **Zu beachten**
>
> Je nach Stoffwechselzustand (Fieber, Hypothermie) kann das Atemminutenvolumen zwischen 4 und 30 l/min variieren.

26.2.5 Maximaler Inspirationsdruck (p_{max})

- Treibender Druck (driving pressure) bei der druckkontrollierten Beatmung
- Er bestimmt die Höhe des Atemzugvolumens.
- Ein zu hoher maximaler Inspirationsdruck kann die Lunge schädigen, besonders, wenn Werte von 30 mbar überschritten werden.

> ⓘ Ein p_{max} bzw. ein Plateaudruck von 30 mbar sollte möglichst nicht überschritten werden.

Sind höhere Drücke zwingend erforderlich, sollten sie nur so kurz wie möglich angewandt werden.

26.2.6 PEEP (positiver endexspiratorischer Druck)

- Der PEEP bezeichnet den positiven Druck am Ende der Exspiration!
- **Wirkung**: erhöht eine erniedrigte funktionelle Residualkapazität und verbessert die O_2-Aufnahme in der Lunge (Oxygenierung)
- Externer oder extrinsischer PEEP: der am Respirator eingestellte PEEP
- Intrinsischer PEEP: er kann sich bei obstruktiven Atemwegserkrankungen und/oder bestimmten Atemmodi mit kurzen Exspirationszeiten und unvollständiger Ausatmung von selbst aufbauen
- Wird ein externer PEEP angewandt und besteht gleichzeitig ein interner PEEP, so ist für die Wirkungen des PEEP der Gesamt-PEEP ($PEEP_{total}$) entscheidend.

- **Nebenwirkungen des PEEP**
- Druckschäden der Lunge
- Abfall der HZV
- Anstieg des intrakraniellen Drucks durch den erhöhten intrathorakalen Druck
- Abnahme der Nierendurchblutung und der Nierenfunktion
- Abnahme der Durchblutung im Pfortader- und Splanchnikusgebiet

- **Wann wird ein PEEP angewandt?**
- Bei **Oxygenierungsstörungen** der Lunge
- Bei intubierten Patienten als sog. „physiologischer PEEP" von 4–8 mbar
- Wesentliche PEEP-Indikationen:
  – Kardiogenes und nicht kardiogenes Lungenödem
  – ARDS
  – Pneumonien

- Lungenkontusion, Rippenserienfraktur
- Postoperativ nach Oberbauch- und
  intrathorakalen Operationen
- Atemnotsyndrom des Neugeborenen
- Bei **COPD** können durch einen extrinsi-
  schen PEEP unterhalb des intrinsischen
  (ohne zusätzliche Erhöhung der FRK)
  die kleinen Atemwege offengehalten
  werden.

> Bei schwerem Asthmanfall wird in der
> Regel kein PEEP angewandt.

26

- **Wie hoch wird der PEEP eingestellt?**
- Je höher der PEEP, desto stärker die ungünstigen Auswirkungen!
- Daher PEEP so einstellen, dass bei einer
  F_IO_2 von <0,6 ein p_aO_2 von >60 mmHg
  oder eine arterielle O_2-Sättigung von
  >90 % erreicht wird.
- Normalerweise reichen hierfür
  5–15 mmHg aus.

26.2.7 Inspiratorische Druckunterstützung (IPS)

Sinnverwandter Begriff: assistierte Spontanatmung („assisted spontaneous breathing",
ASB)
- Bei der druckunterstützten Beatmung
  (PSV) lässt sich die Höhe der inspiratorischen Druckunterstützung („in-
  spiratory pressure support", IPS) variabel einstellen.
- IPS kann dabei als alleiniger Atemmodus angewandt oder mit anderen
  Modi, wie SIMV und MMV, kombiniert
  werden.
- Bei der Einstellung muss vermieden werden, dass der Patient das Gerät nur triggert, aber keine eigene Atemarbeit leistet.

26.2.8 Atemzeitverhältnis

- Bezeichnet das Verhältnis von In-
  spirationszeit (t_I) zu Exspirationszeit (t_E).
- Kann nur bei der kontrollierten Be-
  atmung (PC-CMV oder VC-CMV) eingestellt werden

- **Einstellung des Atemzeitverhältnisses I:E**
- Standardeinstellung: 1 : 1 bis 1 : 2
- Schwere Oxygenierungsstörung: 2 : 1 bis
  3 : 1, wenn IRV beabsichtigt
- Obstruktive Lungenerkrankungen: 1 : 2
  bis 1 : 4

26.2.9 Inspiratorische Pause

- Während der inspiratorischen Pause
  fließt kein Atemgas (No-flow-Phase oder
  Plateauphase) und es bildet sich ein
  Druckplateau, der endinspiratorische
  Druck, EIP, aus.
- **Wirkung**: gleichmäßigere Belüftung der
  Alveolen.

26.2.10 Inspirationsflow bzw. Gasgeschwindigkeit

- Der inspiratorische Gasflow bzw. der
  Spitzenflow bei einem Nichtrechteckflow
  bestimmt die Geschwindigkeit, mit der
  ein bestimmtes Hubvolumen verabreicht
  wird: Flow (l/min) = V/t.
- Übliche Werte bei der volumenkontrollierten Beatmung: 20 und 60 l/
  min, abhängig von der Atemfrequenz
  und dem Atemzugvolumen.
- **Hoher Inspirationsflow**: schnelle Belüftung der Lunge mit relativ hohen
  Atemwegsspitzendrücken und einer relativ langen Plateauphase, ohne dass sich
  der Plateaudruck ändert.

- **Niedriger Inspirationsflow** weniger turbulente Verteilung des verabreichten Atemzugvolumens. Vermindert den Spitzendruck und den mittleren Atemwegsdruck, besonders bei erhöhtem Atemwegswiderstand.

- **Nachteile**
- Kann Atemnot auslösen und die Atemarbeit steigern
- Erfordert oft eine stärkere Sedierung

26.2.11 Trigger bei assistierter Beatmung

- Bei erhaltener Spontanatmung löst der Patient den Beatmungshub selbständig aus
- Hierfür muss ihm genügend Frischgas angeboten werden, entweder kontinuierlich oder auf Anforderung

- **Continuous-flow-Systeme für Spontanatmung**
Das Gerät erzeugt kontinuierlich, d. h. während In- und Exspiration einen ausreichend hohen Flow. Eine Triggerung ist nicht erforderlich, daher gibt es auch kein Triggerventil.
- **Anwendung**: bei der CPAP-Atmung
- **Vorteil**: Wegfall der Atemarbeit für das Öffnen des Triggerventils
- **Nachteile**: hoher Frischgasverbrauch und Schwierigkeiten bei der Messung des Atemminutenvolumens

- **Demand-flow-Systeme für Spontanatmung und Beatmung**
- Hierbei muss der Inspirationsflow durch Triggerung angefordert werden („demand").
- Die Trigger sind druck- oder volumengesteuert und reagieren auf Druck- oder Volumenschwankungen im System.

26.2.11.1 Einstellung der Triggerempfindlichkeit

- Nicht zu empfindlich einstellen, um eine Selbsttriggerung des Gerätes zu vermeiden
- Eine zu geringe Empfindlichkeit erhöht die Atemarbeit und muss ebenfalls vermeiden werden
- Einstellung bei Flowsteuerung (Verfahren der Wahl) 1–4 l/min
- Einstellung bei Drucksteuerung: 0,5–2 mbar

26.2.12 Anzeigen auf dem Gerätemonitor und Alarme

- Die wesentlichen Beatmungsparameter werden auf dem Gerätemonitor angezeigt, der zeitliche Verlauf von Druck, Flow und Volumen häufig auch in Form eines Diagramms.
- Bei Abweichungen der eingestellten Grenzwerte werden akustische und optische Alarme ausgelöst:
  - **Druckalarm**: wird ausgelöst, wenn die eingestellten Druckgrenzwerte über- oder unterschritten werden
  - **Volumenalarm**: wird ausgelöst, wenn bei der volumenkontrollierten Beatmung das eingestellte Atemhubvolumen unterschritten wird
  - **Apnoealarm**: wird ausgelöst, wenn innerhalb von 15 s keine Ventilation erfolgt oder vom Gerät nicht registriert werden kann
  - **O_2-Alarm**: überwacht die O_2-Konzentration im Inspirationsgas
  - **Hechelüberwachung**: alarmiert, wenn eine obere Atemfrequenzgrenze überschritten wird

❯ Alarme müssen primär überprüft, nicht weggedrückt oder ausgeschaltet werden!

26

26.3 Beatmungsformen

26.3.1 Kontrollierte Beatmung (CMV)

- Bei der CMV übernimmt der Respirator die gesamte Atemarbeit des Patienten.
- Beginn und Ende der Inspiration sind meist zeitgesteuert.
- Der Patient kann nur den Beginn der Inspiration auslösen (triggern), das Atemhubvolumen wird ihm anschließend vom Gerät aufgezwungen. Das Ende der Inspiration bestimmt wiederum der Respirator.

■ **Wann wird der Patient kontrolliert beatmet?**

Wegen der bekannten Nachteile und ungünstigen Nebenwirkungen sollte eine reine kontrollierte Beatmung möglichst nicht über einen längeren Zeitraum erfolgen, sondern nur in Ausnahmefällen und bei besonderen Indikationen.

■ **Indikationen**
- Sehr schwere respiratorische Störungen
- Vollständiger Ausfall der Atemmuskulatur einschließlich Triggerung
- Schwere Störungen der Atemregulation
- Therapeutische Hyperventilation, z. B. bei erhöhtem Hirndruck
- Notwendigkeit der Muskelrelaxierung
- Bei Hirntod bis zur Organentnahme

■ **Arten der CMV**
- Volumenkontrollierte Beatmung: VC-CMV
- Druckkontrollierte Beatmung: PC-CMV

26.3.1.1 Volumenkontrollierte CMV
- Häufigste kontrollierte Beatmungsform

■ **Vorteile**
- Ermöglicht die genaue Kontrolle des Hub- und Minutenvolumens (unabhängig von Änderungen der Compliance der Lunge oder des Thorax)

- Erlaubt die Steuerung des p_aCO_2 und indirekt auch des pH-Werts im Blut

■ **Nachteile**
- Durch den konstanten Flow werden die Atemgase inhomogen in der Lunge verteilt.
- Bei hohem Atemwegswiderstand wird ein hoher Atemwegsspitzendruck erreicht. Hierdurch besteht die Gefahr des pulmonalen Barotraumas.

Grundeinstellung der VC-CMV
- Atemhubvolumen 6–8 ml/kg Idealgewicht
- Atemfrequenz 10–15/min (je nach p_aCO_2 oder etpCO$_2$)
- Niedriger Inspirationsflow: 20–60 l/min (kurze endinspiratorische Pause)
- I : E-Verhältnis: 1 : 1 bis 1 : 2
- PEEP: 5–8 mbar
- Inspirationsdruckbegrenzung: 30 mbar
- F_iO_2: 0,5 bzw. nach Höhe des p_aO_2

26.3.1.2 Druckkontrollierte CMV
- Bei PC-CMV ist der Flow ist immer dezelerierend (abnehmend).
- Das Atemhubvolumen ergibt sich aus der Differenz zwischen endinspiratorischem und endexspiratorischem Atemwegsdruck (PEEP), dem sog. driving pressure.

■ **Vorteile**
- Homogenere Verteilung der Atemgase in den Alveolen aufgrund des dezelerierenden Flows
- Geringere Gefahr des Barotraumas der Lunge durch Begrenzung des Spitzendrucks

■ **Nachteile**
- Schwankungen des Atemwegswiderstands verändern das Hubvolumen

- Das Hubvolumen nimmt zu, wenn der Atemwegswiderstand abnimmt (Gefahr der Hyperventilation).
- Das Hubvolumen nimmt ab, wenn der Atemwegswiderstand zunimmt (Gefahr der Hypoventilation).

Grundeinstellung der PC-CMV
- Inspirationsdruck: 12–15 mbar über PEEP
- Atemfrequenz 10–15 min
- Druckanstiegsgeschwindigkeit: 80–120 l/min
- PEEP: 5–8 mbar
- I : E-Verhältnis: 1 : 1 bis 1 : 2
- F_iO_2: 0,5 bzw. nach Höhe des p_aO_2

26.3.2 SIMV – partielle mandatorische Beatmung

Partielle mandatorische Beatmung Kombination aus kontrollierter Beatmung und unterstützter Spontanatmung. Sie ist nur bei erhaltener Spontanatmung möglich.
- Am Respirator wird die Frequenz der zwangsweise („mandatory") zugeführten Atemhübe fest vorgegeben.
- Die Atemhübe können volumenkontrolliert (VC-SIMV) oder druckkontrolliert (PC-SIMV) verabreicht werden.
- Zwischen den maschinellen Beatmungshüben kann der Patient spontan atmen, meist auf einem am Gerät eingestellten PEEP-Niveau. Bleibt der spontane Atemzug des Patienten aus, wird der Atemhub maschinengetriggert verabreicht.

Zu beachten

SIMV gilt als überholtes Verfahren, da es keine klaren Vorteile aufweist

26.3.3 BiPAP – Biphasischer Atemwegsdruck

Biphasischer Atemwegsdruck Druckkontrollierter Beatmungsmodus, bei dem der Patient gleichzeitig spontan atmen und beatmet werden kann.
- Eine Spontanatmung ist auch während der maschinellen Inspiration und während der Exspiration möglich (simultane Spontanatmung).
- Der Patient atmet dabei auf zwei unterschiedlich hohen Atemwegsdruckniveaus spontan.
- Bleibt der spontane Atemzug aus, wird er druckkontrolliert beatmet.

26.3.3.1 Einstellgrößen bei BiPAP

Um das Atemmuster zu bestimmen, werden folgende 4 Variable am Respirator eingestellt:
- oberes (inspiratorisches) Druckniveau: p_i
- unteres (exspiratorisches) Druckniveau: p_e
- Zeitdauer des oberen Druckniveaus: t_i
- Zeitdauer des unteren Druckniveaus: t_e

Innerhalb eines bestimmten Zeitraums kann der Patient den Wechsel zwischen den beiden Druckniveaus triggern.

Grundeinstellung des BiPAP
- Oberes Druckniveau: 10–12 mbar über PEEP, Dauer 2 s
- Unteres Druckniveau (PEEP): 5–8 mbar, Dauer 4 s
- Angestrebtes Atemhubvolumen 6–8 ml/kg Idealgewicht
- Mandatorische Atemfrequenz: 10/min bzw. nach paO_2 oder $paCO_2$
- Triggerschwelle: 2–5 l/min
- F_iO_2: 0,5 bzw. nach Höhe des p_aO_2

- **Welche Beatmungsformen sind möglich?**
- PC-CMV: BiPAP-CMV
- PC-SIMV: BiPAP-SIMV

26

- PRV: BiPAP-APRV
- BiPAP als eigene Atemform
- Spontanatmungsmodus: CPAP

■ **Vorteile**
- Geringere Gefahr des Barotraumas der Lungen durch die druckkontrollierte Beatmung
- Geringerer Bedarf an Sedativa, weil die Spontanatmung erhalten bleibt
- Höhere Akzeptanz des Verfahrens durch den Patienten

26.3.4 APRV – Airway pressure release ventilation

Airway pressure release ventilation Spontanatmungsmodus, der primär die Exspiration unterstützt.
- Bei APRV wird, wie bei CPAP, ein vorwählbarer Atemwegsdruck erzeugt, bei dem der Patient spontan atmen kann.
- Der Atemwegsdruck wird in bestimmten Abständen für kurze Zeit freigegeben („released") und fällt dadurch auf ein niedrigeres Druckniveau ab. Hierdurch wird primär die Exspiration unterstützt, sekundär auch die nachfolgende Inspiration.

■ **Einstellparameter**
- Oberes Druckniveau
- Unteres Druckniveau
- Öffnungs- oder Freigabezeit für den niedrigen Atemwegsdruck
- APRV-Frequenz oder Dauer des oberen Druckniveaus

> **Zu beachten**
>
> Bei COPD und Asthma ist APRV kontraindiziert.

26.3.5 PSV – Druckunterstützte Atmung

■ **Druckunterstützte Atmung**
Reiner Spontanatmungsmodus, bei dem jeder Atemhub vom Patienten getriggert und so lange vom Respirator mit Druck unterstützt, bis der Patient die Inspiration beendet oder bis ein voreingestelltes Druckniveau erreicht worden ist.
- Wie stark die Spontanatmung des Patienten bei PSV unterstützt wird, hängt von der Höhe der eingestellten inspiratorischen Druckunterstützung, IPS, ab. Die Atemarbeit wird dem Patienten vollständig oder nur wenig abgenommen.
- Bleibt eine Triggerung durch den Patienten aus, wird auch kein Hubvolumen vom Respirator verabreicht. Daher ist Folgendes zu beachten: **Für PSV muss der Atemantrieb des Patienten weitgehend erhalten sein!**

> **Grundeinstellung von PSV (ASB)**
>
> - Inspiratorische Druckunterstützung: 10–12 mbar über PEEP
> - Angestrebtes Atemhubvolumen 6–(8) ml/kg Idealgewicht
> - Druckanstiegsgeschwindigkeit: <0,2 s
> - Triggerschwelle: 2–5 l/min bzw. ≤1 mbar unter PEEP
> - PEEP: 5–8 mbar
> - F_iO_2 0,5 bzw. nach p_aO_2

PSV kann als eigener Atemmodus verwendet oder mit anderen Atemmodi, wie SIMV und MMV, kombiniert werden.

■ **Vorteile**
- Patient und Respirator können besser synchronisiert werden. Dadurch ist weniger oder keine Sedierung erforderlich.

— Der mittlere Atemwegsdruck ist häufig niedriger und die Kreislaufbelastung entsprechend geringer
— Die Oxygenierung kann sich beim Übergang von CMV auf PSV verbessern.
— Die Atemarbeit ist geringer, entsprechend auch die Erschöpfungsgefahr für die Atemmuskulatur.
— Ermöglicht eine stufenlose Rücknahme der ventilatorischen Unterstützung bei der Entwöhnung vom Respirator.

▪ **Nachteile**
— Gefahr der Hypoventilation und Apnoe wegen der fehlenden maschinellen Kontrolle des Atemhub- und Minutenvolumens
— Gefahr zu kleiner Atemhubvolumina bei hohen inspiratorischen Atemwegswiderständen, da die Inspiration zu schnell beendet wird.

26.4 Besondere Verfahren der Atemunterstützung

Sie werden nur eingesetzt, wenn mit den Standardverfahren keine ausreichende Beatmung des Patienten möglich ist.

26.4.1 IRV – Beatmung mit umgekehrtem Atemzeitverhältnis

— Bei der IRV dauert die Inspiration länger als die Exspiration; es liegt also ein umgekehrtes Atemzeitverhältnis vor.
— IRV kann im günstigen Fall die O_2-Aufnahme in der Lunge verbessern. Die Wirkung kommt durch drei Mechanismen zustande:
  – Anstieg des mittleren Atemwegsdrucks
  – Zunahme der FRK durch Ausbildung eines intrinsischen PEEP
  – Gleichmäßigere Verteilung der Atemluft

> **Zu beachten**
>
> IRV wird wegen der Nebenwirkungen von den meisten Intensivmedizinern abgelehnt.

26.4.2 Permissive Hyperkapnie

Permissive Hyperkapnie Kontrollierte Beatmung mit sehr niedrigen Atemzugvolumina und Inspirationsdrücken, bei der die entstehende extreme Hyperkapnie und respiratorische Azidose in Kauf genommen wird. Der arterielle pO_2 bleibt zumeist im Normbereich, wenn die inspiratorische O_2-Konzentration entsprechend erhöht wird.

▪ **Ziel**
— Die lungenschädigende Wirkung hoher inspiratorischer Atemwegsdrücke bzw. hoher Atemzugvolumina soll vermieden werden.

▪ **Ungünstige Auswirkungen und Gefahren der permissiven Hyperkapnie**
— Respiratorische Azidose
— Anstieg des pulmonalen Gefäßwiderstands
— Zunahme der Hirndurchblutung und des Hirndrucks
— Zerebrale Krampfanfälle (bei p_aCO_2 >150–200 mmHg)
— Ventrikuläre und supraventrikuläre Arrhythmien
— Beeinträchtigung der Myokardkontraktilität
— Tachypnoe oder Dyspnoe (bei Spontanatmung)
— Hyperkaliämie
— Verschlechterung der O_2-Aufnahme des Hämoglobins in der Lunge (Rechtsverschiebung der O_2-Bindungskurve)
— Hypoxie (wenn F_iO_2 zu niedrig)

26

- **Begleitende Maßnahmen**
- Verminderung der CO_2-Produktion im Stoffwechsel und Anhebung des abfallenden pH-Werts (wenn <7,2):
  - Analgosedierung, Muskelrelaxierung
  - Ernährung mit hohem Fett- und niedrigem Kohlenhydratanteil
  - Absenkung der erhöhten Körpertemperatur

- **Indikationen**
- Schwere Lungenfunktionsstörungen, bei denen ein normaler $paCO_2$ ohne Anstieg des oberen Atemwegsdrucks auf >30 mbar nicht aufrechterhalten werden kann, z. B. beim ARDS oder Status asthmaticus.

- **Kontraindikationen**
- Schweres Schädel-Hirn-Trauma
- Hoher intrakranieller Druck
- Schwere Herzinsuffizienz, insbesondere Rechtsherzinsuffizienz
- Zerebrales Krampfleiden

In kritischen Fällen müssen jedoch diese Kontraindikationen gegen die Gefahren einer erzwungenen Normoventilation abgewogen werden.

- **Einstellung des Respirators**

Der Anstieg des $paCO_2$ wird schrittweise herbeigeführt, nicht schlagartig!

- Druckkontrollierte Beatmung, PC-CMV (► Abschn. 26.3.1.2)
- Atemzugvolumen 4–6 ml/kg Idealgewicht
- Atemwegsspitzendruck max. 30–35 mbar
- PEEP: je nach Schwere der Oxygenierungsstörung

26.4.3 Künstliche Lungenunterstützung

Lässt sich beim schweren Lungenversagen mit kontrollierten Beatmungsverfahren die Hypoxämie nicht beseitigen, können extrakorporale Lungenersatzverfahren eingesetzt werden. Hierzu gehören:

- Extrakorporale Membranoxygenierung, ECMO, venoarteriell oder venovenös, pumpengesteuert
- pECLA: passive extrakorporale Lungenunterstützung
- extrakorporale CO_2-Elimination, $ECCO_2R$: Das Blut fließt über eine Kanüle in der A. femoralis in den Oxygenator und von dort zurück über die V. femoralis. Treibende Kraft ist der Druck in der A. femoralis; eine Pumpe wird nicht eingesetzt.

❯ Die ECMO ist indiziert, wenn trotz optimaler konventioneller Beatmungstechniken der paO_2 bei einer FIO_2 von 1,0 konstant unter 50–60 mmHg liegt bzw. bei einem Oxygenierungsindex von <80 mmHg.

26.5   Praxis der Beatmung

- **Ziele der Beatmung**

Die Beatmung des Intensivpatienten hat in der Regel drei **Hauptziele**:

- Behandlung von **Oxygenierungsstörungen** bzw. einer Hypoxämie (paO_2 <60 mm Hg, SaO_2 <90 %) durch Erhöhung der FRK und PEEP
- **Zielwerte**: paO_2 >60 mmHg, SaO_2 >90 %
- Ausreichende Elimination von Kohlendioxid (alveoläre Ventilation)

- **Zielwerte**: $paCO_2$ 35–45 mmHg, pH-Wert 7,35–7,45
- **Behandlung von Atemnot** und Verminderung der Atemarbeit mit Erholung der ermüdeten Atemmuskulatur

■ **Wie lange soll beatmet werden?**
- Nur so kurz wie möglich, weil mit zunehmender Intubations- und Beatmungsdauer die Häufigkeit von Komplikationen zunimmt und auch die Entwöhnung von der Beatmung zunehmend schwieriger wird.

■ **Indikationen für Beatmung und Atemtherapie**
Ob ein Patient beatmet werden muss, hängt v. a. von der Grunderkrankung und von der Schwere der Gasaustauschstörung ab.
- **Extrapulmonale Ursachen**:
  – Zentrale Atemlähmung:
    – Sedativa
    – Opiate
    – Anästhetika
    – Zerebrale Erkrankungen
    – Schädel-Hirn-Trauma
    – Hirnödem
    – Hirnblutung
    – Hirntumor
  – Periphere Atemlähmung oder Atembehinderung:
    – Muskelrelaxanzien
    – Instabiler Thorax
  – Neurologische Erkrankungen:
    – Myasthenia gravis
    – Guillain-Barré-Syndrom
  – Schwerer Schock
    – Kardiogener
    – Hypovolämischer
    – Septischer
  – Kardiopulmonale Reanimation
  – Durchführung einer Narkose
  – Postoperative Nachbeatmung, z. B. des unterkühlten Patienten
- **Pulmonale Ursachen**:

– Erkrankungen der Atemwege:
  – Status asthmaticus
  – Akut Dekompensierte COPD (AECOPD)
– Erkrankungen des Lungenparenchyms:
  – ALI, ARDS
  – IRDS
  – Pneumonie
  – Atelektasen
  – Aspiration
  – Ertrinken

■ **Wann soll mit der Beatmung begonnen werden?**
- Rechtzeitig! Das heißt, bevor sich eine respiratorische Dekompensation mit Hypoxie und Azidose entwickelt.

■ **Welches Verfahren soll eingesetzt werden?**
- So wenig invasiv wie möglich und angepasst an die jeweilige Störung der Lungenfunktion
- Die Invasivität der Atem- und Respiratortherapie richtet sich in erster Linie nach dem Schweregrad der respiratorischen Insuffizienz.
- Sie wird in der Regel schrittweise gesteigert.

Schritt-für-Schritt-Konzept der Beatmung
- Atemtherapie (z. B. inzentive Spirometrie)
- Noninvasive Atemhilfe (z. B. O_2-Zufuhr über Maske oder Sonde)
- Noninvasive (Be)atmung über Maske (z. B. Masken-CPAP, Masken-PSV) oder CPAP über Tubus
- Partielle Beatmung (z. B. PSV, BiPAP, APRV)
- Kontrollierte Beatmung (CMV)
- Unkonventionelle Methoden (z. B. HFV, ECLA, IVOX)

26.5.1 Störungen, die umgehend beseitigt werden müssen

■ **Plötzlicher Anstieg des Beatmungs-drucks**
– Verlegung oder Abknicken des Be-atmungsschlauchs oder des Tubus
– Cuffhernie
– Sekretstau in den Bronchien
– Bronchospasmus
– Pneumothorax
– Gegenatmen des Patienten

■ **Plötzlicher Abfall des Beatmungsdrucks**
– Diskonnektion des Patienten vom Gerät
– Undichtigkeiten im Beatmungssystem
– Undichtigkeit des Cuffs
– Funktionsstörungen des Beatmungs-geräts

■ **Zu niedriges Atemhub- und Atem-minutenvolumens**
– Ursachen bei druckkontrollierter Be-atmung: hoher Atemwegswiderstand, zu niedriger Spitzendruck, zu kurze In-spirationszeit
– Ursachen bei volumenkontrollierter Be-atmung: Leckage, z. B. bronchopleurale Fistel, Undichtigkeit des Cuffs oder des Beatmungssystems

26.6 Überwachung der Beatmung

Die Beatmung wird klinisch und mit spezi-fischen Monitoren überwacht:
– **Respirator (Maschinenmonitoring)**
  – Inspiratorische O_2-Konzentration
  – Beatmungsdruck
  – Flowverlauf
  – Atemzugvolumen
  – Atemminutenvolumen
  – Atemfrequenz
  – Compliance von Lunge und Thorax
  – Resistance
– **Überwachung des pulmonalen Gasaus-tausches**

– Oxygenierung: differenzierte Über-wachung notwendig!
  – Intermittierende arterielle Blutgas-analysen; 5–10 min nach Neuein-stellung des Respirators, dann nach Bedarf
  – Kontinuierliche Pulsoxymetrie
  – Kontinuierliche Kapnometrie und -graphie. Sie ersetzt aber nicht die wiederholte Messung des $paCO_2$
  – Elimination von Kohlendioxid: arte-rielle Blutgasanalyse, Kapnometrie, Säure-Basen-Status
– **Überwachung von Atemwegen, Lunge und Thorax:** ▶ Abschn. 26.6.1
  – Klinische Beobachtung und Unter-suchung
  – Bildgebung des Thorax
  – Mikrobiologie
– **Überwachung der Herz-Kreislauf-Funktion**
  – Arterieller Blutdruck
  – Herzfrequenz
  – Zentraler Venendruck
  – Herzzeitvolumen
  – O_2-Angebot und -verbrauch
– **Überwachung anderer Organfunktionen**
  – Niere: Diurese, Retentionswerte
  – Gehirn: intrakranieller Druck, O_2-Sät-tigung im Bulbus V. jugularis
  – Leberfunktion

26.6.1 Überwachung von Lunge und Thorax

– Jeder beatmete Patient sollte mindestens 1-mal pro Schicht untersucht werden, zusätzlich bei allen wesentlichen Ver-änderungen des Zustands.

■ **Was soll untersucht werden?**
Die Untersuchung muss zielgerichtet sein und folgende Fragen klären:
– Besteht ein klinischer Anhalt für eine Hypoxie oder respiratorische Er-schöpfung?

- Liegt der Tubus in der Trachea? Oder in einem Hauptbronchus?
- Sind beide Lungen ausreichend belüftet?
- Besteht Anhalt für einen Pneumothorax?
- Liegt ein Lungenödem vor?
- Besteht ein Pleuraerguss?

■ **Klinische Untersuchung des Thorax und der Lunge**
- **Inspektion des Patienten**
  - Zyanose?
  - Tachypnoe oder Bradypnoe?
  - Starkes Schwitzen?
  - Erschöpfungszeichen?
- **Inspektion des Thorax**
  - Symmetrisches Heben und Senken?
  - Abdominelle Einziehungen?
  - Einsatz der Atemhilfsmuskulatur?
  - Paradoxe Atmung?
  - Schaukelatmung?
- **Palpation des Thorax**
  - Schneeballknistern als Zeichen des subkutanen Emphysems?
- **Auskultation des Thorax**
  - Beide Lungen ausreichend belüftet?
  - Atemgeräusche laut oder leise? Nebengeräusche?
  - Pfeifen? Brummen? Giemen?
  - Rasselgeräusche?
- **Perkussion des Thorax**
  - Dämpfung?
  - Hypersonorer Klopfschall?
  - Sonographie?

■ **Weiterführende Diagnostik**
- **Röntgenbild** von Lunge und Thorax
  - Indiziert bei Verdacht auf eine klinisch relevante Störung der Lunge oder des Thorax
  - Sollte möglichst in halbsitzender Position des Patienten aufgenommen werden
- **Computertomographie** von Lunge und Thorax
  - Besonders beim ARDS indiziert. Transportrisiko beachten!

■ **Mikrobiologische Untersuchungen**
- **Ziel**: Besiedelung oder Infektion der Atemwege erkennen und das Keimspektrum bestimmen
- **Häufigkeit**: Tracheal- bzw. Bronchialsekrets bis zu 3-mal pro Woche
- **Probengewinnung**:
  - Blindes Absaugen: Probe ist häufig falsch positiv
  - Geschützte Bürstentechnik („protected specimen brush"): zuverlässig, aufwendig, geübter Untersucher erforderlich
  - Bronchoalveoläre Lavage: zuverlässig

26.7 Komplikationen der Beatmung

Betroffen sind die Lunge selbst und die Funktion weiterer Organsysteme, v. a. des Herz-Kreislauf-Systems.
- **Schäden der Lunge** entstehen durch hohe Beatmungsdrücke/hohe Atemzugvolumina und durch Infektionen.
- **Störungen der Herz-Kreislauf-Funktion** und der **Organdurchblutung** beruhen v. a. auf den unphysiologischen intrathorakalen Druckschwankungen durch die kontrollierte Beatmung

---

Auswirkungen und Komplikationen der maschinellen Beatmung
- Ventilatorassoziierte Pneumonie (VAT), ▶ Abschn. 26.7.1
- Pulmonales Baro- oder Volutrauma, ▶ Abschn. 26.7.2
- Beeinträchtigung der Herz-Kreislauf-Funktion mit Abfall des Herzzeitvolumens durch den Anstieg des intrathorakalen Drucks
- Abnahme der Urinausscheidung und Flüssigkeitsretention
- Verminderung der Leber- und Splanchnikusdurchblutung

26

- Behinderung des hirnvenösen Abflusses mit Zunahme des intrakraniellen Drucks
- Pulmonales Baro- und Volotrauma
- Schädigung des Lungengewebes durch hohe inspiratorische O_2-Konzentrationen
- Verschlechterung des pulmonalen Gasaustausches
- Schäden durch den Endotrachealtubus und die Trachealkanüle

26.7.1 VAP – Ventilatorassoziierte Pneumonie

- Die **invasive** Beatmung ist der Hauptrisikofaktor der VAP beim Intensivpatienten.
- Mit zunehmender **Intubationsdauer** steigt auch die Pneumoniehäufigkeit an.
- Die Erreger stammen v. a. aus dem bakteriell besiedelten Oropharynx oder aus dem kolonisierten Magen und gelangen durch Aspiration in den Respirationstrakt.
- VAP verlängert die Behandlungsdauer und erhöht die Letalität.
- Bei NIV tritt die nosokomiale Pneumonie seltener auf.

- **Welche Faktoren begünstigen eine VAP?**
- Endotrachealtubus, Intubationsdauer, Reintubation
- Operationen, v. a. lang dauernde
- Immunschwäche
- Antibiotikatherapie: Selektion resistenter Bakterienstämme
- Magensonde und enterale Ernährung
- Rückenlage: begünstigt die pulmonale Aspiration
- Kontaminiertes Respiratorzubehör

- **Wie wird die Diagnose gestellt?**

Die Diagnose einer Pneumonie ist beim beatmeten Intensivpatienten schwer zu stellen, da die klinisch typischen Zeichen meist fehlen.

- **Kriterien der nosokomialen Pneumonie beim beatmeten Patienten**
- Beatmungsdauer >48 h
- Auskultationsbefund
- Radiologisch pneumonische Infiltrate (neu oder zunehmend)
- Fieber >38°C
- Leukozytose >12.000/µl oder Leukopenie <4000/µl
- Eitriges Trachealsekret
- Positiver mikrobiologischer Befund im Trachealsekret

- **Wie wird die VAP behandelt?**
- Bei Hinweisen auf eine Pneumonie: kalkulierte Zufuhr von Antibiotika
- Bei der Auswahl des Antibiotikums muss die Resistenzlage im eigenen Krankenhaus berücksichtigt werden.

- **Wie kann die VAP verhindert werden?**

Die wichtigsten Empfehlungen zur VAP-Prophylaxe sind:
- **Oberkörperhochlagerung** des Patienten um mehr als 30° (senkt das Aspirationsrisiko)
- **Hygienische Händedesinfektion**: vor und nach jedem Kontakt mit Tubus, Trachealkanüle oder Beatmungszubehör; nach jedem Kontakt mit Schleimhäuten oder mit Atemwegsekret kontaminierten Gegenständen
- Endotracheale Intubation nur, wenn nicht zu vermeiden und bevorzugt oral
- Intubationsdauer so kurz wie möglich
- Reintubation nur, wenn nicht zu vermeidenv
- Intubation: Tubus aseptisch anreichen, vor und nach Intubation Hände desinfizieren, beim Intubieren erregerarme Handschuhe tragen

- Vor Extubation: Sekret im Oropharynx absaugen
- Tracheostoma unter aseptischen Bedingungen anlegen, sterile oder desinfizierte Trachealkanülen verwenden, Kanüle nur unter aseptischen Bedingungen wechseln
- Beatmungsschläuche regelmäßig von Kondenswasser entleeren, alle 7 Tage wechseln (auch ohne Filter), heizbare Schläuche nicht zwingend erforderlich
- Beatmungsfilter: keine Empfehlung möglich
- Absaugen:
  - Bei geschlossenen Systemen: wiederholter Absaugvorgang möglich, nur sterilisierte Spüllösung verwenden, um Sekret zu entfernen
  - Bei offenen Systemen: sterile Handschuhe und sterile Einmalkatheter verwenden, danach Absaugsystem mit Leitungswasser durchspülen, Ansatzstück des Katheters in senkrechter Position aufhängen, Absaugschlauch und Sekretauffangbehälter immer nur für einen Patienten

26.7.2 Pulmonales Barotrauma

Pulmonales Barotrauma Schädigung der Lunge durch zu hohen Beatmungsdruck bzw. ein zu hohes Atemhubvolumen

- **Mechanismus**

Durch den hohen Atemwegsdruck werden Alveolen überdehnt und können einreißen. Bei schweren Formen wird ein Teil der Atemluft unter der Beatmung in verschiedene Körperregionen gepresst.

- **Klinische Manifestationen des schweren pulmonalen Barotraumas**
- Lungenbullae
- Pneumothorax
- Bronchopleurale Fistel
- Interstitielles Emphysem

- Pneumomediastinum
- Pneumoperikard
- Subkutanes Emphysem („Hautemphysem")
- Pneumoperitoneum und Pneumoretroperitoneum

- **Prophylaxe bei gefährdeten Patienten**
- Maximaler Inspirationsdruck 30 mbar
- PEEP, Atemzugvolumen und Atemminutenvolumen reduzieren
- Permissive Hyperkapnie (▶ Abschn. 26.4.2), wenn erforderlich

26.8 Weaning: Entwöhnung von der Beatmung

- **Wann beginnen?**
- Grundsätzlich so früh wie möglich, aber eine zu frühe Extubation führt zur Reintubation mit erhöhtem Pneumonie- und Letalitätsrisiko und verlängert den Krankenhausaufenthalt
- Eine zu späte Extubation erhöht das Risiko von Beatmungskomplikationen

- **Voraussetzungen für die Entwöhnung**
- Ausreichende Oxygenierung bzw. ungestörte O_2-Aufnahme in der Lunge: paO_2 >60 mmHg bzw. SaO_2 >90 % bei niedrigem PEEP von 5–8 mbar, Atemzeitverhältnis von <1 : 1 und einer FiO_2 von ≤0,4 oder Oxygenierungsindex >150 mmHg
- Ausreichende Ventilation bzw. Spontanatmung ohne muskuläre Erschöpfung: $paCO_2$ <55 mmHg und pH >7,3, Atemfrequenz <35/min, Atemzugvolumen >5 ml/kgKG. Bei COPD werden höhere $paCO_2$-Werte toleriert

26.8.1 Entwöhnungsverfahren

Bei Erwachsenen, die länger als 24 h invasiv beatmet wurden, wird ein standardisiertes

26

Weaning-Protokoll empfohlen (S3-Leitlinie).

Folgende Verfahren der Entwöhnung werden angewandt:

- Spontanatmungsversuch
- Diskontinuierliche (intermittierende) Entwöhnung
- Kontinuierliche Entwöhnung

26.8.1.1 Spontanatemversuch

- Sind die Extubationskriterien erfüllt, wird die Beatmung unterbrochen.
- Der Patient atmet über ein T-Stück – am besten druckunterstützt (PSV) oder mit automatischer Tubuskompensation – spontan.
- Sind auch nach 30 min die Extubationskriterien noch erfüllt, kann der Tubus entfernt werden.

■ **Woran erkenne ich, dass der Spontanatemversuch scheitert?**

Während des Spontanatemversuchs muss der Patient sorgfältig überwacht werden. Treten folgende Zeichen auf, muss von einem Scheitern ausgegangen werden:

- Tachypnoe: Atemfrequenz <35/min
- Asynchrone Atembewegungen, Schaukelatmung
- Nasenflügeln, Zyanose, Kaltschweißigkeit
- Agitiertheit, Ängstlichkeit
- Abfall der SaO_2 auf <90 %
- Tachykardie
- Blutdruckanstieg oder -abfall

Weitere Spontanatmungsversuche sollten nur mit PSV unternommen werden.

26.8.1.2 Schwierige und verlängerte Entwöhnung

Schwierige bzw. verlängerte (prolongierte)Entwöhnung Eine Entwöhnung wird als *schwierig* bezeichnet, wenn der erste Spontanatemversuch scheitert und als *prolongiert*, wenn

der Patient trotz 1-wöchiger Weaningphase und 3 Spontanatmungsversuchen nicht extubiert werden kann.

■ **Was sind die Ursachen der schwierigen Entwöhnung?**

- Anhaltendes ventilatorisches Versagen der Atempumpe
- Persistierende schwere Oxygenierungsstörungen
- Anhaltende schwere Herzinsuffizienz
- Psychische Abhängigkeit vom Beatmungsgerät

❯ Die anhaltende ventilatorische Insuffizienz, d. h. das Unvermögen der Atempumpe, die Atemarbeit allein zu erbringen, ist die häufigste Ursache für die schwierige Entwöhnung.

Weiterhin muss bei folgenden **Erkrankungen** mit erschwerter Entwöhnung gerechnet werden:

- COPD
- Lungenfibrose
- Querschnittlähmung
- Andere irreversible neurologische Erkrankungen des thorakalen/zervikalen Rückenmarks, des Hirnstamms und/oder der Atemmuskulatur

■ **Vorgehen bei schwieriger bzw. prolongierter Entwöhnung**

Bei der schwierigen bzw. prolongierten Entwöhnung werden folgende zwei Verfahren eingesetzt:

- **Kontinuierliches Weaning**
  - In der Regel wird hierbei die Atmung mit PSV und PEEP (5–8 mbar) unterstützt und der maschinelle Atemanteil schrittweise vermindert.
  - Wird eine PSV von <8 mbar erreicht, kann der Patient in der Regel extubiert werden.

- **Intermittierendes Weaning**
  - **Ohne Beatmungsgerät**: Hierbei wird der Patient mehrmals täglich vom Beatmungsgerät entkoppelt und an ein T-Stück angeschlossen.
    - Dauer der Spontanatemphasen: >30 bzw. 120 min bzw. je nach Leistungsvermögen des Patienten
    - Wenn Spontanatmung >18 h möglich: Extubation
    - Bei Bedarf kann nach der Extubation NIV eingesetzt werden
  - **Mit Beatmungsgerät**: Hierbei wird die Druckunterstützung des Respirators phasenweise deutlich reduziert, um die Atemmuskulatur zu trainieren.

26.8.2 Maßnahmen nach der Extubation

Besonders bei Langzeitbeatmung ist auch nach der Extubation noch eine intensive krankengymnastische und atemtherapeutische Betreuung erforderlich, um den Erfolg der Entwöhnung zu sichern. Die wichtigsten Maßnahmen sind:

- Sekretentfernung durch nasotracheales oder bronchoskopisches Absaugen
- Zufuhr von Sauerstoff über Nasensonde oder Gesichtsmaske
- Intermittierender Masken-CPAP
- Inzentive Spirometrie
- Mobilisation

ARDS: akutes Lungenversagen

Inhaltsverzeichnis

© Springer-Verlag GmbH Deutschland, ein Teil von Springer Nature 2022
R. Larsen, *Wissens-Check Intensivmedizin für die Fachpflege*,
https://doi.org/10.1007/978-3-662-65062-2_27

27.1 In Kürze

ARDS Akut entzündliche Reaktion der Lunge auf unterschiedliche schädigende Faktoren. Hierdurch kommt es zu einer schweren Störung der Sauerstoffaufnahme in der Lunge und zur Hypoxämie.

■ **Kennzeichen**
- Akut auftretende, schwere Hypoxämie trotz O_2-Zufuhr, bedingt durch intrapulmonalen Rechts-links-Shunt (hypoxämisches Atemversagen)
- Diffuse Schädigung der Alveolen mit gesteigerter Permeabilität und Zunahme des extravasalen Lungenwassers (nichtkardiogenes Lungenödem) und Verlust belüfteter Alveolen
- Kardiale Ursache der Lungeninsuffizienz ausgeschlossen
- Der Schweregrad des ARDS ergibt sich aus dem Ausmaß Oxygenierungsstörung
- Die Oxygenierungsstörung wird mit dem **Oxygenierungsindex** (Horovitz-Quotient) erfasst, d. h. dem Verhältnis von arteriellem pO_2 zur inspiratorischen O_2-Konzentration: paO_2/FiO_2 in mmHg.

■ **Berlin-Definition des ARDS**
- Beginn: innerhalb einer Woche nach einem auslösenden Ereignis
- Bildgebung (RTx, CTx): Beidseitige Verdichtung/Trübung der Lunge, die nicht durch Pleuraergüsse, Lungenkollaps oder Rundherde bedingt sind
- Lungenödem, nicht kardial bedingt

■ **Schweregrade nach Oxygenierungsindex**
- Leicht: $p_aO_2/F_iO_2 = 201–300$ mmHg bei einem PEEP von ≥ 5 mmHg
- Mäßig: $p_aO_2/F_iO_2 = 101–200$ mmHg bei einem PEEP von ≥ 5 mmHg
- Schwer: $p_aO_2/F_iO_2 \leq 100$ mmHg bei einem PEEP von ≥ 5 mmHg

27.1.1 Ursachen

Das ARDS kann durch direkte und durch indirekte pulmonale Noxen (Schädigungsmechanismen):
- **Pulmonales ARDS** (primäres oder direktes ARDS):
  - Bakterielle oder virale Pneumonie
  - Pulmonale Aspiration
  - Inhalation toxischer Gase
  - Lungenkontusion
  - Ertrinkungsunfall
  - Reperfusionsschaden
- **Extrapulmonales ARDS** (indirektes oder sekundäres ARDS):
  - Nichtpulmonale Sepsis
  - Intraabdominelle Infektionen: Peritonitis, Pankreatitis
  - Schweres multiples Trauma
  - Hämorrhagischer Schock mit Massivtransfusion
  - Fettemboliesyndrom
  - Medikamente, Drogen

■ **Was sind die häufigsten Auslöser?**
- Nicht pulmonal bedingte Sepsis
- Pneumonien
- Pulmonale Aspiration
- Schock
- Polytrauma und Lungenkontusion (Thoraxtrauma)

■ **Häufigkeit und Letalität**
- Insgesamt seltenes Krankheitsbild: Etwa 2–8 Patienten auf 100.000 Einwohner pro Jahr in Europa
- Hohe Letalität, beim schweren ARDS ca. 50 %

27.1.2 Pathophysiologie

Drei Phasen werden unterschieden:
- Exsudative entzündliche Phase (Akutstadium)

— Proliferative Phase: ab dem 3. Tag
— Fibrotische Phase: ab dem 7. Tag

■ **Pathophysiologische Kennzeichen**
— Störungen der alveolo-kapillären Schranke; dadurch nichtkardiogenes Lungenödem und Hypoxämie durch intrapulmonalen Rechts-links-Shunt
— Abnahme des Surfactant; dadurch Alveolarkollaps und Atelektasen
— Pulmonale Hypertonie; dadurch Rechtsherzbelastung
— Intrapulmonaler Rechts-links-Shunt, d. h. Durchblutung nicht belüfteter Alveolen. Dadurch Hypoxämie
— Entzündung der Lunge als unspezifische Reaktion auf die auslösenden Noxen

❯ Pathophysiologische Kennzeichen des ARDS sind die schwere Hypoxämie und das nichtkardial bedingte Lungenödem.

27.2 Klinisches Bild, Diagnostik und Differenzialdiagnosen

27.2.1 Klinisches Bild

Das klinische Bild des ARDS ist unspezifisch und wird v. a. durch die respiratorische Insuffizienz bestimmt.

■ **Zeichen und Symptome**
— Tachypnoe und Dyspnoe mit erheblich gesteigerter Atemarbeit, Unruhe
— Blässe, Nasenflügeln, Zyanose
— Tachykardie
— Schwacher Hustenstoß
— Auskultatorisch unauffälliger Befund, später feinblasige Rasselgeräusche

❯ Typisch für die Frühphase ist ein akuter Beginn der respiratorischen Insuffizienz mit Hypoxämie, Hypokapnie (Abfall des $paCO_2$) und respiratorischer Alkalose; $paO_2/FiO_2 \leq 300$ mmHg.

27.2.2 Diagnose

■ **Blutgasanalyse**
— In der **Frühphase**:
  – Hypoxämie mit paO_2-Werten <60 mmHg
  – Oxygenierungsindex paO_2/F_iO_2 ≤ 300 mmHg in der Frühphase; <200 mmHg in der Spätphase
  – Hypokapnie mit $paCO_2$-Werten deutlich unter 40 mmHg als Zeichen der kompensatorischen Hyperventilation
— In der **Spätphase**:
  – Stark erniedrigter paO_2, der nicht oder nur wenig unter O_2-Zufuhr ansteigt
  – Oxygenierungsindex: ≤ 200 mmHg
  – Zunehmender Anstieg des $paCO_2$ bis hin zur schweren Hyperkapnie

■ **Thoraxröntgenbild**
Der Befund hängt vom ARDS-Stadium ab:
— Beidseits diffuse Verschattungen, die nicht vollständig durch Pleuraergüsse, Atelektasen oder maligne Rundherde erklärt werden können
— Spätstadium: vollständig weiße (milchglasartige) Lunge, Atelektase, Pleuraergüsse

■ **Thorax-CT**
— Milchglasartige Bereiche, hervorgerufen durch interstitielle und intraalveoläre Ödeme, konsolidierte Herde (**weiße Lunge**)

■ **Sonographie, Echokardiographie**
— Flächige Transparenzminderung beider Lungen
— Vergrößerter Durchmesser der Pulmonalarterie
— Volumenüberlastung des rechten Ventrikels
— Verminderte Füllung des linken Ventrikels

■ **Atemfunktion**
— Erniedrigte funktionelle Residualkapazität (FRC), Compliance und Vitalkapazität
— Erhöhter funktioneller Totraum

- Ausgeprägter funktioneller Rechts-links-Shunt (geringer Anstieg des paO_2 bei O_2-Atmung, erschwerte CO_2-Elimination)

■ **Hämodynamik, Lungenwasser**
- Erhöhter Pulmonalarteriendruck (pulmonale Hypertonie)
- Normaler Wedge-Druck
- HZV normal oder anfangs gesteigert
- Extravasales Lungenwasser: stark erhöht

■ **Trachealsekret**
- Obligat sind mikrobiologische und virologische Untersuchungen des Bronchialsekrets
- Bei infektiösen Grunderkrankungen zusätzlich mindestens 2 Blutkulturen

27.2.3 Differenzialdiagnosen

- Kardiales Lungenödem
- Primäre Pneumonien
- Hypersensitivitätspneumonien
- Medikamenteninduzierte Pneumonien
- Eosinophile Pneumonien
- Fulminante Alveolitiden
- Lungenembolie
- Überwässerung bei Nierenversagen

27.2.4 Komplikationen

- Pulmonales Baro-/Volutrauma, besonders Pneumothorax
- Lungenschädigung durch zu hohe O_2-Konzentrationen
- Pneumonie durch bakterielle Infektion
- Rechtsherzinsuffizienz durch pulmonale Hypertonie

■ **Leben nach dem ARDS**
Bei vielen Patienten gibt es Langzeitfolgen:
- Störungen der Lungenfunktion
- Einschränkung der körperlichen Aktivität und der Gehstrecke
- Kognitive Störungen, über Jahre anhaltend

- Depressive Episoden
- Wiederaufnahme der früheren Berufstätigkeit eingeschränkt

27.3 Intensivtherapie und -pflege

- Die Behandlung des ARDS ist symptomatisch.
- Eine spezifische medikamentöse Therapie gibt es nicht.
- Die Auslöser sollen identifiziert und ausgeschaltet werden.

27.3.1 Atemtherapie und Beatmung

Die Atmung muss frühzeitig unterstützt werden. Im weiteren Verlauf ist meist eine invasive Beatmung mit PEEP erforderlich.
- Bei leichten Formen: CPAP-Atmung unter O_2-Zufuhr
- Bei leichtem oder mittlerem ARDS (paO_2/FiO_2 100–300 mgHg): versuchsweise **HFNC**: unter kontinuierlichem Monitoring und ständiger Intubationsbereitschaft
- Bei mittelschwerem ARDS (paO_2/FiO_2 201–300 mmHg) **NIV** versuchsweise und nur in spezialisierten Zentren und unter ständiger Intubationsbereitschaft und kontinuierlichem Monitoring
- Bei zunehmendem Abfall des paO_2 trotz O_2-Zufuhr: umgehender Beginn der **invasiven Beatmung**

> Patienten mit schwerem ARDS (paO_2/FiO_2 ≤100 mmHg mit PEEP >5 mmHg) werden primär invasiv und lungenprotektiv beatmet werden.

■ **Lungenprotektive Beatmung**
- Druckkontrollierte Beatmung (PCV) mit der Möglichkeit der Spontanatmung während des gesamten Respiratorzyklus

- Niedrige Atemzugvolumina: ca. 6 ml/kg Idealgewicht
- Maximale Inspirationsdruck, p_{max}: 30 mbar
- PEEP >5 mbar, beim mäßigen und schwerem ARDS hoher PEEP
- In- zu Exspiration: 1 : 1 bis 1 : 1,5, keine IRV (umgekehrtes Atemzeitverhältnis)
- Druckamplitude (Rampe): möglichst unter 15 mbar
- Vermeiden hoher O_2-Konzentrationen unter Beachtung der respiratorischen Zielwerte: paO_2 60–80 mmHg; O_2-Sättigung möglichst über 90–94 %
- Permissive Hyperkapnie: wenn Inspirationsdruck bei Normoventilation auf über 30 mbar ansteigt

Alveoläres Rekrutierungsmanöver

Alveoläres Rekrutierungsmanöver Kurzzeitige Erhöhung des Inspirationsdrucks über den aktuellen Beatmungsdruck oder gezielte Überschreitung des kritischen alveolären Öffnungsdrucks
- **Ziel:** Wiedereröffnung atelektatischer Lungenbezirke
- **Nutzen:** Nicht erwiesen, daher keine Anwendungsempfehlung in der AWMF-Leitlinie

27.3.2 Bauchlagerung des Beatmungspatienten

- Ergänzende therapeutische Maßnahme beim schweren ARDS
- Zwei Formen werden angewandt:
  - Komplette Bauchlage: Umlagerung des Patienten aus der Rückenlage um 180° in die Bauchlage
  - Inkomplette Bauchlage: Umlagerung um ca. 135° aus der Rückenlage

- **Welche Wirkungen hat die Bauchlage?**
- Verbessert die Oxygenierung der Lunge bei vielen Patienten
- Bewirkt eine bessere Verteilung der Atemluft und der Lungendurchblutung und damit des Ventilations-Perfusions-Verhältnisses
- Verbessert die Atemmechanik
- Reduziert die beatmungsinduzierte Lungenschädigung

- **Welches sind die Kontraindikationen?**
- Erhöhter intrakranieller Druck
- Offenes Abdomen
- Instabilität der Wirbelsäule
- Bedrohliche Herzrhythmusstörungen
- Kardiovaskuläre Instabilität bzw. Schock
- Operativ nicht versorgtes Gesichtstrauma

- **Grundsätze für die Anwendung der Bauchlagerung (nach AWMF-Leitlinie)**
- **Bei welchen Patienten** wird die therapeutische Bauchlagerung eingesetzt?
  - bei Patienten mit schwerem ARDS, gekennzeichnet durch einen Horovitz-Quotienten (paO_2/FiO_2) von <150 mmHg.
  - Möglichst als komplette Bauchlagerung, weil sie die Oxygenierung stärker verbessert als die inkomplette
  - Kann auch bei Patienten mit unterstützter Spontanatmung (z. B. BiPAP, APRV) eingesetzt werden
- **Wann** wird mit der therapeutischen Bauchlagerung begonnen?
  - So früh wie möglich, wenn die Indikation festgestellt worden ist
  - Vor Beginn muss der Patienten hämodynamisch stabilisiert und eine Hypovolämie ausgeglichen werden
- **Wie lange** wird die therapeutische Bauchlagerung jeweils **beibehalten**?
  - Wenn möglich für mindestens 16 h am Stück, um eine optimale Wirkung zu erreichen
- **Wann** wird die Bauchlagerung **beendet**?
  - Wenn sich die Oxygenierung in Rückenlage anhaltend verbessert hat, d. h. wenn der Horovitz-Quotient bei einem PEEP von ≤10 cmH$_2$O und einer FiO$_2$ von ≤0,6 150 mmHg und mehr beträgt

■ **Komplikationen**

— Blutdruckabfall während oder kurz nach der Umlagerung

— Dislokation/Diskonnektion: ZVK, arterielle Kanüle, Tubus, Beatmungsgerät, Blasenkatheter, Drainagen

— Fehlende Toleranz: der Patient reagiert mit Husten, Pressen und Beatmungsproblemen

— Druckschäden von Geweben und Nerven

27.3.2.1 Praxis der Bauchlagerung

— Für das eigentliche Lagerungsmanöver sind 3–5 Pflegekräfte und ein Arzt erforderlich.

— Die vom Team eingeübte und bewährte Technik sollte bei allen Lagerungen beibehalten und nicht gewechselt werden.

— Vor dem Drehmanöver wird die Analgosedierung vertieft, um Husten, Pressen oder die Regurgitation von Mageninhalt zu verhindern.

— Die enterale Ernährung wird unterbrochen und der Magen über die Sonde abgesaugt.

— Tubus oder Trachealkanüle, Katheter und Drainagen müssen beim Drehen durch ein verantwortliches Teammitglied gesichert werden.

— Während des Lagerungsmanövers muss die Überwachung des Patienten gesichert sein.

Checkliste zur Vorbereitung der Bauchlagerung:

— Benötigte Lagerungsmaterialien vorhanden (Decke, Kissen, usw.)?

— Enterale Ernährung pausiert und Magensonde auf Ablauf für das Drehmanöver gestellt?

— Patient ausreichend lange präoxygeniert?

— Alle therapeutischen, diagnostischen und pflegerischen Maßnahmen vorgenommen (z. B. Mundpflege)?

— Verbände kontrolliert oder erneuert?

— Endotrachealtubus und alle anderen lebenswichtigen Zugänge gut fixiert/gesichert?

— Sedierung für das Drehmanöver ausreichend vertieft?

— Invasive Blutdruckmessung für das Manöver angeschlossen?

■ **Nach dem Drehen**

— Patientenzustand sofort einschätzen und Monitorparameter überprüfen

— Lungenprotektive Beatmung anpassen und kurzfristig kontrollieren

— Druckentlastende Maßnahmen im Bereich von Kopf, Becken und Knie vornehmen, dekubitusgefährdete Stellen sorgfältig polstern

— Kopf und Arme zusätzlich in kürzeren Intervallen umlagern

27.3.3 Extrakorporale Lungenunterstützung (ECMO)

■ **Indikation**

— Wenn trotz optimaler Behandlung fortlaufend die FiO_2 und der Beatmungsdruck erhöht werden müssen

■ **Verfahren**

— Die venovenöse ECMO mit Pumpe ist Standard. Die arteriovenöse ECMO ist nur beim Herz-Kreislauf-Versagen indiziert, nicht beim ARDS:

27.3.4 Inhalatives Stickstoffmonoxid (iNO) und inhalatives Prostazyklin (iPG)

- NO dilatiert die Lungengefäße. Wird nicht routinemäßig eingesetzt, sondern höchstens als Rescue-Therapie bei schwerer Hypoxämie. Verbessert nicht die Prognose!
- iPG dilatiert ebenfalls die Lungengefäße und verbessert den Gasaustausch. Ein günstiger Einfluss auf den Verlauf des ARDS ist nicht gesichert.

27.3.5 Flüssigkeitstherapie

- Hohe Volumenzufuhr verstärkt das Lungenödem, restriktive Flüssigkeitszufuhr führt zum Blutdruckabfall
- Eine restriktive Volumenzufuhr ist nur zu empfehlen, wenn sie hämodynamisch toleriert wird

27.3.6 Medikamente

- Kortikoide, Surfactant, immunmodulierende Substanzen sind unwirksam und werden nicht empfohlen.

27.3.7 Intensivpflege

- **Pflegeschwerpunkt Flüssigkeitsbilanzierung**
- Ein- und Ausfuhr: kontinuierlich überwachen und sorgfältig bilanzieren

- Klinische Beobachtung: Hautturgor, Ödeme, Feuchtigkeit der Schleimhäute (Zunge), Augendruck, Venenfüllung
- Messung des zentralen Venendrucks (allerdings begrenzte Aussage)
- Arterieller Blutdruck: Reaktion auf kurzfristige Volumenzufuhr
- Urinuntersuchung: Osmolalität, Natriumausscheidung
- Wenn nötig: Lungenkapillarenverschlussdruck (Wedge-Druck) messen

- **Pflegeschwerpunkt: Mobilisierung und Bronchosekretolyse**
- **Frühmobilisierung**: 2-mal pro Tag jeweils mindestens 20 min: dabei stufenweise Vorgehen
  - Passives Bewegen
  - Aktivierendes Sitzen im Bett
  - Sitzen im Mobilisationsstuhl
  - Stehen vor dem Bett, Gehübungen im Stehen
  - Gehversuche mit Gehwagen
- Bronchosekretolyse durch physikalische Maßnahmen: Abklopfen des Thorax, Vibrationsmassage, Anregung zum Husten, Physiotherapie
- Gezielte Bronchialtoilette: endobronchiales Absaugen, wenn nötig auch bronchoskopisch mit Lavage

COVID-19

Inhaltsverzeichnis

© Springer-Verlag GmbH Deutschland, ein Teil von Springer Nature 2022
R. Larsen, *Wissens-Check Intensivmedizin für die Fachpflege*,
https://doi.org/10.1007/978-3-662-65062-2_28

28

28.1 In Kürze

- Erreger: Coronavirus SARS-CoV-2
- Übertragung: von Mensch zu Mensch, hauptsächlich durch Aerosole/Tröpfchen in der Atemluft, besonders bei zu engem Kontakt (<1–2 m). Schmierinfektionen sind möglich, auch über die Augen. Erhöhtes Infektionsrisiko in kleinen oder nicht belüfteten Räumen
- Beginn der Ansteckungsgefahr (Infektiosität) 1–2 Tage bevor Symptome auftreten
- Dauer der Ansteckungsgefahr: bei leichter bis mittelschwerer Erkrankung ca. 10 Tage, bei schweren Verläufen auch erheblich länger
- Inkubationszeit: 5–6 Tage (Spanne 1–14 Tage)
- Risikogruppen: Ältere (ab 50–60 Jahre), Vorerkrankte (z. B. Diabetes mellitus, Herz-Kreislauf-System, Hypertonie, chronische Lungenerkrankung, Adipositas)
- Altersverteilung: alle Altersgruppen
- Symptome und klinisches Bild: trockener Husten, Fieber, Schnupfen, Verlust des Geruchs- und Geschmacksinns, Pneumonie, ARDS, Multiorganversagen
- Hospitalisierungsquote: ca. 6,6 % der Infizierten müssen im Krankenhaus behandelt werden, davon ca. 14 % intensivmedizinisch Fallsterblichkeit 0,1%.
- Meldepflicht: Verdacht, Erregernachweis, Erkrankung sowie Tod sind meldepflichtig
- Berufskrankheit: COVID-19-Infektion bei Mitarbeitern im Gesundheitswesen ist eine Berufskrankheit
- Quarantäne: bei Verdacht, bei positivem Befund (ambulante Behandlung möglich)
- Klinikeinweisung: bei Zunahme der Beschwerden oder wenn sich die Beschwerden (Fieber, Luftnot) nach 7–10 Tagen nicht gebessert haben
- Die **Letalität** intensivmedizinisch behandelter COVID-19-Patienten beträgt 22 % (Stand Nov. 2020).

- **Wie wird die Krankheit diagnostiziert?**

Die Symptome sind unspezifisch. Entscheidend ist die **virologische Diagnostik**:
- Virusnachweis mit **PCR** im Abstrich aus dem Naso- oder Oropharynx!
- Nachweis spezifischer **Antikörper** gegen SARS-CoV-2. Hieraus sind aber keine eindeutigen Rückschlüsse auf eine Infektiosität für andere Personen oder den Immunstatus des Infizierten möglich.
- Nachweis von **Antigenen** mit Schnelltests; aber: Empfindlichkeit deutlich geringer als der PCR-Nachweis.

Weitere Laborwertbestimmungen bei PCR-positiven Patienten, die stationär aufgenommen werden müssen:
- CRP, LDH, AST, Differenzialblutbild, D-Dimere
- Urin: Albuminurie, Hämaturie, Leukozyturie als Zeichen der Nierenschädigung
- Leberwerte: Veränderungen korrelieren mit dem COVID-19-Schweregrad

- **Thoraxröntgenbild, Sonographie und CT bei Intensivpatienten**
- **Thoraxröntgenbild**: in der Regel beidseitige Infiltrate der Lunge
- **Thorax-CT**: frühzeitig beidseitige milchglasartige Trübungen, aber diagnostisch nicht beweisend. Wegen der Infektionsgefahr wird das CT nur bei gezielter Indikation angewandt, z. B. bei Lungenembolie oder differenzialdiagnostischer Unsicherheit
- **Echokardiographie** bei Verdacht auf kardiale Beteiligung
- **Zerebrales CT oder cMRT** bei Verdacht auf zerebrale oder spinale Beteiligung

- **Verlauf und Komplikationen**
- Der Verlauf einer COVID-Erkrankung ist sehr variabel!
- Die schwere COVID-19-Krankheit ist eine **Systemerkrankung** mit überschießenden Reaktionen des Immunsystems, von der alle Organe betroffen sein können.

- Kennzeichen der schweren Covid-19-Krankheit ist eine **akute hypoxämische respiratorische Insuffizienz**, die eine maschinelle Unterstützung der Atmung erfordert.
- Mögliche **Organkomplikationen bei COVID-19**
  - Viruspneumonie
  - ARDS, ca. 1 Woche nach Auftreten der ersten Symptome
  - Akutes Nierenversagen: häufig, v. a. bei beatmeten Patienten
  - Sepsis
  - Bakterielle Koinfektion
  - Entzündungen der Blutgefäße, Gerinnungsreaktionen, Lungenembolien, venöse Thromboembolien (VTE)
  - Schädigung des Myokards, Herzrhythmusstörungen
  - Gastrointestinale Störungen: Appetitlosigkeit, Übelkeit, Erbrechen, Bauchschmerzen, Durchfälle
  - Leberfunktionsstörungen: Hypalbuminämie, Anstieg der alkalischen Phosphatase, Leberversagen
  - Neurologische Störungen: Riech- und Geschmacksstörungen, Schwindel, Verwirrtheit
  - Multiorganversagen
  - Langzeitfolgen (long covid)

28.2 Intensivbehandlung

- Erforderlich bei etwa 14 % der hospitalisierten Patienten
- **Luftnot, hohe Atemfrequenz und Abfall der arteriellen O_2-Sättigung** sind die häufigsten Gründe für die Aufnahme in die Intensivstation
- Etwa 60 % der Intensivpatienten müssen invasiv beatmet werden
- Mittlere Dauer der Intensivbehandlung 5 Tage, beatmete Patienten 10 Tage
- Fallsterblichkeit der beatmeten Patienten: ca. 50 %

- **Kriterien für die Aufnahme von COVID-19-Patienten auf die Intensivstation (S3-Leitlinie 2022)**
- SpO_2 <90 % trotz Zufuhr von 2–4 l O_2/min und Dyspnoe **oder**
- Atemfrequenz >25–30/min

- **Räumliche Unterbringung**
- Isolierzimmer mit Schleuse/Vorraum
- Zugang nur das für die Versorgung von COVID-19-Patienten geschultes Pflege- und Ärztepersonal
- Das Behandlungsteam sollte keine anderen Patienten versorgen

Pflege im Fokus

- Versorgung der Patienten nur durch geschultes Fachpflegepersonal im festen Team, kein Wechsel zwischen den Bereichen
- Strikte Basishygiene, persönliche Schutzausrüstung (PSA): langärmeliger Schutzkittel, Haube und Überschuhe, doppelte unsterile Einweghandschuhe, dicht anliegende Atemschutzmaske (FFP2/FFP3), Schutzbrille/Visier; (Einzelheiten siehe Homepage des RKI)
  - PSA außerhalb des Behandlungsraums anlegen, jeweils einzeln und mit Beobachter
  - Ablegen der PSA: mit Beobachter, jeweils einzeln, fachgerecht entsorgen
- Bildung von Aerosolen muss minimiert werden! **Cave!** Starke Aerosolbildung bei der In- und Extubation, Einsatz von High-flow-Nasenkanülen (HFNC), NIV, Maskenbeatmung, endotrachealer Intubation, Bronchoskopie
- Bei der Intubation: persönliche Schutzausrüstung anlegen, Maskenbeatmung vermeiden
- Endotracheales Absaugen: geschlossenes System verwenden

- Bei der Extubation: Husten und Pressen vermeiden, keine Blähmanöver der Lunge, kein Absaugen, HME-Filter auf dem Tubus belassen

- **Wann darf die Isolation des Intensivpatienten aufgehoben werden?**
- Frühestens 10 Tage nach Symptombeginn und negativem PCR-Test oder hohem Ct-Wert (>30)
- Patient 2 Tage ohne Symptome

28.2.1 Behandlung der akuten hypoxämischen respiratorischen Insuffizienz

Hierbei wird stufenweise, d. h. nach dem Schweregrad vorgegangen. Ziel: SpO_2 ≥92 %, bei COPD-Patienten >88 %.

28.2.1.1 Low-Flow-O_2-Therapie
- O_2-Gabe über Nasensonde, Venturi-Maske
- Klinische Überwachung und kontinuierliche Pulsoxymetrie

28.2.1.2 HFNC, CPAP/NIV
- Wenn konventionelle O_2-Zufuhr nicht ausreicht bzw. wenn SpO_2 dabei weiter <92 % und Atemfrequenz ≥30/min: Versuch mit HFNC, CPAP/NIV oder HFNC unter Intubationsbereitschaft
- Zusätzlich Bauchlagerung des wachen Patienten, da hierdurch die Intubationshäufigkeit reduziert werden kann.
- Wenn unter NIV paO_2/FiO_2 <150 mmHg und Atemfrequenz >30/min bleiben: Prüfen, ob die endotracheale Intubation und invasive Beatmung erforderlich sind

Praxishinweise zu NIV und HFNC
- HFNC und NIV erhöhen die Aerosolbildung und gefährden das Intensivteam (Aerosolschleudern)
- Leckagen müssen bei NIV auf ein Minimum begrenzt werden durch Nasen-Mund-Masken, Vollgesichtsmasken oder Beatmungshelme
- Bei den Beatmungsgeräten werden Doppelschlauchsysteme bevorzugt; für Einschlauchsysteme wird ein virendichter Filter empfohlen
- Die Versagerquote von CPAP/NIV bei COVID-19-Hypoxämie ist hoch (bis zu ca. 50 %). Daher wird NIV bei zunehmender oder schwerer Hypoxämie nicht empfohlen
- Die Intubation und invasive Beatmung kann nach den Kriterien des ARDS-NET erfolgen

28.2.1.3 Endotracheale Intubation
- **Hochrisikomaßnahme**
- Möglichst nur elektiv
- Geschultes Team erforderlich

Pflege im Fokus
Bei der Intubation des COVID-19-Patienten ist zu beachten:
- Die Notfallintubation ist gefährlich für den Patienten und ein hohes Infektionsrisiko für das Intensivteam! Daher möglichst elektiv intubieren.
- Teammitglieder: so wenige wie möglich, z. B. 2 Ärzte, 1 Fachpflegekraft
- Vorbereitende Teambesprechung mit Zuordnung der Aufgaben
- Zubehör, Geräte und Medikamente im Vorraum vorbereiten

- Den Patienten korrekt mit dicht sitzender Gesichtsmaske (+ PEEP $\leq$5 cmH$_2$O) präoxygenieren
- Intubation nur durch den erfahrenen Intensivmediziner; auf Intubationsschwierigkeiten vorbereitet sein
- **Rapid Sequence Induction** ist Standard, eine Wachintubation die Ausnahme
- Vollständige Muskelrelaxierung abwarten, Husten und Maskenbeatmung vermeiden. Möglichst Glidescope verwenden, weil hiermit der Abstand zu den Atemwegen vergrößert wird
- Vor Anschluss an den Respirator: HME-Filter auf den Tubus setzen
- Korrekte Tubuslage in der Trachea mit Kapnometrie kontrollieren

■ **Tracheotomie**
- Einzelfallentscheidung; eher für die Entwöhnung von der Beatmung empfohlen.
- Der Patient muss respiratorisch stabil sein und Apnoephasen bei der Tracheotomie tolerieren können.

28.2.1.4 Invasive Beatmung

Etwa 60 % der Intensivpatienten mit COVID-19 benötigen eine invasive Beatmung.

■ **Wann muss der Patient beatmet werden?**
- Wenn paO$_2$ <100 mmHg: endotracheale Intubation und invasive Beatmung in der Regel notwendig

■ **Wie wird beatmet?**
Die lungenprotektive Beatmung ist das Standardverfahren.
- Tidalvolumen $\leq$6 ml/kg Idealgewicht
- Endinspiratorischer Atemwegsdruck $\leq$30 cmH$_2$O
- PEEP, z. B., nach PEEP-Tabelle des ARDS-Netzwerks, davon eher niedrige Werte anwenden

- Bauchlagerung für mindestens 16 h bei ARDS mit paO$_2$/FiO$_2$ <150 mmHg
- Sedierung: wenn möglich, nur leicht
- Zurückhaltende Flüssigkeitstherapie
- Keine Routinezufuhr von NO

■ **Was ist bei der Extubation zu beachten?**
- Husten und Pressen des Patienten vermeiden, keine Blähmanöver der Lunge
- Geschlossenes Absaugen vor der Extubation ist möglich
- Bei der Extubation den HME-Filter auf dem Tubus belassen und beides zusammen entsorgen
- Anschließend O$_2$-Zufuhr über Gesichtsmaske

28.2.1.5 ECMO

- Indiziert als „Rescue-Maßnahme", wenn sich trotz optimierter Beatmungstherapie und Bauchlagerung der pulmonale Gasaustausch zunehmend verschlechtert (paO$_2$/FiO$_2$ <80 bzw. 60 mmHg) und eine bedrohliche Hypoxie und/oder Hyperkapnie auftritt (Einzelheiten ► Kap. 27)
- Standard ist die **venovenöse (VV) ECMO** unter lungenprotektiver Beatmung
- Bei Rechtsherzversagen (durch ARDS, hohen PEEP) oder Linksherzversagen (Myokarditis) erfolgt eine **venoarterielle (VA) ECMO**
Die VA-ECMO kann auch bei der kardiopulmonalen Reanimation eingesetzt werden (eCPR). Das Infektionsrisiko für das Behandlungsteam ist dabei sehr hoch.

28.2.2 Medikamente

■ **Antikoagulanzien**
- Prophylaxe mit niedermolekularem Heparin bei allen Patienten, da erhöhte Rate thromboembolischer Komplikationen
- Bei ARDS keine therapeutische Antikoagulation, sondern nur bei spezifischer Indikation, z. B. Lungenembolie

28

- **Antibiotika**
- Beginn der Zufuhr nur bei Verdacht auf bakterielle Ko-Infektion mit Abnahme von mindestens 2 Blutkultursets

- **Dexamethason**
- Immunmodulierende Wirkung gesichert
- Indiziert bei allen COVID-Patienten mit O_2-Bedarf sowie bei invasiv beatmeten
- Dosierung: 6 mg 1-mal pro Tag p.o. oder i. v. für 10 Tage
- Nicht anwenden bei Patienten ohne O_2-Bedarf

- **Remdesivir**
- Von der WHO nicht empfohlen, da antivirale Wirkung nicht gesichert
- In Deutschland keine Zulassung für die COVID-19-Behandlung
- Nicht einsetzen bei Patienten ohne O_2-Bedarf oder mit invasiver Beatmung
- Keine gesicherten Daten für Patienten mit Low- oder High-flow-O_2-Bedarf vorhanden

- **JAK-Inhibitoren**
- Bei Patienten ohne O_2-Bedarf oder mit nur Low-flow-O_2-Bedarf

- **IL-6-Antagonisten (Tocilizumab)**
- Nur bei Patienten mit O_2-Bedarf und rasch fortschreitendem Krankheitsverlauf

- **Antivirale Medikamente (Paxlovid, Molnupiravir)**
- Können schwere Verläufe von COVID-19 verhindern, wenn frühzeitig gegeben

28.2.3 Was tun bei Herzstillstand?

- Meist besteht eine pulslose elektrische Aktivität (PEA) oder eine Asystolie. An eine Lungenembolie als Ursache muss gedacht werden!
- Bei der Herzkompression und bei der Sicherung der Atemwege können Aerosole freigesetzt werden. Daher ist eine persönliche Schutzausrüstung für das Reanimationsteam erforderlich.
- Kammerflimmern oder pVT wird umgehend in üblicher Weise defibrilliert.
- Bisher nicht intubierte Patienten werden intubiert und über den Tubus beatmet.
- Bei länger dauernder Reanimation kann ein Kompressionsgerät eingesetzt werden.
- Beim Herzstillstand intubierter Patienten in Bauchlage kann die Herzkompression zwischen den Schulterblättern erfolgen, die Defibrillation in beiden Achseln oder anterior-posterior. Patienten auf den Rücken drehen.

Aspirationspneumonie und (Beinahe)ertrinken

Inhaltsverzeichnis

© Springer-Verlag GmbH Deutschland, ein Teil von Springer Nature 2022
R. Larsen, *Wissens-Check Intensivmedizin für die Fachpflege*,
https://doi.org/10.1007/978-3-662-65062-2_29

29

29.1 Aspirationspneumonie

Aspirationspneumonie Pneumonie als Folge der pulmonalen Aspiration von Magensaft, Galle, Blut, Kontrastmittel, bakteriell kontaminiertem Sekret aus dem Mund, Fremdkörpern bei beeinträchtigten oder aufgehobenen Schutzreflexe der Atemwege.

- **Risikofaktoren**
- Schluckstörungen
- Bewusstseinsstörungen, Bewusstlosigkeit
- Bei der endotrachealen Intubation, Bronchoskopie, Gastroskopie

- **Aspiration von Magensaft (Mendelson-Syndrom)**
- Zerstörung des Lungengewebes durch die **Salzsäure** des Magensafts (Pneumonitis): je saurer der Magensaft (je niedriger der pH-Wert), desto stärker die Schädigung. Anschließend bakterielle Superinfektionen sind möglich (sekundäre Pneumonie)
- Bronchospasmus
- Alveolarkollaps
- Massive Exsudation von Flüssigkeit in die Alveolen (Lungenödem)
- Abnahme der funktionellen Residualkapazität
- Schwere Hypoxämie durch die diffuse Schädigung der Gasaustauschfläche (innerhalb der ersten Stunde nach Aspiration)

29.1.1 Klinisches Bild und Diagnose

- **Hinweisende Zeichen**
- Bronchospasmus
- Rasselgeräusche
- Zyanose

- **Blutgasanalyse**
- Erniedrigter paO_2: hypoxämische Hypoxie
- Zunächst erniedrigter $paCO_2$ durch kompensatorische Hyperventilation (bei erhaltener Spontanatmung)
- Später auch Hyperkapnie
- Azidose

- **Thoraxröntgenbild**
- Bei Aspiration sauren Magensafts (Mendelson-Syndrom): Diffuse Verschattung der Lunge, interstitielles Lungenödem
- Bei Aspiration fester Nahrungsbestandteile, großer Blutmengen oder Fremdkörper: Atelektasen in Abhängigkeit von der betroffenen Lungenseite (oft rechter Oberlappen bei liegenden Patienten!)

29.1.2 Therapie

- Die Therapie ist symptomatisch und v. a. auf die respiratorische Insuffizienz ausgerichtet.
- Bei leichteren Formen: unterstützte Spontanatmung, z. B. mit CPAP, HFNC, NIV
- Bei schweren Formen: invasive Beatmung wie beim ARDS

- **Bronchoskopie**
- Akut indiziert bei Verdacht auf Aspiration
- Gezieltes Absaugen der Bronchien
- Entfernen von Fremdkörpern

- **Kortikosteroide**
- Nicht indiziert, da beim Aspirationssyndrom unwirksam
- Können eine sekundäre Infektion begünstigen

■ **Antibiotika**
- Anfangs nicht indiziert, da keine bakterielle Pneumonie vorliegt, sondern eine chemische Entzündung der Lunge (Pneumonitis)
- Sekundäre Pneumonien werden gezielt nach Antibiogramm behandelt.
- Eine prophylaktische Zufuhr nach Aspiration ist nicht indiziert.

■ **Bronchodilatatoren**
- Nach der Notfallbehandlung meist nicht mehr erforderlich.
- Werden nur eingesetzt, wenn der Bronchospasmus weiter besteht oder zurückkehrt.
- Medikamente: ▶ Kap. 31

29.1.3 Komplikationen

- Sekundäre Bronchopneumonie
- Therapierefraktäres ARDS
- Die Letalität bei schwerem Aspirationssyndrom ist hoch. Ursachen sind v. a. sekundäre Bronchopneumonien und das irreversible ARDS.
- Lungenabszess
- Empyem
- Bronchiektasen

29.2 Ertrinken und Beinaheertrinken

Akuter Erstickungstod Meist hervorgerufen durch pulmonale Aspiration der Flüssigkeit. Das Opfer kann aber unter günstigen Umständen auch lebend geborgen werden.

Beinaheertrinken Überlebter Ertrinkungsunfall

■ **Stadien des Ertrinkens**
Das typische Ertrinken dauert ca. 4–5 min und durchläuft folgende Stadien:
- Reflektorische Einatmung
- Apnoe: willkürliches Anhalten der Atmung
- Dyspnoe: Wiedereinsetzen der Atmung wegen des $paCO_2$-Anstieges im Blut
- Krampfstadium: tonisch-klonische Krämpfe aufgrund der zerebralen Hypoxie
- Atemlähmung: präterminale Atempause, finale Schnappatmung, Atemstillstand

29.2.1 Pathophysiologie

- Bei den meisten Ertrinkungsopfern findet sich aspiriertes Wasser in der Lunge, nur ca. 15 % der Opfer ertrinken „trocken"
- 2 Faktoren bestimmen den weiteren Verlauf bei Überlebenden:
  - Lungenschäden durch das aspirierte Wasser mit schwerer Hypoxämie
  - Hirnschäden durch den zerebralen O_2-Mangel während des Ertrinkens

■ **Ertrinken in Süßwasser**
- Sehr kurze Überlebenszeit (experimentell: 4 min).
- Führt zur hypotonen Hyperhydratation durch Einstrom des hypotonen Süßwassers in die Blutbahn
- Schwere Hämolyse
- Evtl. akutes Emphysem (Emphysema aquosum)

■ **Ertrinken in Meerwasser**
- Überlebenszeit (experimentell) ca. 8 min
- Führt zur hypertonen Hypohydratation durch Ausstrom von Flüssigkeit aus dem

Gefäßsystem (bedingt durch das hypertone Meerwasser)

- **Zweites Ertrinken**
  - Lungenödem, das innerhalb von 15 min bis 48 h nach der Rettung des Ertrunkenen auftreten kann – unabhängig von der Art des aspirierten Wassers

- **Begleitverletzungen**
  - **Verletzungen der Wirbelsäule**, besonders der HWS, bei Kopfstürzen
  - Bei vielen Ertrinkungsopfern besteht eine **Hypothermie**

29.2.2 Intensivbehandlung

- Jeder reanimierte Ertrunkene und auch jeder beim Ertrinkungsunfall lebend Gerettete muss mindestens 48 h auf einer Intensivstation überwacht werden.
- Ertrinkungsopfer, die bei der Aufnahme keine Störungen des Bewusstseins und der arteriellen Blutgase aufweisen, können häufig nach 24 h entlassen und ambulant kontrolliert werden.
- Die Intensivbehandlung richtet sich v. a. nach dem Schweregrad der respiratorischen Insuffizienz und der Dauer der zerebralen Ischämie.

29

Akute respiratorische Insuffizienz bei COPD

Inhaltsverzeichnis

© Springer-Verlag GmbH Deutschland, ein Teil von Springer Nature 2022
R. Larsen, *Wissens-Check Intensivmedizin für die Fachpflege*,
https://doi.org/10.1007/978-3-662-65062-2_30

30.1 In Kürze

— Die COPD umfasst die chronisch-obstruktive Bronchitis und das Lungen-emphysem.

— Auslöser der COPD ist die langjährige Inhalation von Partikeln und Gasen, v. a. durch Zigarrettenrauchen.

— Bei der COPD besteht eine Obstruktion der Atemwege, die fixiert oder nur teil-weise reversibel ist.

— Die Obstruktion hat 2 wesentliche Ursa-chen:
  – Eine Entzündung der kleinen Atem-wege (obstruktive Bronchiolitis)
  – Die Zerstörung von Lungengewebe (Lungenemphysem, d. h. eine irrever-sible Erweiterung der distalen Luft-räume der Lunge)

■ **Kennzeichen der COPD**

— Chronischer Husten

— Gesteigerte Sputumproduktion

— Atemnot

— Obstruktion der Atemwege

— Eingeschränkter pulmonaler Gasaus-tausch mit Hypoxämie und Hyperkapnie

■ **GOLD-Schweregrade nach der Ein-sekundenkapazität (FEV1)**

I.   Leicht: $FEV_1 \geq 80\,\%$

II.   Mittelgradig: FEV_1 50–79 %

III. Schwer: FEV_1 30–49 %

IV.   Sehr schwer: FEV_1 <30 %

30.1.1 Akut exazerbierte COPD (AECOPD)

Akut exazerbierte COPD Akute, mindestens 2 Tage anhaltende respiratorische Ver-schlechterung einer COPD, die eine Steige-rung der Therapie erfordert.

— **Auslöser**: virale oder bakterielle Infek-tionen

— **Leitsymptome**:

– Zunehmende Atemnot (Dyspnoe)

– Stärkerer Einsatz der Atemhilfs-muskulatur

– Vermehrter Husten und gesteigerte Schleimproduktion

– Schnelle, flache Atmung (Hechel-atmung)

– Tachykardie

– Neu aufgetretene oder verstärkte Zya-nose

– Bei Hyperkapnie: Kopfschmerzen

– Bei Hypoxie und Hyperkapnie: Schwitzen, Verwirrtheit, Bewusst-seinstrübung und Tremor

■ **Schweregrade der akuten Exazerbation**

Je nach Symptomen und Zeichen werden leichte, mittelgradige, schwere und sehr schwere Exazerbationen unterschieden. Die Diagnose der akuten Exazerbation wird kli-nisch und anhand der arteriellen Blutgase gestellt.

— **Leichte Exazerbation**: Selbstbehandlung des Patienten

— **Mittelschwere Exazerbation**: Selbst-behandlung, zusätzlich ärztliche Ver-ordnung eines systemischen Glukokorti-koids und/oder Antibiotikums

— **Schwere Exazerbation**: Patient muss sta-tionär aufgenommen und intensiver be-handelt werden

— **Sehr schwere Exazerbation**: Ventilations-versagen mit Hypoxämie und Hyper-kapnie wegen einer zunehmenden Er-schöpfung der Atemmuskulatur. Der Patient muss auf einer IMC oder einer Intensivstation behandelt werden.

30.2 Intensivbehandlung

Die sehr schwere Exazerbation der COPD muss intensivmedizinisch behandelt werden.

Kriterien für eine Intensivbehandlung der COPD-Exazerbation sind:

— Schwere Atemnot, die nicht auf die Not-fallmaßnahmen anspricht

30

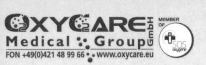

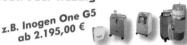

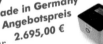

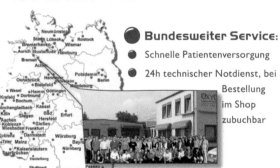
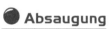

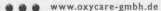 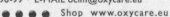

- Anhaltende Hypoxämie: paO_2 <50 mmHg trotz O_2-Zufuhr
- Schwere oder zunehmende Hyperkapnie: $paCO_2$ >70 mmHg
- Schwere (zunehmende) respiratorische Azidose (pH <7,3) trotz NIV

■ **Was sind die grundlegenden Therapie-ziele?**

- Beseitigung der schweren Hypoxämie und Hyperkapnie
- Wiederherstellung des Säure-Basen-Gleichgewichts

■ **Wie werden die Therapieziele erreicht?**

Im Vordergrund der Behandlung stehen zunächst die **konservativen Maßnahmen**:

- **O_2-Zufuhr**: primär High-Flow, 20–60 l/min über Nasenkanülen. Ziel:
  - paO_2 >60 mmHg
  - SaO_2 >90 %
- Medikamente
  - Kurzwirkendeβ_2-Sympathikomimetika bevorzugt per Inhalation, alternativ s.c. oder i. v., z. B.
    - Terbutalin
    - Reproterol
    - Sultanol
    - Adrenalin: nur als Reservemedikament
  - Ipratopiumbromid
  - Kortikosteroide systemisch: 50 mg Prednisolonäquivalent/Tag p.o. für max. 5 Tage
  - Antibiotika: nur bei bakterieller Atemwegsinfektion
  - Diuretika, z. B. 40 mg Furosemid (Lasix): bei peripheren Ödemen und erhöhtem Jugularvenendruck,
  - Theophyllin: nicht empfohlen, da ohne zusätzlichen Nutzen
- Sekretelimination
- Sedativa: nicht routinemäßig und nur in Intubationsbereitschaft

■ **Wann ist eine apparative Atemunter-stützung erforderlich?**

Wenn die konservativen Maßnahmen allein nicht mehr ausreichen, muss die Atmung **frühzeitig** maschinell unterstützt werden, bevorzugt mit NIV.

Indikationen für eine Atemunter-stützung nach Blutgaswerten

- Bei bislang unbekanntem COPD-Status
  - paO_2 <60 mmHg und
  - $paCO_2$ >50 mmHg unter O_2-Zufuhr bzw. pH-Wert <7,35
- Bei bekannter COPD
  - paO_2 <50 mmHg und
  - $paCO_2$ >70 mmHg unter O_2-Zufuhr und
  - pH-Wert <7,35

30.2.1 Nichtinvasive Beatmung (NIV)

Bei kooperativen und kreislaufstabilen Patienten ist die frühzeitige NIV über eine Gesichtsmaske das Verfahren der Wahl. Hierdurch wird die endotracheale Intubation vermieden und das Infektions- und Letalitätsrisiko gesenkt. Am besten geeignet ist die druckkontrollierte A/C oder PSV.

Einstellung des Beatmungsgeräts bei NIV

- Trigger: nicht zu niedrig, um eine Selbsttriggerung zu verhindern. Richtwerte: 3–5 l/min
- Druckunterstützung: 10–15 mbar
- I:E: verlängern auf 1:3 bis 1:5
- Atemzugvolumen: 6–8 ml/kg Idealgewicht

30

> – Externer PEEP: hebt den intrinsischen PEEP auf und wirkt dem Bronchiolenkollaps entgegen. Richtwerte: 5–8 mbar

■ **Woran erkenne ich die Wirksamkeit der NIV?**

Die NIV ist effektiv, wenn folgende Veränderungen eintreten:
– Abfall des $paCO_2$ durch verbesserte alveoläre Ventilation
– Anstieg der arteriellen O_2-Sättigung auf >90 %
– Abnahme der Atem- und Herzfrequenz

Ein NIV-Versagen kann früh (in den ersten Stunden) oder verzögert (nach Tagen) eintreten.

❯ Bei den ersten Anzeichen von NIV-Versagen muss der Patient ohne weitere Verzögerung intubiert und die Atmung maschinell unterstützt werden!

■ **Kriterien für den NIV-Abbruch**
– Weiter bestehende Hypoxämie (saO_2 <80 %)
– Anhaltende oder zunehmende Bewusstseinstrübung
– Weiterer Anstieg des $paCO_2$
– Herzrhythmusstörungen, Kreislaufinstabilität
– Ungenügende Mitarbeit des Patienten
– Erhöhte Aspirationsgefahr
– Ungenügende Bronchialtoilette trotz wiederholter Bronchoskopie
– Nichtbeherrschbare Maskenprobleme

30.2.2 Kontrollierte Beatmung

In der Akutphase wird der Patient zunächst kontrolliert beatmet, weil die Anpassung an eine druckunterstützte Spontanatmung (PSV) meist misslingt.

Bei erhaltenem Atemantrieb kann eine **druckunterstützte** Beatmung (PSV/ASB oder PPS/PAV) erfolgen. Reicht der Atemantrieb nicht aus, wird **druckkontrolliert** (PC-CMV) beatmet.

■ **Ziele der kontrollierten Beatmung?**
– Entlastung der Atemmuskulatur (hierbei Gegenatmen verhindern)
– Verminderung der Lungenüberblähung (kleine Atemhubvolumina bei niedriger Atemfrequenz)
– Verbesserung der pulmonalen O_2-Aufnahme und des O_2-Transports mit dem Blut
– Verbesserung der Herzfunktion

Einstellung des Respirators bei dekompensierter COPD
– Bevorzug PC-CMV bzw. dezelerierender Flow
– Atemzugvolumina: 6–8 ml/kg Idealgewicht
– Atemfrequenz: ca. 15/min, im Verlauf nach PEEP und pH-Wert
– Niedrige Atemwegsdrücke wegen der Pneumothoraxgefahr, Einstellung der Druckbegrenzung auf ca. 30 mbar
– Ausreichend lange Exspirationszeit: kurze Druckanstiegszeit: weniger als 0,5 s bzw. hoher Inspirationsfluss (>100 l/min), keine endinspiratorische Pause
– I:E = 1:2, bei Bedarf 1:3 bis 1:5
– Externer PEEP von 5–8 mbar
– Inspiratorische O_2-Konzentration nur so hoch, dass paO_2 60 mmHg bzw. saO_2 >90–92 %, in der Regel FiO_2 0,3–0,4
– Erhöhte $paCO_2$-Werte tolerieren!

Der arterielle $paCO_2$ sollte unter der Beatmung **nicht mehr als 2 mmHg/h** abfallen, um eine schwere metabolisch-respiratorische Alkalose zu vermeiden.

30.2.3 Druckunterstützte Spontanatmung

- Sobald der Patient sich pulmonal und hämodynamisch stabilisiert, wird auf die druckunterstützte Spontanatmung (PSV bzw. ASB) übergegangen, um die Phase der muskulären Inaktivität des Patienten so kurz wie möglich zu halten.
- Ein PEEP kann angewandt werden, wenn keine Flussbegrenzung besteht, weil sonst die dynamische Lungenüberblähung verstärkt wird.

30.2.4 Entwöhnung vom Respirator

Voraussetzungen für einen Entwöhnungsversuch sind:
- Die akute respiratorische Insuffizienz wurde beseitigt.
- Die Atemmuskulatur hat sich wieder erholt.
- Der Patient ist klinisch stabil.

Die Entwöhnung vom Respirator ist allerdings bei den häufig erschöpften und entkräfteten Patienten schwierig. Auch gibt es kein allgemein akzeptiertes Standardentwöhnungsverfahren.

30

Asthmaanfall und Status asthmaticus

Inhaltsverzeichnis

© Springer-Verlag GmbH Deutschland, ein Teil von Springer Nature 2022
R. Larsen, *Wissens-Check Intensivmedizin für die Fachpflege*,
https://doi.org/10.1007/978-3-662-65062-2_31

31.1 In Kürze

Asthma   Variable, reversible Obstruktion der Atemwege mit Entzündung und gesteigerter Reagibilität des Bronchialsystems, die sich langsam entwickeln (slow onset) oder plötzlich auftreten kann. Auslöser sind z. B. Allergene, Infektionen, Kälte, Stress, Anstrengung, Medikamente (wie ASS, NSAR).

Astmaanfall bei akuter Exazerbation   Atemnot mit Luftnot, hörbarem, Giemen, Hustenattacken und Auswurf eines zähen, perlartigen Sekrets

Status asthmaticus   Anhaltender, schwerer Asthmaanfall, der trotz Standardtherapie, v. a. mit β_2-Sympathikomimetika, nicht durchbrochen werden kann und mindestens 24 h anhält.

> **Zu beachten**
>
> Der Status asthmaticus ist akut lebensbedrohlich!

31

■ **Pathophysiologie**

Grundstörung beim Asthma ist die Obstruktion der Atemwege, bedingt durch drei Faktoren:
- Bronchospasmus
- Ödem der Bronchialschleimhaut durch Histaminfreisetzung
- Verstopfung der Atemwege mit dickem, zähem Schleim

Die **Folgen** sind:
- Gesteigerte Atemarbeit bei hohen Atemvolumina
- Erhöhte FRC und erhöhte totale Lungenkapazität
- Störungen des Belüftungs-Durchblutungs-Verhältnisses
- Rechtsherzbelastung durch Anstieg des pulmonalen Gefäßwiderstands

- Störungen des pulmonalen Gasaustausches bis hin zur globalen respiratorischen Insuffizienz, gekennzeichnet durch Hypoxämie und Hyperkapnie

■ **Klinisches Bild**

Die Zeichen und Symptome hängen vom Schweregrad ab.

Schwerer Asthmaanfall
- Sprechdyspnoe: Der Patient kann nur Satzteile oder Worte mit einem Atemzug sprechen
- Giemen, verlängerte Ausatmung
- Einsatz der Atemhilfsmuskulatur
- Tachypnoe: Atemfrequenz $\geq$25/min
- SpO_2 <92 %
- Tachykardie: Herzfrequenz >110/min
- Peak-Flow (PEF) <50 % PBW

Lebensbedrohlicher Anfall
- Atemfrequenz $\geq$50/min
- Maximaler Einsatz der Atemhilfsmuskulatur
- Frustrane Atemarbeit, flache Atmung
- Kein Atemgeräusch: stille Lunge
- Zyanose
- Erschöpfung, Verwirrtheit
- Bradykardie oder arterieller Blutdruckabfall
- Erschöpfung, Verwirrtheit oder Koma
- PEF <33 % PWB
- saO_2 <92 % oder paO_2 <60 mmHg
- Azidose und Hyperkapnie

■ **Diagnose**

Die Diagnose ergibt sich aus dem typischen klinischen Bild.
Ergänzende Untersuchungen sind:
- Arterielle Blutgasanalyse: Ausgangwert möglichst ohne O_2-Zufuhr
- Messung des Peak-Flows (PEF): <50 % schwerer Anfall, <40 % lebensbedrohlicher Anfall
- Thoraxröntgenaufnahme: Überblähung der Lunge, tief stehende Zwerchfelle
- Sonographie der Lunge: Pneumothorax?

- EKG: Zeichen der Rechtsherzbelastung?
- Labor: Blutbild, Hämatokrit, Elektrolyte, CRP, PCT, wenn erforderlich: Mikrobiologie

- **Differenzialdiagnose**
- Schwere COPD
- Kardiales oder toxisches Lungenödem
- Pneumothorax
- Lungenembolie
- Anaphylaxie
- Pulmonale Aspiration
- Massive Verlegung der oberen Atemwege

31.2 Intensivmedizinische Behandlung

31.2.1 Indikation, Ziel, Basismaßnahmen

> Jeder Patient mit schwerem oder lebensbedrohlichen Asthmaanfall, der sich **trotz intensiver medikamentöser Ersttherapie** klinisch nicht innerhalb von 30–60 min bessert, wird intensivmedizinisch überwacht und behandelt.

- **Wann ist die Intensivbehandlung erforderlich?**

Kriterien für die Aufnahme in eine Intensivstation sind:
- Anhaltende oder zunehmende Hypoxämie: SaO_2 <92 %
- Hyperkapnie, Azidose: arterieller oder kapillärer pH-Wert <7,35
- Verschlechterung der PEF-Werte (<40 % des Sollwerts)
- Bewusstseinsstörungen, Verwirrtheit
- Koma oder Atemstillstand

- **Was sind die Behandlungsziele?**
- Beseitigung der Atemwegsobstruktion durch Bronchospasmolytika und antientzündliche Medikamente (Kortikosteroide)

- Beseitigung der Hypoxämie durch Zufuhr von Sauerstoff
- Verhinderung von Komplikationen wie Pneumothorax, Atemstillstand, Herzstillstand, Medikamententoxizität

- **Welche Basismedikamente werden eingesetzt?**
- Schnell wirkende β_2-Sympathikomimetika, wiederholt per Inhalation, um den Bronchospasmus zu durchbrechen
- Kortikosteroide i. v., um die Entzündungsreaktion abzuschwächen
- O_2-Zufuhr, um die Hypoxämie zu beseitigen

31.2.2 Praktisches Vorgehen beim schweren oder lebensbedrohlichen Asthmaanfall[1]

- **Sofortbehandlung**
- Lagerung: sitzende Position (erleichtert die Atmung)
- **Sauerstoff** über Nasensonde oder Maske 2–4 l/min. Ziel: SaO_2 92–94 % **Cave!** Gefahr der Hyperkapnie!
- Patienten verbal beruhigen! Angst und Panik lindern!
- Venöser Zugang
- **β_2-Sympathikomimetika**
  - Inhalativ (bevorzugter Weg): 2–4 Hübe aus Dosierbehälter oder über Vernebler
  - Subkutan: z. B. Terbutalin 0,25–0,5 mg alle 4–6 h
  - i. v.-Bolus: z. B. Reproterol 0,09 mg langsam i. v., evtl. erneut nach 10 min oder Salbutamol 0,5 mg langsam i. v.
  - Perfusor: Reproterol 0,018–0,09 mg/h oder Salbutamol 1–5 mg/h

---

1 Nach Empfehlungen der Nationalen Versorgungsleitlinie.

- Evtl. zusätzlich Ipratropium 4 Hübe Dosieraerosol oder 0,5 mg über Vernebler
- Adrenalin: nur bei schwerster Atemwegsobstruktion
- **Kortikosteroide**: 1–2 mg/kgKG mg Prednisolon oder ein anderes Kortikosteroid in äquivalenter Dosis i. v (nicht per Inhalation, da unwirksam) alle 4–6 h
- Magnesiumsulfat 2 g in 20 min per infusionem
- Theophyllin: nur mäßig wirksamer Bronchodilatator, sehr wahrscheinlich kein Zusatznutzen bei β_2-Sympathikomimetika-Zufuhr. Nur als Einzelfallentscheidung geben, dann 0,5–0,7 mg/kg/h. Wenn vorher bereits zugeführt: erst Serumkonzentration bestimmen, dann die Dosierung entsprechend anpassen
- Natriumbikardonat per Infusion: nur bei metabolischer (nicht bei respiratorischer!) Azidose durch Hypoxie. Wenn pH <7,2: Natriumbikarbonat
- Antibiotika: nur bei begründetem Verdacht auf eine bakterielle Infektion (grünes oder gelbes Sputum) als Auslöser

■ **Weitere Maßnahmen**
- Wiederholt: arterielle Blutgase. Fragestellung: Hyperkapnie, Azidose?
- Thoraxröntgenbild. Fragestellung: Pneumothorax?
- EKG-Monitoring
- Bronchialdrainage
- Ausreichende Flüssigkeitszufuhr, jedoch keine zu großen Mengen wegen der Herzbelastung
- Verlaufskontrolle intensivmedizinischer Laborparameter, besonders der Infektionsparameter

■ **Zu vermeiden oder kontraindiziert**
- Sedativa und Anxiolytika: wirken atemdepressiv. Wenn notwendig, dann nur in Intubationsbereitschaft

- Digitalis: nur bei tachykardem Vorhofflimmern
- Diuretika: nur wenn indiziert
- Intubation und Beatmung: bei muskulärer Erschöpfung
- Mukolytika: können die Atemwege reizen und den Bronchospasmus verstärken; sie sind daher kontraindiziert
- Antitussiva
- Übermäßige Flüssigkeitszufuhr: belastet das Myokard

31.2.3 Maschinelle Atemunterstützung und Beatmung

31.2.3.1 NIV

Besteht keine vitale Bedrohung und ist der Patient noch zur Zusammenarbeit in der Lage, kann eine druckunterstützte NIV versucht werden, um die schwere respiratorische Insuffizienz zu beseitigen.

■ **Welche Vorteile hat die NIV?**
- Entlastung der Atemmuskulatur
- Oft keine Sedierung erforderlich
- Besserung der mechanischen Lungenfunktion und des pulmonalen Gasaustausches
- Verhinderung von Infektionen

Es gilt aber:

❯ NIV darf eine notwendige Intubation und kontrollierte Beatmung des Patienten nicht verzögern!

31.2.3.2 Kontrollierte Beatmung

Bei schwerstem, therapieresistentem Status mit ausgeprägter Hypoxämie und Hyperkapnie muss der Patient sofort endotracheal intubiert und kontrolliert beatmet werden, wenn erforderlich unter Einsatz von Muskelrelaxanzien.

- **Indikationen**
- Bradypnoe, Schnappatmung, Atemstillstand
- Erschöpfung, zunehmende Verwirrtheit, Koma
- Schwerste arterielle Hypoxämie trotz O_2-Zufuhr
- Zunehmende Hyperkapnie mit pCO_2-Werten von >60–70 mmHg und Azidose

- **Was ist bei der Intubation zu beachten?**

Die (orale) Intubation sollte möglichst **geplant** erfolgen, nicht notfallmäßig, wenn der Patient bereits schwer hypoxisch ist und nur noch sehr wenig oder keine Zeit zur Verfügung steht.

- Patienten aufklären und beruhigen
- Instrumentarium vollständig bereitstellen
- Erfahrener Arzt für die Intubation
- Den Patienten ausreichend präoxygenieren
- Einleitungsmedikamente: Ketamin 50 mg und Propofol 100–200 mg i. v.
- Muskelrelaxierung: Rocuronium in Intubationsdosis

- **Welches sind die Beatmungsziele?**

Angestrebt werden folgende Blutgasparameter:

- SaO_2: >90 %
- $paCO_2$: <120 mmHg
- Arterieller pH-Wert: >7,2

- **Wie wird der Patient beatmet?**

Für die Beatmung des Patienten im Status asthmaticus gelten folgende Grundsätze:

- Niedrige Atemfrequenz
- Lange Exspirationszeit
- Niedrige Atemzugvolumina

- Hoher Inspirationsflow
- Beatmungsdauer so kurz wie möglich

Beatmung beim Status asthmaticus

- Bevorzugt druckkontrolliert (inspiratorische Druckgrenze 30 mmHg)
- FiO_2: wenn möglich <0,5; bei Verschlechterung der Oxygenierung FiO_2 erhöhen, nicht den PEEP; angestrebte saO_2 ≥90 %
- Niedriges Atemhubvolumen: ca. 5–6 ml/kgKG Idealgewicht
- Niedrige Atemfrequenz: ca. 10–14/min
- Atemzeitverhältnis: 1:2 bis 1:4, um eine Überblähung der Lunge zu vermeiden
- Maximaler Inspirationsdruck ca. 30 mbar
- Druckanstiegsgeschwindigkeit: 80–120 l/min
- PEEP: keiner bei kontrollierter Beatmung; evtl. niedriger PEEP bei unterstützenden Atemformen
- Permissive Hypokapnie (p_aCO_2): in schwersten Fällen bis 100 mmHg
- Beatmungsziele: arterieller pH-Wert >7,2, $paCO_2$ <120 mmHg, saO_2 ≥90 %
- Oberkörperhochlagerung

- **Bronchoskopisches Absaugen**

Bei schwere Dyskrinie (abnorme Sekretbildung in der Bronchialschleimhaut) sollten die verstopfenden, zähen Schleimpröpfe gezielt bronchoskopisch abgesaugt werden. Hierdurch kann die Beatmungssituation meist verbessert werden.

- **Komplikationen der maschinellen Beatmung**

Beim Status asthmaticus drohen folgende Gefahren der kontrollierten Beatmung:
- Pneumothorax, Pneumomediastinum, Hautemphysem
- Blutdruckabfall durch hohe intrathorakale Drücke
- Sekreteindickung mit Atelektasen, Verlegung des Tubus
- krankenhauserworbene Pneumonie
- Thromboembolien

31.2.3.3 Entwöhnung von der Beatmung

Oft kann mit der Entwöhnung bereits nach 24–48 h begonnen werden. Die mittlere Intubationsdauer beträgt 3–5 Tage.

- **Kriterien für die Entwöhnung**
- Endinspiratorischer Spitzendruck: <30 mbar
- FiO_2 <0,5 bzw. paO_2/FiO_2 >150 mmHg
- Atemminutenvolumen <10 l/min
- Maximaler Inspirationssog <25 mbar
- Vitalkapazität >10–15 ml/kgKG
- Bewusstseinszustand: wach und orientiert
- Kortikoide sollten so lange gegeben werden, bis sich FEV_1 und paO_2 deutlich gebessert haben.

31

Thoraxtrauma

Inhaltsverzeichnis

© Springer-Verlag GmbH Deutschland, ein Teil von Springer Nature 2022
R. Larsen, *Wissens-Check Intensivmedizin für die Fachpflege*,
https://doi.org/10.1007/978-3-662-65062-2_32

32.1 In Kürze

Thoraxtrauma Verletzung des knöchernen Thorax, des Mediastinums oder der Lungen

Stumpfes Thoraxtrauma Nicht penetrierende Verletzung durch stumpfe mechanische Gewalteinwirkung von außen auf den Thorax

Penetrierendes Thoraxtrauma Offene Verletzung des Thorax, z. B. durch Messerstiche oder Geschosse

Pneumothorax Luftansammlung im Pleuraspalt mit Kompression der Lunge

Hämatothorax Blutansammlung im Pleuraspalt

Subkutanes Emphysem (Hautemphysem), Mediastinalemphysem Subkutane und/oder mediastinale Luftansammlung, die durch Verletzungen der Lunge, der Bronchien, der Trachea oder (selten) des Ösophagus entsteht.

Intensivmedizinisch relevante Thoraxverletzungen
- Rippenserienfraktur, Thoraxwandinstabilität
- Pneumothorax, Spannungspneumothorax, massiver Hämatothorax
- Lungenkontusion
- Perikardtamponade
- Zwerchfellruptur
- Verletzungen von Trachea, Bronchus, Ösophagus
- Thorakale Aortenruptur
- Herzkontusion

- **Zeichen und Symptome**
- Thoraxschmerzen und Luftnot sind die typischen – aber unspezifischen – Symptome
- Kompressionsschmerz

- **Diagnose**
- **Klinisch**: Inspektion, Palpation, Perkussion, Auskultation
- **Bildgebung**: Thoraxröntgenbild, Thorax-CT
- **Blutgasanalyse**: Beurteilung des pulmonalen Gasaustausches

- **Schwere der Verletzung**
- Thoraxverletzungen sind schwer, wenn sie die Atmung und/oder Herz-Kreislauf-Funktion beeinträchtigen oder mit massiven Blutungen einhergehen.

- **Therapie**
- Im Vordergrund steht die Intensivbehandlung.
- Eine operative Versorgung ist nur selten erforderlich, meist genügt eine Thoraxdrainage.

32.2 Traumatischer Pneumothorax

Jedes Thoraxtrauma kann – unabhängig vom Mechanismus – mit einem Pneumothorax einhergehen, auch ohne Rippenfrakturen.

- **Zeichen**
- Einseitiger Thoraxschmerz, stechend, atemabhängig
- Zunehmende Luftnot, Husten
- Hautemphysem
- Abgeschwächtes oder fehlendes Atemgeräusch auf der betroffenen Seite
- Asymmetrische Thoraxbewegungen
- Tachykardie und Blutdruckabfall beim Spannungspneumothorax (▶ Abschn. 32.2.1)

- **Diagnose**
- Thoraxröntgenbild
- Thorax-CT

- **Therapie**
- Thoraxdrainage

32.2.1 Spannungspneumothorax

- Er entsteht, wenn die verletzte Stelle der Pleura als Einwegventil wirkt und die in den Spalt gelangte Atemluft nicht wieder ausgeatmet werden kann.
- Durch die ständig zunehmende Luftmenge im Pleuraspalt wird die Lunge zusammengedrückt und das Mediastinum mit dem Herzen und den großen Blutgefäßen zur Gegenseite verschoben.
- Unbehandelt führt der Spannungspneumothorax innerhalb kürzester Zeit zu schwersten Störungen der Atmung und der Herz-Kreislauf-Funktion, schließlich zum Herzstillstand.

> **Zu beachten**
>
> Die Beatmung mit dem Atembeutel oder Respirator bei unbehandeltem Pneumothorax kann in kürzester Zeit zum Tod des Patienten führen.

■ **Zeichen und Sofortdiagnose**

Das klinische Bild ist in der Regel dramatisch. Die Diagnose muss daher ohne vorheriges Röntgenbild gestellt werden. Klinische Zeichen sind:

- Atemnot, Zyanose
- Übermäßige Ausdehnung der betroffenen Thoraxhälfte
- Nachschleppen während der Atmung
- Hypersonorer Klopfschall
- Keine Atemgeräusche
- Tachykardie, Blutdruckabfall, obere Einflussstauung, rasches Herz-Kreislauf-Versagen

Im Röntgenbild sichtbar: Pneumothorax mit Verschiebung des Mediastinums zur Gegenseite

■ **Soforttherapie**

- Absolute Notfallsituation, in der sofort gehandelt werden muss!

- Wenn keine Thoraxdrainage vorhanden: großlumige Kanüle, z. B. 13 G, zur Entlastung in den 4. ICR medioklavikulär einstechen.
- Thoraxdrainage legen.

32.2.2 Rippenserienfraktur, instabiler Thorax

Rippenserienfraktur Fraktur von mindestens 3 Rippen einer Thoraxseite

Instabiler Thorax Sind ≥3 Rippen jeweils an mehr als einer Stelle (seitlich, vorne oder hinten) gebrochen, so entsteht ein instabiles Segment, das sich während der Atmung paradox bewegt, und zwar nach innen bei der Inspiration und nach außen bei der Exspiration.

> Störungen des pulmonalen Gasaustausches bei Rippenserienfraktur beruhen v. a. auf der damit verbundene Lungenkontusion, nicht auf der instabilen Thoraxwand!

■ **Klinik**

Die Zeichen und Symptome hängen v. a. vom Ausmaß der Begleitverletzungen ab:

- Thoraxschmerzen, schmerzbedingte Schonatmung (Hypoventilation)
- Luftnot und schnelle, flache Atmung; paradoxe Atmung bei instabiler Thoraxwand
- Zyanose
- Tachykardie

■ **Diagnose**

- Röntgen des Hemithorax

■ **Therapie**

Die Behandlung der Rippenserienfrakturen richtet sich nach dem Ausmaß der respiratorischen Beeinträchtigung. Eine invasive Beatmung sollte möglichst vermieden werden.

- Ausreichende Schmerztherapie, z. B. durch thorakale Periduralanalgesie mit Opioiden und Lokalanästhetika
- Physikalische Atemtherapie
- Unterstützung der Atmung mit NIV
- Wenn NIV nicht ausreichend: Intubation und invasive Beatmung, in der Regel unterstützende Atemverfahren wie BiPAP, PSV, jeweils mit PEEP 5–10 mbar und ausreichender Analgosedierung. Die Beatmung sollte nur so kurz wie möglich durchgeführt werden, um Beatmungskomplikationen zu vermeiden.

32.2.3 Saugende Thoraxwunde

Saugende Thoraxwunde Penetrierende Thoraxverletzung mit Eröffnung des Pleuraspalts führt zu einem ausgedehntem offenem Pneumothorax.

- **Klinisches Bild**
- Abhängig von der Größe der Verletzungsstelle
- Bei großen Defekten ist der Patient sofort schwer dyspnoisch.

- **Diagnose**
- Schlürfendes oder saugendes Geräusch während der Inspiration unter Spontanatmung

- **Therapie**
- Sofortiger chirurgischer Wundverschluss
- Vorher Thoraxdrainage, um einen Spannungspneumothorax zu verhindern.

32.3 Hämatothorax

Hämatothorax Blutansammlung im Pleuraraum

- **Ursachen**
- Rippenfrakturen mit Zerreißung der Pleura

- Lungenverletzungen
- Verletzungen intrathorakaler Gefäße: Aorta, Interkostalarterien, V. cava, Lungengefäße
- Thorakale Wirbelverletzungen

- **Auswirkungen**
- Kompression der Lunge mit Atemstörungen und Verdrängung des Mediastinums
- Teilweise erhebliche Blutverluste,: der Pleuraraum kann etwa 5–6 l Blut aufnehmen.

- **Diagnose**
- Abgeschwächtes bis fehlendes Atemgeräusch
- Gedämpfter Klopfschall
- Thoraxröntgenbild: bei ausgedehnter Blutung zunehmende Verschattung

- **Therapie**
- Möglichst frühzeitig Thoraxdrainage, ≥24 Ch. bei Erwachsenen, 12–16 Ch. bei Kindern, im 4.–5. ICR, vordere Axillarlinie, Dauersog ca. 20–25 mbar,
- Bei starken Blutverlusten: Volumenersatz
- Bei massiven, anhaltenden Blutungen: anfangs ca. 2 l oder 200 ml/h über 2–3 h: Thorakotomie.

32.4 Lungenkontusion

Lungenkontusion Quetschung des Lungengewebes durch ein schweres stumpfes Thoraxtrauma; sehr häufig bei Rippenserienfrakturen, Skapulafraktur und beim Polytrauma.

Lungenlazeration Verletzung des Lungenparenchyms mit Zerreißung der Lungenpleura (Pleura visceralis)

■ **Pathologie und Pathophysiologie**
- Blutdurchsetzte Herde oder ausgedehnte hämorrhagische Bezirke, meist an der Stelle der Gewalteinwirkung. Bei schweren Formen zusätzlich intraalveoläres und interstitielles Ödem, Atelektasen, Surfactantschädigung
- Abnahme der funktionellen Residualkapazität
- Erheblicher funktioneller Rechts-links-Shunt durch Störungen des Belüftungs-Durchblutungs-Verhältnisses, d. h. die Kontusionsherde werden nur noch durchblutet, jedoch nicht mehr belüftet.
- Respiratorische Insuffizienz mit Hypoxämie
- Posttraumatisches ARDS

■ **Klinisches Bild**
Klinisch werden 2 Schweregrade der Lungenkontusion unterschieden:
1. Einfache Lungenkontusion
   - **Zeichen und Symptome**: unauffälliger Patient oder respiratorische Zeichen wie Thoraxschmerz, blutiger Auswurf, Dyspnoe, Tachypnoe
   - **Radiologie**: Zeichen der Kontusion: fleckige bis konfluierende Infiltrate oder Verschattungen auf der betroffenen Thoraxseite oder auf der Gegenseite (sog. contre coup), die sich meist erst 6–8 h nach dem Trauma entwickeln und im Verlauf von 3–4 Tagen wieder auflösen. Daher anfangs wiederholte Röntgenkontrolle
2. Lungenkontusion mit respiratorischer Insuffizienz (schwere Lungenkontusion)
   - **Typische Zeichen**: Luftnot, Tachypnoe, blutiger Auswurf, Zeichen der respiratorischen Insuffizienz bzw. Hypoxämie wie Zyanose, Tachykardie, Unruhe, Somnolenz

- **Radiologie**: ausgedehnte Kontusionsherde

■ **Diagnose**
- Röntgenbild und Spiral-CT des Thorax zeigt das Ausmaß der Kontusionen sowie Begleitverletzungen
- Wiederholt arterielle Blutgasanalysen, um das Ausmaß der respiratorischen Insuffizienz zu beurteilen

■ **Intensivtherapie**
- Bei **Schweregrad I**: O_2-Zufuhr, intensive Atemtherapie und Schmerztherapie reichen meist aus
- Bei **Schweregrad II**: maschinelle Unterstützung der Spontanatmung plus PEEP, bei schwererer Hypoxämie auch kontrollierte Beatmung.

32.5 Zwerchfellruptur

- Entsteht durch breitflächige, stumpfe Gewalteinwirkung auf den Thorax.
- Meist ist die linke Seite betroffen.
- Durch den Riss gelangen Abdominalorgane (Magen, Kolon, Netz, Milz) in die Thoraxhälfte. Die Abdominalorgane können ebenfalls Verletzungen aufweisen.

■ **Diagnose**
Wird oft zunächst übersehen!
- Thoraxröntgenbild: Zwerchfellhochstand, Abdominalorgane im Thorax, atypische Lage der Magensonde
- Thorax-CT

■ **Therapie**
- Dringliche Operation wegen der Gefahr sekundärer Komplikationen

32.6 Traumatische Herztamponade (Hämoperikard)

▪ **Definition**
Ansammlung von Blut im Herzbeutel (Hämoperikard), beim Thoraxtrauma in der Regel durch eine Verletzung des Herzens

▪ **Ursachen**
– Zerreißung einer Koronararterie
– Ausgedehnte Myokardverletzung
– Herzruptur

▪ **Auswirkungen**
– Abhängig von der Blutmenge im Herzbeutel
– Große Menge tamponieren das Herz und führen zum kardiogen Schock

▪ **Klinisches Bild**
– Unruhe, Luftnot, Schwitzen, Todesangst
– Tachykardie, Blutdruckabfall, Kreislaufschock, Herzstillstand

> **Typische Trias der Herztamponade**
> – Halsvenenstauung (Einflussstauung)
> – Abgeschwächte Herztöne
> – Niedriger Blutdruck

▪ **Diagnose**
– Echokardiographie

▪ **Therapie**
– Notfallmäßige Entlastung des Herzens durch sonographisch gesteuerte Punktion von unterhalb des Schwertfortsatzes des Brustbeins
– Danach Drainage
– Wenn durch Punktion keine ausreichende Blutstillung möglich: chirurgische Versorgung

32.7 Herzkontusion

Häufige Komplikation des stumpfen Thoraxtraumas, die jedoch selten mit Symptomen einhergeht

▪ **Diagnose**
– 12-Kanal-EKG
– Bestimmung des kardialen Troponins
– Echokardiographie

▪ **Komplikationen der Herzkontusion**
– Herzrhythmusstörungen (nicht selten erst nach einigen Tagen auftretend)
– Myokardruptur
– Papillarmuskelabriss
– Verletzungen der Koronararterien

32

Spezielle Intensivmedizin

Inhaltsverzeichnis

AKI – Akute Nierenschädigung

Inhaltsverzeichnis

© Springer-Verlag GmbH Deutschland, ein Teil von Springer Nature 2022
R. Larsen, *Wissens-Check Intensivmedizin für die Fachpflege*,
https://doi.org/10.1007/978-3-662-65062-2_33

33.1 Definitionen

Die akute Nierenschädigung, „acute kidney injury" (AKI; älterer Begriff: akutes Nierenversagen, ANV) ist eine häufige, lebensbedrohliche Komplikation bei Intensivpatienten.

Akute Nierenschädigung (AKI) Akut, d. h. innerhalb von 48 h einsetzende Abnahme der Nierenfunktion, die zum Anstieg harnpflichtiger Substanzen im Blut führt. Ursache ist eine akute Schädigung der Niere.
Kennzeichen:
- Absoluter Anstieg des Serumkreatinins um $\geq 0,3$ mg/dl
- Prozentualer Anstieg des Serumkreatinins um $\geq 50\%$
- Gemessene Urinausscheidung <0,5 ml/kgKG/h in 6 h

Prärenales oder funktionelles Nierenversagen
- Oligurie oder Anurie, bedingt durch eine Abnahme der Nierendurchblutung, meist aufgrund eines Volumenmangels
- Die Nierenfunktion ist intakt. Unter Volumenzufuhr kommt die Urinausscheidung wieder in Gang.

Postrenales Nierenversagen
- Beruht auf einer Obstruktion der ableitenden Harnwege
- Auch hierbei ist die Nierenfunktion intakt. Wird die Obstruktion beseitigt, kann der Harn wieder abfließen.

Organisches Nierenversagen
- Wird durch primäre Erkrankungen der Niere ausgelöst, z. B. Glomerulonephritis, interstitielle Nephritis, Schwangerschaftsnephritis
- Tritt bei Intensivpatienten selten auf.

33.2 AKI beim Intensivpatienten

- Ursache ist eine Schädigung (injury) der Tubuluszellen der Nieren. Hierdurch steigen die harnpflichtigen Substanzen im Blut an.
- Bei unveränderter Flüssigkeitsaufnahme und Anurie/Oligurie kommt es außerdem zur Überwässerung mit Ödemen.
- Dauer des AKI: meist 1–3 Wochen, dann langsame Rückbildung.

Zeichen des AKI
- Oligurie (<400 ml/Tag) bis Anurie (<100 ml/Tag)
- Anstieg des Harnstoffs und des Kreatinins im Serum
- Positive Flüssigkeitsbilanz
- Zeichen der Überwässerung: Lungenödem, Hirnödem, periphere Ödeme
- Anstieg des ZVD
- Symptome der Urämie: Bewusstseinsstörungen, Krämpfe, Muskelzuckungen, Übelkeit, Erbrechen
- Polyurie (fakultativ)
- Metabolische Azidose
- Hyperkaliämie, Hyperkalzämie
- Perikarditis, Perikarderguss, Herztamponade

■ **Risikofaktoren und Auslöser**
- Sepsis
- Ausgedehnte Operationen, z. B. Herzchirurgie, Traumatologie
- Zu niedriges Herzzeitvolumen
- Hypovolämie, Schock
- Röntgenkontrastmittel
- Nephrotoxische Medikamente, z. B. Antibiotika (z. B. Vancomycin, Gentamycin, Cephalosporine, Tetracycline, Neomycin), Barbitursäure, Salizylate, Aminophenazon, Hydantoin.
- Endogen-toxisch, z. B. bei Pankreatitis, Peritonitis, Endotoxinschock, Fehltransfusion von Blut
- Exogen-toxisch, z. B. Kupfer, Kadmium, Paraquat, Blei, Arsen

- **Stadien des AKI**

Drei Stadien des akuten Nierenversagens werden unterschieden

- **Stadium I**: 1,5- bis 1,9-facher Anstieg des Kreatinins innerhalb von 7 Tagen oder Kreatininanstieg ≥0,3 mg/dl innerhalb von 2 Tagen; Urinausscheidung <0,5 ml/kgKG/h für mehr als 6 h
- **Stadium II**: 2- bis 2,9-facher Kreatininanstieg; Urinausscheidung <0,5 ml/kgKG/h für mehr als 12 h
- **Stadium III**: ≥3-facher Kreatininanstieg oder Kreatininkonzentration >4 mg/dl mit einem akuten Anstieg um ≥0,5 mg/dl **oder** Notwendigkeit der Dialyse; Urinausscheidung <0,3 ml/kgKG für mehr als 24 h oder Anurie für mehr als 12 h

33.2.1 Symptomatische Therapie

- Eine spezifische Therapie des ANV gibt es nicht.
- Angewandt werden symptomatische Maßnahmen und Nierenersatzverfahren.

- **Allgemeine Maßnahmen**
- Anpassung der Flüssigkeitszufuhr
- Dosisanpassung der Medikamente an die eingeschränkte Nierenfunktion
- Ausreichende (kaliumfreie) Ernährung, möglichst per os
- Diuretika zur Volumenbilanzierung (wenn wirksam): bis zu 750 mg Furosemid/Tag, kontinuierlich. Wenn Urinausscheidung nicht zunimmt: absetzen!
- Bei Polyurie: Ausgleich der Flüssigkeits- und Elektrolytverluste
- Bei metabolischer Azidose: therapeutische Zurückhaltung; evtl. 2–10 g Azetolyt/Tag
- Bei bedrohlicher Hyperkaliämie (>7–7,5 mmol/l) überbrückend bis zur Dialyse:
  - 10 ml Kalziumglukonat 10 % langsam i. v., Wirkeintritt sofort, Wirkdauer 30–60 min, Wiederholung nach 5–10 min, wenn kein EKG-Effekt erkennbar
  - 10–50 ml Glukose 40 % + 10 IE Altinsulin über 30 min i. v., Wirkeintritt nach 30 min, Wirkdauer 4–6 h (Vorsicht: Hypoglykämiegefahr)
  - 40–80 mmol Natriumbikarbonat in isotoner Lösung per Infusion über 5–10 min bei metabolischer Azidose; Wirkeintritt nach 5–10 min, Wirkdauer 2 h
  - 0,5 mg Albuterol langsam i. v. oder per Inhalation (verstärkt die kaliumsenkende Wirkung von Glukose/Insulin und antagonisiert die hypoglykämischen Wirkungen von Insulin), Wirkeintritt nach 5 min, Wirkdauer 2–4 h

33.2.2 Nierenersatztherapie

Grundsätzlich werden kontinuierliche Nierenersatzverfahren von Intensivpatienten hämodynamisch besser toleriert als intermittierende.

- **Wann soll beim akuten Nierenversagen dialysiert werden?**

Mit der Nierenersatztherapie darf nicht verzögert begonnen werden, v. a. bei Sepsis. Die wichtigsten **Indikationen** sind:

- Hypervolämie, die nicht mit Diuretika zu beseitigen ist
- Harnstoffanstieg >160–200 mg/dl
- Nicht beherrschbare Hyperkaliämie (K^+ >6 mmol/l)
- Hypermagnesiämie (Mg^{++} >4 mmol/l)
- Schwere metabolische Azidose (pH-Wert <7,1)
- Anurie für mehr als 6 h oder Oligurie von <200 ml über 12 h
- Nicht renale Indikationen: Elimination dialysierbarer Substanzen, wenn überdosiert

33.2.2.1 Kontinuierliche venovenöse Hämodialyse

- Das venöse Blut fließt mit einer Geschwindigkeit von 200–400 ml/min zum Dialysator. Dort strömt es in einem dünnen Film an einer selektiv permeablen Dialysemembran entlang, auf deren Gegenseite Dialysierflüssigkeit in die andere Richtung strömt.
- Zwischen Blut und Dialysierflüssigkeit werden an der Membran die Stoffe aufgrund des Konzentrationsgradienten durch Diffusion und Osmose ausgetauscht.
- Nach dem Dialyservorgang wird das entnommene Blut in den Körper zurück gepumpt.
- Die Hämodialyse ist besonders effektiv bei Hyperkaliämie, Überwässerung, Laktatazidose und Vergiftungen.

- **Praxis**
- Katheterisierung der V. jugularis interna, V. subclavia oder der V. femoralis mit einem Shaldon-Katheter
- Antikoagulation und Anschluss an das Dialysegerät

- **Überwachung der Dialyse**
- EKG-Monitor
- Arterieller Blutdruck (häufige Komplikation: Blutdruckabfall!)
- Herzfrequenz
- Zentraler Venendruck
- Dialyseprotokoll
- Laborkontrollen während und nach der Dialyse: Elektrolyte im Serum (Na, K, Ca), Blutgase, Blutzucker, Hb, Hkt, Thrombozyten und Gerinnungsparameter, Kreatinin, Harnstoff

- **Komplikationen**
- Blutungen durch Heparinüberdosierung
- Hämolyse
- Blutdruckabfall durch Volumenentzug bzw. -mangel

- Herzrhythmusstörungen durch Elektrolytverschiebungen
- Thrombopenie
- Dysäquilibriumsyndrom: Kopfschmerzen, Übelkeit, Erbrechen, Verwirrtheit, Schläfrigkeit, zerebrale Krampfanfälle

33.2.2.2 Kontinuierliche venovenöse Hämofiltration

- Hierbei wird im Dialysegerät aus dem Plasma ein Ultrafiltrat abgepresst
- Die Filtrationsrate beträgt etwa 40 ml
- Das abgepresste Ultrafiltrat wird verworfen und mit einer Substitutionslösung ausgeglichen

33.2.2.3 Kontinuierliche venovenöse Hämodiafiltration (CVVHDF)

- Kombination aus Filtration und gleichzeitiger Dialyse
- Vorteil des Verfahrens: sehr effektive Elimination klein- und niedermolekularer Substanzen

Dialysekomplikationen
- Blutdruckabfall durch Hypovolämie
- Blutdruckanstieg, hypertensive Krise
- Herzrhythmusstörungen durch zu rasche Senkung des Serumkaliums
- Infektionen, Sepsis
- Dialysekatheterkomplikationen
- Muskelkrämpfe
- Übelkeit und Erbrechen
- Alkalose, Hypernatriämie bei Zitratdialyse

33.2.2.4 Kontinuierliche Peritonealdialyse

- Kapillarsystem des Peritoneums dient als Austauschmembran
- Die Dialysierflüssigkeit wird über einen Peritonealkatheter in die Peritonealhöhle infundiert und auch wieder abgeleitet.

33

- Mit der Peritonealdialyse können dem Körper große Flüssigkeitsmengen entzogen werden.
- Bei Intensivpatienten werden automatische Peritonealdialysegerät eingesetzt.
- **Anwendung**: akutes Nierenversagen bei akuter Pankreatitis sowie bei blutungsgefährdeten Patienten
- **Vorteile:** keine Antikoagulation, kein Gefäßzugang erforderlich, hämodynamische Stabilität
- **Nachteile**: Wirksamkeit geringer als die der Hämodialyse; eine Überwässerung ist eher möglich, größere Eiweißverluste können auftreten

- **Komplikationen**
- Verstopfen des Katheters oder Behinderung des Einlaufs
- Blutdruckabfall durch Hypovolämie
- Eiweißverluste
- Blutungen, intraperitoneal oder an der Punktionsstelle
- Perforation von Blase oder Darm
- Peritonitis

Akutes Leberversagen

Inhaltsverzeichnis

© Springer-Verlag GmbH Deutschland, ein Teil von Springer Nature 2022
R. Larsen, *Wissens-Check Intensivmedizin für die Fachpflege*,
https://doi.org/10.1007/978-3-662-65062-2_34

34.1 In Kürze

Akutes Leberversagen Lebensbedrohliches klinisches Syndrom der Leberinsuffizienz, hervorgerufen durch eine schwere Leberzellschädigung (hepatozelluläre Nekrose).

▪ Welche Typen werden unterschieden?

Drei **Typen des Leberversagen** werden voneinander abgegrenzt:
- Akutes Leberversagen: ohne Vorschädigung (hyperakut, akut, subakut)
- Akut-auf-chronisches Leberversagen (ACLV): mit Vorschädigung, aber ohne Zirrhose
- Akut-auf-Zirrhose Leberversagen: mit Zirrhose

▪ Was sind die wesentlichen Auslöser?

- Medikamente, v. a. Paracetamol, Alkohol
- Virushepatitiden
- Andere Ursachen: u. a. Pilzvergiftung, Bakterien (Cholangiosepsis), M. Wilson, Autoimmunhepatitis, HELLP-Syndrom, Schock (Schockleber, hypoxische Hepatitis), Budd-Chiari-Syndrom

34.2 Intensivmedizinische Betreuung

34.2.1 Klinisches Bild

❯ Leitbefunde des akuten Leberversagens sind: Ikterus, Enzephalopathie und Gerinnungsstörungen (Koagulopathie).

▪ Hepatische Enzephalopathie

Im Mittelpunkt des Leberausfalls steht die hepatische Enzephalopathie. Vier Schweregradstadien werden unterschieden:
- **Stadium I**: Euphorie oder Depression, leichte Verwirrtheit, verwaschene Sprache, Schlafstörung

- **Stadium II**: Lethargie, mittlere Verwirrtheit
- **Stadium III**: deutliche Verwirrtheit, erweckbar bei Somnolenz
- **Stadium IV**: Koma, anfangs noch mit Reaktion auf Schmerzreize
  Mit Auftreten des Stadium III gilt die Leber als irreversibel geschädigt (LTx erforderlich)

▪ Weitere Funktionsstörungen und Komplikationen

Neben den 3 Kernsymptomen entwickeln sich oft sehr rasch weitere Störungen:
- Hyperdyname Herz-Kreislauf-Funktion mit niedrigem arteriellem Blutdruck und vermindertem peripheren Gefäßwiderstand (distributiver Schock)
- Akute respiratorische Insuffizienz
- Akutes Nierenversagen (hepatorenales Syndrom): Bis zu 90 % der Patienten
- Metabolische Alkalose durch gestörte Metabolisierung von Bikarbonat
- Nebenniereninsuffizienz
- Infektionen, Sepsis

34.2.2 Diagnose

- **Anamnese**: Medikamente, Alkohol, zeitlicher Verlauf der Symptome, hepatische Vorerkrankung?
- **Labor**: ALT, AST, GELHD, γGT, AP, Bilirubin, INR/Quick-Wert, Albumin, Ammoniak, Blutgasanalyse, Laktat, Elektrolyte, Harnstoff, Kreatinin, Differenzialblutbild, Medikamentenspiegel, Medikamentenscreening, Virusdiagnostik
- Laparoskopische **Leberbiopsie**, wenn durchführbar
- **cCT**: Abklärung anderer Ursachen des Komas
- **EEG**: Verlaufsbeobachtung der Enzephalopathie

34

34.2.3 Therapie

> Schon bei den ersten Anzeichen einer Enzephalopathie muss der Patient intensivmedizinisch überwacht werden!

- **Symptomatische Behandlungsmaßnahmen**
- Stabilisierung der Herz-Kreislauf-Funktion
- Bei komatösen Patienten: Sicherung der Atemwege, ggf. maschinelle Atemunterstützung oder Beatmung
- Bei akutem Lungenversagen: Unterstützung der Spontanatmung oder kontrollierte Beatmung
- Bei Paracetamolvergiftung: N-Acetylcystein (NAC) als Antidot: so rasch wie möglich, auch bei Verdacht
- Bei manifester Blutung und vor geplanten Eingriffen: Substitution von Gerinnungsfaktoren
- Bei Thrombozytopenie: Thrombozytenkonzentrate
- Antibiotika

- Hirnödem- und Hirndrucktherapie
- Nierenersatztherapie
- Genaue Bilanzierung der Ein- und Ausfuhr bzw. des Wasser-, Elektrolyt- und Säure-Basen-Gleichgewichts
- Behandlung einer Hyponatriämie
- Beseitigung der komaauslösenden Ursachen
- Reduktion der ammoniakproduzierenden Darmflora mit nicht absorbierbaren Antibiotika bei ACLV
- Aszitesbehandlung: Natrium- und Flüssigkeitsrestriktion, Spironolacton, Punktion und Drainage bei Spannungsaszites, bei Bedarf Parazentese; TIPSS

- **Weitere Therapieoptionen**
Vorübergehender extrakorporale Verfahren, Lebertransplantation
- MARS: zellfreies Dialyseverfahren, mit dem wasserlösliche Giftstoffe und an Albumin gebundene Toxine eliminiert werden
- Prometheus: High-Flux-Dialyse plus Adsorberhandllung
- Lebertransplantation

Neurointensivmedizin

Inhaltsverzeichnis

© Springer-Verlag GmbH Deutschland, ein Teil von Springer Nature 2022
R. Larsen, *Wissens-Check Intensivmedizin für die Fachpflege*,
https://doi.org/10.1007/978-3-662-65062-2_35

35.1 In Kürze

- **Hirndurchblutung (CBF, Cerebral Blood Flow)**
- 50 ml/min/100 g Hirngewebe
- 700–900 ml/min
- 15 % des Herzminutenvolumens
- Intrakranielles Blutvolumen: 100–150 ml
- Zerebrale Ischämie: kritische Abnahme der Hirndurchblutung, die zum zerebralen O_2-Mangel führt

Autoregulation der Hirndurchblutung:
- Das Gehirn steuert seine Durchblutung nach dem Energiebedarf.

❯ — Zwischen 60–100 mmHg ist die Hirndurchblutung unabhängig vom Blut- oder Perfusionsdruck!

- Bei Blutdruckabfall erweitern sich die Hirngefäße, bei Blutdruckanstieg kontrahieren sie sich.

- **Hirnstoffwechsel (CMR)**
- Energiegewinnung: ausschließlich aerober[1] Abbau von Glukose
- Täglicher Glukosebedarf des Gehirns: 100–150 g Glukose pro Tag oder 5 mg/min/100 g Hirngewebe
- Zerebraler O_2-Verbrauch: 3–3,5 ml/min/100 g Hirngewebe

- **Zerebraler Perfusionsdruck (CPP)**
- Differenz zwischen mittlerem Aortendruck (MAP) und intrakraniellem Druck (ICP):
$$CPP = MAP - ICP \ (mmHg).$$

- **Arterieller pCO_2**
- Hyperkapnie (hoher $paCO_2$) steigert die Hirndurchblutung und den intrakraniellen Druck.

- Hypokapnie (niedriger $paCO_2$) vermindert die Hirndurchblutung und den intrakraniellen Druck.

- **Arterieller pO_2**
- Geringer Einfluss
- Zunahme der CBF erst beim pO_2-Abfall auf <50 mmHg

- **Hypothermie**
- Senkt den Hirnstoffwechsel, die Hirndurchblutung und den intrakraniellen Druck

- **Intrakranieller Druck (ICP)**
- Entsteht v. a. durch den intrakraniellen Liquor (Liquordruck)
- ICP-Normalwerte im Liegen: 5–15 mmHg
- Hyperventilation senkt den ICP, Hypoventilation steigert ihn

35.2 Intensivmedizinisch wichtige neurologische Störungen

35.2.1 Bewusstseinsstörungen

Störungen des Bewusstseins gehören zu den häufigsten Gründen für eine neurointensivmedizinische Überwachung und Behandlung.

Was ist Bewusstsein?
- Ein vom Gehirn produzierter Geisteszustand, in dem ein Mensch Kenntnis von der eigenen Existenz und der Existenz einer Umgebung hat.
- Die allgemeine Form von Bewusstsein ist **Wachheit (Vigilanz)**.

- **Wo ist der Ort des Bewusstseins?**
- Dass Bewusstsein hat keinen spezifischen Ort im Gehirn. Am Bewusstseinsprozess sind vielmehr verschiedene Hirnregionen und neuronale Netzwerke beteiligt.

---

1   Unter Verbrauch von Sauerstoff.

- Alle Formen von Bewusstsein sind an die Aktivität der assoziativen Großhirnrinde (Neokortex oder Isokortex) gebunden. Ohne diese Aktivität gibt es kein Bewusstsein.

35.2.1.1 Grade der Bewusstseinsstörung

Klinisch werden folgende Grade von Minderungen der Bewusstseinshelligkeit oder Bewusstseinstrübungen unterschieden:

- **Somnolenz**: Abnorme Schlafneigung oder Schläfrigkeit. Der Patient kann jederzeit durch mehr oder weniger starke Reize, wie Beklopfen oder Anrufen, geweckt und zu einfachen Reaktionen veranlasst werden.
- **Sopor**: Schlafähnlicher Zustand, aus dem der Patient nur mit starken Reizen, z. B. Schmerzen, erweckbar ist.
- **Koma**: Nicht erweckbare Bewusstlosigkeit

Bei der Patientenversorgung ist eine plastische Beschreibung des Bewusstseinszustands hilfreicher als die unscharfen Begriffe Somnolenz, Sopor und Koma.
Beispiele:

- „Erkennt seine Angehörigen"
- „Öffnet die Augen nach Aufforderung"
- „Reagiert nicht auf Schmerzreiz"

■ **Welche Komakategorien werden unterschieden?**

Die Komatiefe kann anhand verschiedener Kategorien beschrieben werden. Gebräuchlich ist folgende Einteilung:

- Einfaches Koma ohne herdneurologische Zeichen
- Koma mit das Gesicht einschließender Hemiparese
- Koma mit Hirnstammbeteiligung
- Koma mit multiplen fokalen Zeichen
- Koma mit meningealen Reizsyndromen

■ **Glasgow-Koma-Skala (GCS)**

- Die Schwere einer Hirnfunktionsstörung wird am häufigsten mit der Glasgow-Koma-Skala (GCS; ■ Tab. 35.1) eingeschätzt.
- Hiermit werden, standardisiert, folgende Funktionen jeweils getrennt überprüft und benotet:
  - Augenöffnen
  - Motorische Reaktion
  - Verbale Reaktion

■ **Tab. 35.1**   Glasgow-Koma-Skala

Reaktion	Punkte
Augenöffnen	
Spontan	4
Auf Geräusche	3
auf Schmerz	2
Nicht	1
Verbale Reaktion	
Orientiert	5
Verwirrte Unterhaltung	4
Unangemessene Wörter	3
Unverständliche Geräusche	2
Keine	1
Beste motorische Reaktion	
Kommt Aufforderungen nach	6
Lokalisiert Schmerz	5
Zieht normal zurück	4
Beugt auf Schmerz	3
Streckt auf Schmerz	2
Keine	1

Höchste Punktzahl: 15; Werte <8 entsprechen einer schweren Hirnfunktionsstörung

35

Zu beachten

Die Pupillenreaktion auf Licht und die Pupillenweite werden bei der GCS nicht berücksichtigt.

Koma nach der GCS-Definition Der komatöse Patient öffnet nicht die Augen, äußert keinerlei Worte und kommt keiner Aufforderung nach.

- **Komaklassifizierung nach der WFNS**
Im Gegensatz zur Glasgow-Koma-Skala beschränkt sich die Skala der Weltgemeinschaft der Neurochirurgen (WFNS) auf die Klassifizierung der Komatiefe. Verschiedene Grade der Bewusstseinstrübung werden nicht erfasst.

Komaeinteilung der WFNS
- Grad I: nicht erweckbar, keine neurologischen Ausfälle
- Grad II: nicht erweckbar, Pupillenstörung und/oder Lähmungen (Paresen)
- Grad III: nicht erweckbar, Beuge- und Strecksynergismen (der Muskeln)
- Grad IV: nicht erweckbar, schlaffe Reflexlosigkeit (Areflexie), keine Schmerzreaktion, Pupillen beidseits weit, keine Spontanatmung

- **Komaursachen**
Eine Bewusstlosigkeit kann durch zerebrale oder extrazerebrale Schädigungen hervorgerufen werden.
- **Zerebrale Ursachen:**
  - Schädel-Hirn-Trauma
  - Intrakranielle Blutungen
  - Hirninfarkt
  - Hirnvenenthrombose
  - Enzephalitis, Meningitis
  - Hirntumoren
  - Epileptischer Anfall

- **Extrazerebrale Ursachen:**
  - Herz-Kreislauf-Störungen
  - Hypoxie
  - Hyperkapnie ("CO_2-Narkose")
  - Metabolische Störungen (z. B. hyperglykämisches, urämisches, hepatisches oder endokrines Koma)
  - Physikalische Ursachen wie Hypothermie oder Stromschlag

35.2.1.2 Hirnstammsyndrome
Für die Intensivmedizin sind v. a. das Mittelhirnsyndrom und das Bulbärhirnsyndrom von Bedeutung.

- **Mittelhirnsyndrom**
- Wesentliche **Ursachen** sind:
  - Infarkt
  - Blutung
  - Einklemmung durch intrakranielle Raumforderung
- **Verlauf:**
  - Zu Beginn Schläfrigkeit oder Agitiertheit und Widerstand gegen passive Bewegung der Extremitäten. Pupillen eng, Atmung regelmäßig
  - Dann Bewusstlosigkeit, keine Weckreaktion auf Schmerzreize, keine Spontanbewegungen der Extremitäten
  - Beuge-Streck-Synergismen auf Schmerzreize: Pupillen jetzt weiter, Lichtreaktion erhalten
  - Die Pupillen sind eng, die Atmung ist regelmäßig. Später tritt Bewusstlosigkeit ein.
  - **Vollbild**: Pupillen mittelweit; Lichtreaktion erloschen, Strecksynergismen auf Schmerzreize erhöhter Blutdruck, gesteigerte Speichelsekretion und Hyperglykämie

- **Bulbärhirnsyndrom**
Ausfall der Hirnstammfunktionen, meist Folge des Mittelhirnsyndroms:
- Bewusstlosigkeit ohne Strecksynergismen
- keine Reaktion auf Schmerzreize

- Schlaffer Muskeltonus
- Pupillen weit bis maximal weit, Lichtreaktion erloschen
- Atmung flacher und langsamer bis hin zur Schnappatmung

35.2.1.3 Syndrom der reaktionslosen Wachheit, SRW (früher: apallisches Syndrom, vegetativer Zustand)

- Das Syndrom der reaktionslosen Wachheit entwickelt sich in der Regel aus einem Koma: Der Patient ist wach, kann aber sich selbst und seine Umwelt nicht erleben.
- **Ursache** des SRW ist eine schwere Schädigung der Großhirnrinde, z. B. durch zerebrale Hypoxie.

■ **Zeichen**
- Vegetative Funktionen sind erhalten, die geistigen Fähigkeiten verloren.
- Schlaf-Wach-Zyklus ist erhalten.
- Aufmerksamkeit, Zuwendung und Sprachverständnis sind nicht vorhanden.
- Im Wachzustand reagiert der Patient nicht gezielt auf äußere Reize.
- Die Augen sind geöffnet, der Patient blickt ins Leere.
- Oft besteht eine Streck- oder Beugespastik.
- Unartikulierte Laute und Massenbewegungen auf Schmerzreize kommen vor.
- Stuhl- und Urininkontinenz
- Patient muss über eine Magensonde oder PEG ernährt werden.

❯ Orale Automatismen (Saug- und Kaureflexe) oder ungezielte Bewegungen des Patienten im vegetativen Zustand dürfen nicht als Zeichen zielgerichteter Reaktionen fehlgedeutet werden!

■ **Verlauf des SRW**
- In der Regel persistiert das SWR

- Eine Erholung nach 3-monatiger Dauer kommt in seltenen Fällen vor, ist jedoch meist mit einer erheblichen klinischen Einschränkungen verbunden.

35.2.1.4 Syndrom des minimalen Bewusstseins (SMB)

- **Ursache** des SMB ist eine ausgedehnte Schädigung des Großhirns.
- Die Patienten wirken komatös, sind aber bei Bewusstsein.
- Sie können Blickkontakt aufnehmen, Gegenständen mit den Augen folgen, nach Gegenständen greifen, auf Fragen antworten (oft nur mit dem gleichen Wort) und auf Anweisungen reagieren (jedoch meist unangemessen).
- Es besteht Immobilität.
- Die **Diagnose** ist schwierig. Häufig wird das SMB als SWR fehlgedeutet!
- Der Zustand kann sich in begrenztem Umfang bessern, eine unabhängige Lebensführung ist aber in der Regel nicht möglich.

35.2.1.5 Locked-in-Syndrom

- Die Patienten sind wach und bei vollem Bewusstsein, können jedoch nur sehr stark eingeschränkt auf ihre Umwelt reagieren, da kortikospinale und kortikobulbäre Bahnen im Bereich der Pons (Brücke) des Gehirns zerstört sind.
- Ursache eines Locked-in-Syndroms sind meist beidseitige pontine Infarkte aufgrund einer Basilaristhrombose.
- **Typisches Bild:**
  - Vollständige Tetraparese mit Lähmung der Atemmuskulatur und der Hirnnerven
  - Kommunikation mit der Umwelt meist über vertikale Blickbewegungen oder Oberlidbewegungen möglich

35.2.1.6 Akinetischer Mutismus

- **Ursache**: Schädigung des Frontalhirns
- **Zeichen** sind:

- Extreme Antriebsstörungen mit fehlender Abwehr auf Schmerzreize und Fehlen von Spontanbewegungen
- Extrem verlangsamte Kontaktaufnahme mit der Umwelt
- Schlaf- und Wachphasen sind vorhanden

35.2.1.7 Prolongierte Hypersomnie

- **Ursache**: Schädigung im Thalamus-/Hypothalamusbereich
- **Zeichen** sind:
  - Extremes Schlafbedürfnis
  - Kurzzeitig erweckbar
  - Schlafen rasch wieder ein

35.2.2 Pupillenstörungen

- Akute Pupillenveränderungen weisen auf eine Verschlechterung des zerebralen Zustands hin und müssen umgehend abgeklärt werden.

Pflege im Fokus
- Die Überwachung der Pupillenfunktion des Intensivpatienten gehört zu den Aufgaben des Fachpflegepersonals
- Akute Pupillenveränderungen sind Zeichen einer neurologischen Verschlechterung und müssen umgehend abgeklärt werden
- Beurteilt werden:
  - Pupillenweite
  - Seitendifferenz
  - Pupillenform
  - Lichtreaktion
  - Konvergenzreaktion

35.2.2.1 Pupillomotorik

- Bei mittlerer Beleuchtung sind die Pupillen in der Regel seitengleich, mittelweit und rund.

- Bei gesteigertem Sympathikotonus erweitern sich beide Pupillen leicht.
- Bei alten Patienten sind die Pupillen wegen der Rigidität der Iris enger.
- Folgende **Abweichungen** werden unterschieden:
  - Mydriasis (Erweiterung)
  - Miosis (Verengung)
  - Anisokorie (Seitendifferenz im Durchmesser)

■ **Mydriasis**
Beim Intensivpatienten ist v. a. die einseitige Erweiterung der Pupille von Bedeutung. **Ursachen** sind:
- Lähmung der parasympathischen Innervation des M. sphincter pupillae (N. oculomotorius = III. Hirnnerv); die Pupille ist nicht maximal erweitert.
- Reizung der sympathischen Fasern des M. dilatator pupillae durch Medikamente oder Drogen; die Pupille ist maximal weit.
- Krankhafte Veränderung im Ganglion ciliare, z. B. bei Pupillotonie.
- Anticholinerges Syndrom: beiderseits erweitert, lichtstarr

❯ Cave! Die akute Pupillenerweiterung ist ein Alarmzeichen für eine lebensbedrohliche Mittellinienverlagerung des Gehirns mit Einklemmung des N. oculomotorius zwischen Tentoriumrand und Hirnschenkel.

- **Diagnostik**: sofort cCT

■ **Miosis**
- Die Verengung der Pupille kann einseitig oder doppelseitig auftreten.
- **Ursachen**:
  - Horner-Syndrom (Sympathikuslähmung)
  - Wirkung von Opioiden und Cholinesterasehemmern
  - Pontine Läsion: beiderseits stecknadelkopfgroße Pupillen

35.2.2.2 Lichtreaktion

Bei Beleuchtung und bei Konvergenzbewegung verengt sich die Pupille normalerweise sofort und stark. Folgendes ist bei der Lichtreaktion zu unterscheiden:

- **Direkte Lichtreaktion**: Prüfung jeder Pupille durch plötzliche Belichtung einer von der Seite angenäherten Lampe
- **Konsensuelle Lichtreaktion**: wird die eine Pupille beleuchtet, so muss sich die andere ebenfalls verengen
- **Konvergenzreaktion**: der Patient blickt auf den ca. 1 m entfernten Finger des Untersuchers; dann nähert der Untersucher seinen Finger rasch auf etwa 10 cm; mit der Konvergenz der Augen auf den Finger des Untersuchers verengen sich auch beide Pupillen

■ Amaurotische Pupillenstarre
- Hierbei sind die pupillosensorischen Fasern im N. opticus des betroffenen Auges unterbrochen.
- Bei Belichtung des amaurotischen („blinden") Auges wird weder eine direkte (gleichseitige) noch eine konsensuelle (gegenseitige) Lichtreaktion ausgelöst.
- Wird dagegen das gesunde Auge belichtet, tritt im anderen (amaurotischen Auge) eine Lichtreaktion auf (konsensuelle Lichtreaktion). Die Konvergenzreaktion ist erhalten.

■ Absolute Pupillenstarre
- Die Pupille reagiert weder direkt noch indirekt auf Lichteinfall; die Konvergenzreaktion ist aufgehoben.
- **Ursachen**:
  - Verletzung des Auges
  - Periphere Okulomotoriuslähmung
  - Mittelhirnläsion
  - Parasympathikuslähmung, z. B. durch Belladonnaalkaloide
  - Sympathikusreizung durch Kokain oder Weckamin
  - Botulismus

■ Reflektorische Pupillenstarre
- Die direkte und indirekte Lichtreaktion ist (meist auf beiden Augen) erloschen, die Konvergenzreaktion ist intakt
- Häufig sind die Pupillen anisokor und entrundet
- Ursache ist eine Lues des ZNS

■ Pupillotonie
- Stark verzögerte Lichtreaktion, verzögerte Naheinstellungsreaktion und erschwerte Akkommodation
- Meist ist zunächst nur eine Pupille betroffen, später beide
- **Ursache**: Schädigung des Ganglion ciliare

35.2.3 Störungen des N. vagus

- **Ursachen**: Tumoren, Blutungen oder Infarkte im Bereich der hinteren Schädelgrube
- **Zeichen**:
  - Schluckstörungen
  - Aufhebung der Schutzreflexe im Nasen-Rachen-Raum mit erheblicher Aspirationsgefahr

❯ — Daher gilt: Vor der Extubation des Patienten Schutzreflexe prüfen!

35.2.4 Zentrale Atemstörungen

■ Cheyne-Stokes-Atmung
- Periodische, allmähliche Vertiefung und Abflachung der Atemzüge
- Sie entsteht durch eine Störung der CO_2-Reagibilität.
- Wichtigste **zentrale Ursachen**: bilaterale Hirninfarkte und die hypertensive Enzephalopathie
- Andere Ursachen: Herzinsuffizienz, OSA oder Urämie

35

- **Zentrale Hyperventilation (Maschinen-atmung)**
- Rasche, regelmäßige und vertiefte Atmung mit Hypokapnie und respiratorischer Alkalose
- **Ursache**: Läsionen des zentralen Hirnstamms.

- **Ataktische Atmung (Biot-Atmung)**
- Vollkommen unregelmäßige Atemfrequenz und Atemtiefe
- **Ursache**: Läsionen in der Formatio reticularis der dorsalen Medulla

> Cave! Die ataktische Atmung kann jederzeit in einen Atemstillstand übergehen. Tritt sie auf, muss der Patient sofort intubiert und kontrolliert beatmet werden.

- **Schnappatmung**

Die Schnappatmung tritt als **präfinales** Zeichen bei fast allen Läsionen des unteren Hirnstamms auf:

- Einzelne schnappende Atemzüge über den geöffneten Mund, Ausatmung durch Mund und Nase
- Einsatz der Atemhilfsmuskulatur
- Lange Atempausen
- Blasse oder zyanotische Hautfarbe

35.2.5 Vegetative Entgleisungen

- **Ursache**: direkte Schädigung der zentralen sympathischen und parasympathischen Regulationsstellen
- **Zeichen**:
  - Temperaturentgleisungen: Hyperthermie oder Hypothermie
  - Metabolische Störungen
  - Kreislaufinstabilität mit raschem Wechsel von Blutdruckabfall und Blutdruckanstieg, Tachykardie zu Bradykardie

35.2.6 Störungen der Motorik

Lähmungen gehören zu den häufigen Störungen des neurochirurgischen oder neurologischen Intensivpatienten. Sie sind v. a. für die Pflege von Bedeutung.

Parese unvollständige Lähmung, d. h. verminderte Kraft

Plegie oder Paralyse vollständige Lähmung

Monoparese Lähmung einer Extremität

Paraparese Lähmung beider Extremitäten

Hemiparese Halbseitenlähmung

Tetraplegie vollständige Lähmung aller 4 Extremitäten

Spastische Lähmung Zunahme des Muskeltonus bei Ausfall kortikospinaler Systeme

Rigor gesteigerter Tonus der Skelettmuskulatur (Agonisten und Antagonisten) mit typischer Steifigkeit bei passiver Bewegung (teigiger, nicht federnder Widerstand, oft mit Zahnradphänomen) bei Erkrankungen des extrapyramidalmotorischen Systems

Hypotonie Verminderter Tonus der Muskulatur

Grundsätzlich wird zwischen peripheren und zentralen Lähmungen unterschieden.

35.2.6.1 Periphere (motorische) Lähmung

- **Ursache**: Schädigung des peripheren motorischen Neurons
- **Zeichen**:
  - Hypotonie, d. h. herabgesetzter Muskeltonus bzw. schlaffe Lähmung
  - Atrophie der Muskelfasern wegen fehlender Beanspruchung

- Verminderung (Parese) oder Aufhebung (Paralyse) der groben Kraft
- Beeinträchtigung der Feinmotorik
- Eigenreflexe abgeschwächt oder aufgehoben; pathologische Reflexe fehlen

35.2.6.2 Zentrale Lähmung

- **Ursache**: Schädigung der Pyramidenbahn bzw. des Tractus corticospinalis sowie kortikopontiner und kortikobulbärer Bahnen
- **Zeichen**:
  - Feinmotorik aufgehoben oder beeinträchtigt; Masseninnervation beim Versuch, differenzierte Bewegungen durchzuführen
  - Grobe Kraft vermindert
  - Spastische Tonuserhöhung der Muskulatur (entwickelt sich in einer variablen Zeit nach der Schädigung)
  - Keine Muskelatrophie
  - Eigenreflexe gesteigert, evtl. bis zum Klonus; Fremdreflexe abgeschwächt, pathologische Reflexe auslösbar, z. B. Babinski-Reflex

> **Pflege im Fokus**
> Die Spastik bei zentraler Lähmung führt oft zu **Beuge- oder Streckkontrakturen** mit entsprechend erschwerter Pflege.

35.2.6.3 Prüfung der Motorik beim Bewusstlosen

Durch Prüfung der motorischen Reaktion kann der Grad der Bewusstlosigkeit und die Lokalisation der Schädigung eingeschätzt werden:
- Spontane Minderbewegung einer Seite: Hinweis auf eine Hemiparese
- Unregelmäßige myoklonische Zuckungen einzelner oder mehrerer Muskeln,

Zeichen hypoxischer oder metabolischer Enzephalopathie

Reagiert der Patient nicht nach Aufforderung, wird die **Reaktion auf Schmerzreize** überprüft. Hierbei lassen sich folgende Reaktionen unterscheiden:
- Gezielte Abwehr
- Ungezielte Abwehr
- Abnorme Flexion: stereotype Beugung im Ellbogen- und Handgelenk mit Schulteradduktion
- Abnorme Extension: Streckung der Beine und Arme mit Adduktion und Innenrotation der Schultern; Hinweis auf eine schwere Schädigung
- Keinerlei motorische Reaktion

35.2.7 Sensibilitätsstörungen

Die Sensibilität umfasst folgende Empfindungen:
- Berührung
- Schmerz
- Temperatur
- Bewegung
- Vibration

Ursachen von Sensibilitätsstörungen: Querschnittlähmungen oder Läsionen peripherer Nerven

35.2.7.1 Sensibilitätsprüfung beim bewusstseinsklaren Patienten

- Berührungsempfindungen
- Spitz-stumpf- und Warm-kalt-Unterscheidung
- Lage- und Vibrationsempfinden
- Nervendehnungszeichen

35.3 Spezielle technische Überwachungsverfahren

35.3.1 Messung des intrakraniellen Drucks (ICP)

Der Druck im Schädelinneren (ICP) kann nur invasiv gemessen werden. Zwei Verfahren werden angewendet:

- Messung über einen Drainagekatheter im Seitenventrikel (Liquordruck)
- Messung über eine in das Hirngewebe (intraparenchymal) vorgeschobene Sonde mit Drucksensor an der Spitze

> **Zu beachten**
>
> Epidurale, subdurale und subarachnoidale Sonden werden von der Deutschen Gesellschaft für Neurologie nicht empfohlen.

- **Hirndruckbereiche**
- 0–15 mmHg: normal
- 15–30 mmHg: leicht erhöht
- 30–50 mmHg: stark erhöht
- >50 mmHg: pathologisch

> **Zu beachten**
>
> Echte Hirndruckanstiege liegen erst vor, wenn über längere Zeit ein bestimmter Wert überschritten wird und nicht in den Normbereich zurückkehrt.

- **Wodurch steigt der intrakranielle Druck?**
- Intrakranielle Raumforderung: Blutung, Tumor, Hirnabszess
- Hirnödem: vasogen, zytotoxisch
- Abflussbehinderung des Liquors
- Abflussbehinderung des hirnvenösen Blutes: Sinusvenenthrombose

- Intrakranielle Drücke von >22 mmHg müssen gesenkt werden
- Bei Drücken von ca. 50 mmHg droht eine Einklemmung von Hirnteilen (Herniation)

- **Bei welchen Patienten soll der ICP gemessen werden?**
- Verdacht auf Hirndruckanstieg bei komatösen oder beatmeten analgosedierten Patienten
- Kontrolle einer hirndrucksenkenden Therapie
- Schweres Schädel-Hirn-Trauma (GCS ≤8)

35.3.2 Messung des Hirngewebe-pO_2

- Der O_2-Partialdruck im Hirngewebe kann über eine Sonde direkt gemessen werden.
- Die Sonde wird über ein Bohrloch oder bei einem anderen neurochirurgischen Eingriff in das Hirngewebe vorgeschoben, bevorzugt am Rande einer Hirnläsion oder rechts frontal.
- Werte von unter 10 mmHg sind zu niedrig für die O_2-Versorgung des Gehirns, ab 15 mmHg wird therapeutisch interveniert.

35.3.3 Nahinfrarotspektroskopie (NIRS)

Nahinfrarotspektroskopie Transkutane Überwachung der regionalen zerebralen O_2-Versorgung durch Messung des regionalen Gewebe-pO_2.

- NIRS erfasst Phasen zerebraler Hypoxie bzw. Minderdurchblutung.
- Der Sensor wird frontotemporal auf der Haut befestigt und mit dem Monitor verbunden.

⟩ Cave! Ein Abfall der zerebralen rsO_2-Sättigung auf unter 50 % ist Zeichen einer zerebralen Ischämie oder Hypoxie

NIRS ist nicht geeignet für die Überwachung der zerebralen O_2-Versorgung beim Schädel-Hirn-Trauma.

35.3.4 Evozierte Potenziale

Evozierte Potenziale   Elektrische Reaktionen des Gehirns auf wiederholte spezifische periphere Reize.

Je nach Stimulus werden unterschieden:
- Elektrisch: somatosensorisch evozierte Potenziale (SSEP)
- Akustisch: akustisch, auditorisch evozierte Potenziale (AEP)
- Lichtreiz: visuell evozierte Potenziale (VEP)

Bei bewusstlosen Intensivpatienten werden auditorisch evozierte Hirnstammpotenziale und somatosensorisch evozierte Potenziale bestimmt, um die Funktion bestimmter Leitungsbahnen in Gehirn und Rückenmark zu überprüfen.

35.4 Behandlungs- und Pflegeschwerpunkte

35.4.1 Erstversorgung Bewusstloser

Wesentliche **Maßnahmen** sind:
- Vitalfunktionen sichern
- Ursache klären
- Tiefe der Bewusstlosigkeit einschätzen

■ **Praktisches Vorgehen**
1. **Sicherung der Vitalfunktionen**
   - Atmung: endotracheale Intubation; oft auch maschinelle Beatmung

   - Blutdruck, Herzfrequenz und -rhythmus
2. **Einschätzung der Komatiefe**
   - Erweckbarkeit: Anrufen, Schmerzreize setzen
   - Glasgow-Koma-Skala erfassen; GCS ≤8: endotracheale Intubation
3. **Orientierende Erhebung des Hirnnervenstatus**
   - Bulbusstellung
   - Pupillenweite und Lichtreaktion
   - Puppenkopfphänomen
   - Kornealreflexe, Trigeminusreiz
   - Grimassieren auf Schmerzreize
   - Schluck- und Hustenreflex
4. **Meningismus**
   - Subarachnoidalblutung: CT
   - Fieber: Meningitis? Hirnabszess?
5. **Körperliche Untersuchung** (wenn noch nicht erfolgt)
   - Kopfwunden?
   - Blutungen aus Mund, Nase, Ohren?
   - Austritt von Liquor?
   - Hinweise auf Thoraxtrauma, z. B. Prellmarken, instabile Atmung?
   - Abdomen: Abwehrspannung?
   - Rücken, Wirbelsäule: hat Patient Arme und Beine bewegt?
   - HWS-Röntgen nach jedem Trauma, evtl. auch BWS und LWS
   - Extremitätenfraktur?
   - Hinweis auf Drogenkonsum? Einstichstellen?
   - Hautabschürfungen?
   - Alte oder neue Hämatome?
   - Hinweise auf Störungen der Blutgerinnung?

■ **Fremdanamnese und apparative Diagnostik**
- Angehörige oder Zeugen zur Vorgeschichte befragen
- Apparative Diagnostik: CT oder MRT des Schädels

35.4.2 Aufnahme des Patienten in die Intensivstation

- **Übergabe**
- Präoperativer Zustand, insbesondere neurologischer Status, Krampfleiden, Begleiterkrankungen, präoperative Medikamenteneinnahme
- Art und Umfang der Operation; Lage der Drainagen
- Narkoseverfahren und -verlauf
- Blutverluste und Volumenersatz
- Sonstige intraoperative Besonderheiten, wie Hirnschwellung, anhaltende Blutungen, Eröffnung von Nebenhöhlen
- Intraoperativ erhobene Laborwerte
- Postoperative Verordnungen, v. a. von Medikamenten (z. B. Dexamethason, Mannitol, Antikonvulsiva, Antibiotika)
- Art der postoperativen Überwachung
- Postoperative Nachbeatmung
- CT-Kontrollen
- Lagerung des Patienten

35.4.3 Maschinelle Beatmung

- Der mittlere **Atemwegsdruck** und der **intrathorakale Druck** werden so niedrig wie möglich gehalten, um den venösen Abfluss aus dem Gehirn nicht zu behindern.
- Eine leichte Oberkörperhochlagerung (15–30°) unterstützt den gewünschten Effekt.

Beatmungsparameter bei erhöhtem intrakraniellem Druck und ungestörtem pulmonalen Gasaustausch
- Volumenkonstante, kontrollierte Beatmung
- Atemzugvolumen 6–8 ml/kg Idealgewicht
- Beatmungsfrequenz 10–15/min
- Atemzeitverhältnis 1:2
- Atemwegsdruck: so niedrig wie möglich

- PEEP ca. 5–8 mbar
- Angestrebte Blutgaswerte: $paCO_2$ 35–45 mmHg, paO_2 >90 mmHg, SaO_2 >95 %

- Höhere PEEP-Werte sowie eine IRV sollten nur unter Kontrolle des ICP angewandt werden.
- Assistierende Verfahren können eingesetzt werden, wenn der ICP normal ist. Hypoventilation muss aber strikt vermieden werden!

35.4.3.1 Kontrollierte Hyperventilation

- **Ziel**: Akute Hirndrucksenkung durch kontrollierte Senkung des arteriellen $paCO_2$.
- **Wirkmechanismus**: Abnahme der Hirndurchblutung um etwa 2 ml/min × 100 g Hirngewebe pro mmHg $paCO_2$-Absenkung Die Wirkung setzt sofort ein.

> Cave! Wichtigste Gefahr der Hyperventilation ist eine zu starke Abnahme der Hirndurchblutung mit Schädigung des Gehirns (Hirnischämie): $paCO_2$-Werte von 28 mmHg sollten daher nicht unterschritten werden!

- **Praktisches Vorgehen**
- Anwendung nur überbrückend bei akuten, bedrohlichen Anstiegen des intrakraniellen Drucks und nur unter Kontrolle des ICP
- Angestrebt werden $paCO_2$-Werte von 38–35 mmHg
- CPP muss ausreichend hoch sein: 50–70 mmHg
- Keine längerfristige oder prophylaktische Hyperventilation (bei normalem ICP)
- Ausschleichend beenden, um einen überschießenden Anstieg der Hirndurchblutung und dadurch auch des intrakraniellen Drucks zu vermeiden

35.4.4 Analgosedierung und Muskelrelaxierung

- Bei wesentlich erhöhtem Hirndruck werden die Patienten stark sediert und kontrolliert beatmet, um den Hirnstoffwechsel zu senken.
- Eine Muskelrelaxierung ist in der Regel nicht erforderlich und sollte wegen ihrer ungünstigen Wirkungen nur erfolgen, wenn die Beatmung anders nicht möglich ist.

35.4.5 Ernährung

Für die Ernährung des Neurointensivpatienten gelten u. a. die in ▶ Kap. 12 genannten Grundsätze.

- Frühzeitiger Beginn: innerhalb von 24 h mit dem geschätzten Energiebedarf, beim SHT 20–50 % über dem Standardgrundumsatz
- Wenn immer möglich: enteral statt parenteral
- Hyperglykämien vermeiden: Blutzuckerzielwerte: <180 mg/dl
- Bedarfsangepasste Flüssigkeitszufuhr, keine Negativbilanz
- Hypo- und Hypernatriämien vermeiden

35.4.6 Thromboseprophylaxe

- Grundsätzlich bei immobilen Patienten
- Bei Patienten mit schwerem Schädel-Hirn-Trauma ab dem 2. Tag: Prophylaxe mit unfraktioniertem oder niedermolekularem Heparin erfolgen, wenn keine neurochirurgischen Interventionen erforderlich sind. Blutungsrisiko beachten!
- Zusätzlich Kompressionsstrümpfe, wenn keine Verletzungen der unteren Extremität vorliegen.

35.5 Pflege des Neurointensivpatienten

- Es gelten die allgemeinen Grundsätze der Intensivpflege
- Besonderheiten einzelner Erkrankungen sind zu beachten

- **Körpertemperatur**
- Angestrebt wird eine normale Körpertemperatur
- Bei Fieber: bakteriologische Untersuchung (Urin, Trachealsekret, intravasale Zugänge, externe Ventrikeldrainage)

Zentrale Hyperpyrexie
- Anstieg der Körperkerntemperatur auf über 40 °C
- Häufigste Ursache: massive intrakranielle Blutungen oder Läsionen im Hypothalamus

35.5.1 Transport, Lagerung und Mobilisation

- **Transport**
- Wofür?
  - Für diagnostische oder operative Maßnahmen
- Welche Voraussetzungen müssen erfüllt sein?
  - Geplantes Vorgehen mit Bereitstellung des gesamten Transport- und Versorgungszubehörs
  - Stabile Herz-Kreislauf-Funktion

Zu beachten

- Transportbegleitung: 1 Arzt und mindestens 1 Pflegeperson
- Transportliege mit Transportmonitor und Transportbeatmungsgerät, Beatmungsbeutel mit Maske

> ▪ Erforderliche Perfusoren
> ▪ Notfallmedikamente, Notfallzubehör

▪ **Lagerung und Mobilisation**
- Standardlagerung für Patienten mit erhöhtem intrakraniellem Druck: 15°-Oberkörperhochlagerung, da sie den Abfluss des hirnvenösen Blutes gewährleistet.
- Halbseitenlagerung mit erhöhtem Oberkörper: ebenfalls möglich
- Bauchlagerung und Kopftieflagerung: nur bei speziellen Indikationen
- Mobilisierung des Patienten: abhängig vom Krankheitsbild und dessen Verlauf

35.5.2 Überwachung und Pflege der Drainagen

35.5.2.1 Redon-Drainage

- Die Redon-Drainage wird oberhalb der Dura mater, unter der Galea oder epidural, platziert.
- **Praktische Hinweise:**
  - Regelmäßige Kontrolle von Art und Menge der drainierten Flüssigkeit
  - Bei Verdacht auf Liquorbeimischung: Drainage abklemmen, um unkontrollierte Liquorverluste und die Entstehung einer Liquorfistel zu vermeiden.
  - Drainage in der Regel nach 24 h entfernen.
  - Bei längerer Drainagedauer: Eintrittsstelle täglich kontrollieren.

35.5.2.2 Robinson-Drainage

- Sie dient der Ableitung von Blut aus der Wundhöhle durch Schwerkraft, d. h. ohne externen Sog.
- **Praktische Hinweise:**
  - Liegedauer: 1–3 Tage,

- Sammelbeutel muss sich unterhalb des Kopfes befinden, damit die Schwerkraft wirken kann.

35.5.2.3 Jackson-Pratt-Drainage

- Hiermit werden Blut und Wundsekret unter leichtem Sog abgeleitet. Der Sog kann per Hand variabel eingestellt werden.
- **Praktische Hinweise:**
  - Liegedauer: 1–3 Tage, je nach gefördertem Volumen
  - Das Reservoir muss sich unterhalb des Drainageaustritts befinden.
  - Auf luftdichten Verschluss des Systems muss geachtet werden, um das Vakuum zu erhalten.

35.5.2.4 Saug-Spül-Drainage

- Die Saug-Spül-Drainage wird v. a. nach operativer Sanierung von Abszessen und anderer infizierter Gewebe angewendet.
- **Praktische Hinweise:**
  - Spülmenge pro Stunde festlegen; Spüllösung zuführen und passiv über den gesonderten Drainageschlauch ablaufen lassen.
  - Genaue Bilanzierung (Rückstau? Zusätzlich Liquor vorhanden?)
  - Liegedauer 3 bis max. 5 Tage
  - Zunächst den Zulauf des Systems entfernen, 12–24 h später den Ablauf

> ❯ ▬ **Cave!** Bei lokaler Spülung des Hirngewebes mit Antibiotika besteht die Gefahr von Krampfanfällen!

35.5.2.5 Liquordrainagen

Unterschieden werden die externe und die lumbale Ventrikeldrainage.

▪ **Externe Ventrikeldrainage**
- **Funktionen**
  - Entnahme von Liquor zur intrakraniellen Volumenentlastung und Senkung des ICP

- Messung des intrakraniellen Drucks für die Überwachung
- **Indikationen**
  - Schädel-Hirn-Trauma: Messung und Senkung des ICP
  - Subarachnoidalblutung, v. a. in Verbindung mit Hydrozephalus
  - Bei Kindern: Tumoren der hinteren Schädelgrube, Shuntinfektion
  - Posthämorrhagischer Hydrozephalus bei Neugeborenen
- **Lokalisation**
  - Paramedian, in Höhe der Koronarnaht, am frontalen Pol des Seitenventrikels
  - Okzipital, wenn die hintere Schädelgrube entlastet werden soll
- **Praktische Hinweise**
  - Für einen Drainagedruck von 20 mmHg muss der Auffangbehälter 27 cm über dem Nullpunkt (äußerer Gehörhang) platziert werden.
  - Für die Überwachung des intrakraniellen Drucks wird eine Drainagehöhe von 15–20 cm empfohlen.
  - Bei Anschluss des Systems an den Monitor sollten atem- und pulssynchrone Schwankungen der intrakraniellen Druckkurve sichtbar sein.
  - Fehlt eine Kurve, liegt eine technische Komplikation oder eine verminderte intraventrikuläre Liquormenge vor.
  - Bei geöffneter Drainage stündliche Drainagemenge und die Liquorfarbe erfassen und protokollieren. Die Drainagemenge kann bis zu 500 ml/24 h betragen und richtet sich nach der Höhe des intrakraniellen Drucks.
  - Für die Überwachung des intrakraniellen Drucks die Drainage verschließen. Der intrakranielle Druck sollte unter 22 mmHg liegen.
  - Lässt sich durch Ablauf von Liquor der Hirndruck nicht ausreichend senken, müssen andere Maßnahmen ergriffen werden, z. B. die Zufuhr von Mannitol oder eine kontrollierte Hyperventilation.
- Für Transporte sollte die Drainage abgeklemmt werden.
- Der Ventrikelkatheter sollte so früh wie möglich entfernt werden.
- Entfernung der Drainage bei komatösen Patienten: Wenn bei 24 h abgeklemmter Drainage ICP <20 mmHg beträgt, keine weiteren Maßnahmen der ICP-Senkung erforderlich sind und die Drainagemenge <50 ml pro Tag beträgt.
- **Komplikationen**
  - Technisch bedingt: Verschluss des Systems durch Blut oder Luft, Diskonnektion, Leckage, Fehllage der Katheterspitze
  - Infektionen: Ventrikulitis, Meningitis, Enzephalitis; Häufigkeit abhängig von der Liegedauer: insgesamt ca. 10 %
  - Blutung nach Anlage der Drainage, Nachblutung
  - Drainierte Liquormenge zu hoch

■ **Lumbale Liquordrainage (Touhy)**

Ableitung von Liquor aus dem lumbalen Subarachnoidalraum bei freier Liquorpassage

- **Punktionsort:** meist bei L3/L4 oder L4/L5
- **Abfluss** von Liquor lässt sich durch Höhenveränderung des Auffangbehälters regulieren
- **Praktische Hinweise:**
  - Sorgfältige Kontrolle der drainierten Liquormenge: ca. 150 ml/24 h
  - Vor der Mobilisierung des Patienten Drainage abklemmen
  - Die Liegedauer des Drainagesystems so kurz wie möglich halten
  - Beim Auftreten von Liquorleckagen: Drainage sofort entfernt

35.5.3 Frührehabilitation auf der Intensivstation

- Erworbene Hirnschäden führen zu vorübergehenden oder bleibenden neurologischen und psychischen Störungen.
- Durch Maßnahmen der Frührehabilitation bereits auf der Intensivstation wird versucht, solche Beeinträchtigungen zu minimieren.
- Zu den wichtigsten Maßnahmen gehören:
  - Physiotherapie
  - Ergotherapie
  - Physikalische Therapie
  - Integrierte neurophysiologische Pflege
  - Medikamente

35.6 Schädel-Hirn-Trauma (SHT)

Schädel-Hirn-Trauma Funktionsstörung des Gehirns durch ein Trauma, mit oder ohne Verletzung des Gehirns

Offenes SHT Verletzung, bei der die Dura eröffnet wurde, z. B. durch Schuss- oder Stichwaffen

Gedecktes SHT Verletzung, bei der die Dura intakt geblieben. Sie kann mit oder ohne Schädelfraktur einhergehen.

Primäre Hirnschäden Entstehen sofort bei der Gewalteinwirkung und sind irreversibel

Sekundäre Hirnschäden Folge der primären Schädigung und können im günstigen Fall therapeutisch gebessert werden. Hierzu gehören die intrakraniellen Hämatome.

35.6.1 In Kürze

- Häufigste Ursachen: Sturz, Verkehrsunfälle, Schlägereien, Sportverletzung, Kriegstrauma

- Etwa 250.000 Fälle pro Jahr, davon 5 % schwer, 4 % mittelgradig und 91 % leicht
- Todesfälle ca. 2750, davon 60 % innerhalb von 2 h nach dem Trauma
- Schweres Schädel-Hirn-Trauma (◘ Tab. 35.1): ca. in 15 % Begleitverletzungen der Wirbelsäule

35.6.1.1 Schweregrad des SHT

Die Zeichen und Symptome des SHT hängen vom Schweregrad der primären Verletzung und von den sekundären Hirnschäden ab.

- Kopfschmerzen, Benommenheit, Übelkeit, Schwindel, Doppelbilder, Hörstörungen
- Sichtbare Verletzungszeichen wie Schwellung, Blutung, Austritt von Liquor und Hirngewebe usw.
- Schädigung des Nervensystems: z. B. Amnesie, Bewusstseinsstörungen, Sprachstörungen, Störungen der Hirnnerven, Krampfanfälle, Streckkrämpfe, Lähmungen, vegetative Störungen

■ **Klinische Schweregrade**

Schweregrad nach der Glasgow-Koma-Skala (GCS, ◘ Tab. 35.1):
- leichtes Schädel-Hirn-Trauma: GCS 13–15 Punkte
- mittelschweres Schädel-Hirn-Trauma: GCS 9–12 Punkte
- schweres Schädel-Hirn-Trauma: GCS 3–8 Punkte

Schweres Schädel-Hirn-Trauma Ein schweres Schädel-Hirn-Trauma liegt vor bei einer GCS-Punktzahl von 8 oder weniger für einen Zeitraum von 6 h oder länger.

35.6.1.2 Intrakranielle Blutungen

Sie sind die sekundäre Folge des Schädel-Hirn-Traumas. Unterschieden werden:
- **Epidurale Hämatome**: Blutung zwischen Schädel und Dura mater, meist durch Zerreißung der A. menigea media in Ver-

bindung mit einer temporalen Schädel-
fraktur bedingt
- **Subdurale Hämatome**: Blutung in den
  Subduralraum
- **Intrazerebrale Hämatome**: Blutung in
  das Hirngewebe

Zu beachten

Raumfordernde intrakranielle Blutungen müssen dringlich operiert werden!

35.6.1.3 Posttraumatische Hirnschwellung („Hirnödem")

- Nach dem SHT kann das Gehirn stark
  anschwellen, bedingt durch ein **Hirnödem** und durch eine **Vasoparalyse**, die
  zum Verlust der Autoregulation der
  Hirndurchblutung führt
- Eine starke Hirnschwellung bewirkt
  einen Anstieg des intrakraniellen Drucks
  bis hin zur tödlichen **Einklemmung** (Herniation).

35.6.1.4 Neurologische Kurzuntersuchung

- **Bewusstseinslage und motorische Re-
  aktion nach der Glasgow-Koma-Skala**
  (◘ Tab. 35.1)
- **Pupillenweite und Lichtreaktion**
- **Kornealreflexe**
- **Augenbewegungen aufgrund von Hirn-
  stammreflexen**
- **Atemfunktion**
- **Herzfrequenzmuster**
- **Arterieller Blutdruck**

■ **Pupillenreaktion und -form**
- **Einseitige Pupillenerweiterung**: bei Einklemmung des Gehirns im Tentorium-
  schlitz
- **Beidseitige Pupillenerweiterung**:

- durch Kompression beider Okulo-
  motoriusnerven
- durch lokale Schädigung im Mittelhirn
- durch sekundäre Kompression des
  Mittelhirns bei Einklemmung
- **Beidseits extrem enge Pupillen**: durch sekundäre Kompression des Hirnstamms
  bei intrakraniellem Druckanstieg
- **Weite, reaktionslose und entrundete Pupillen** bei tiefem Koma: wahrscheinlich
  irreversibler Ausfall der Hirnstamm-
  funktion

■ **Motorik**
Die Untersuchung der motorischen Re-
aktion auf Schmerzreize ergibt beim
Bewusstlosen Hinweise auf die Lokalisation
und den Schweregrad der zerebralen Schä-
digung.
- **Keine motorische Reaktion**
  - Schlaffer Muskeltonus, Reflexlosig-
    keit und fehlende motorische Re-
    aktion sind Zeichen einer schweren
    Hirnstammschädigung.
  - Hirntod
  - Terminalstadium eines Komas
  - Schwere Schlafmittelintoxikation
- **Streckmechanismen**
  - Hinweis auf Schädigungen im Mittel-
    hirn und der oberen Brücke (Pons)
    hin (Dezerebration)
  - Können auch bei Coma hepaticum
    oder Koma nach Reanimation (ischä-
    mische Hirnschädigung) auftreten
- **Beugemechanismen**
  - Hinweis auf Schädigungen der Groß-
    hirnhemisphären oder einer stoff-
    wechselbedingten Dämpfung der
    Hirnfunktion
- **Gezielte Abwehr**
  - Gezielte Abwehr auf Schmerzreize weist
    auf ein absichtsvolles Verhalten hin.
  - Bewegungen nach Aufforderung be-
    weisen, dass der Patient bei Bewusst-
    sein ist.

35

- **Erhöhter Muskeltonus**
  - Erhöhter Tonus manifestiert sich als Spastik und Rigor.
  - **Spastik** ist ein federnder Dehnungswiderstand der Muskulatur und weist auf eine Schädigung der Pyramidenbahn hin.
  - **Rigor** ist ein gleichmäßig erhöhter Widerstand der Muskulatur, der bei Schädigungen des extrapyramidalmotorischen Systems auftritt.

- **Kornealreflexe**
- **Normale Reaktion**: vorsichtiges Berühren der Hornhaut löst einen raschen Lidschluss aus.
- Diese Hirnstammreaktion fehlt häufig bei traumatischer Bewusstlosigkeit. Aussagen über die Schwere oder die Prognose des Traumas können hieraus nicht abgeleitet werden.

- **Augenbewegungen**
Sie können durch bestimmte Hirnstammreflexe ausgelöst werden. Fehlen diese Reaktionen, liegt eine Schädigung des Hirnstamms vor:
- **Okulovestibularer Reflex**: Er wird ausgelöst durch Spülen des äußeren Gehörgangs mit kaltem Wasser. Normalerweise tritt hierdurch ein **Nystagmus** auf. Mit zunehmender Hirnstammschädigung wird die Reaktion schwächer und bleibt schließlich ganz aus.
- **Okulozephaler Reflex**: Rasches Drehen des Kopfes bewirkt eine Bewegung der Augen zur Gegenseite. Bei Hirnstammschädigung bleiben die Augen starr und in der Mitte fixiert („**Puppenkopfphänomen**"). Dieser Reflex darf nicht bei Verdacht auf eine Halswirbelschädigung überprüft werden.

35.6.2 Notfallversorgung des SHT-Patienten

- Die Notfalltherapie des Schädel-Hirn-Traumas beginnt so früh wie möglich nach der Verletzung, d. h. am Unfallort, im Rettungsfahrzeug oder spätestens direkt nach der Aufnahme in die Notfallabteilung.
- Vorrangig müssen sekundäre Schädigungen des Gehirns verhindert werden.

35.6.2.1 Interdisziplinäre Erstversorgung

- Vitalfunktionen und Atemwege sichern
- Klinischen Befund überprüfen, nach Begleitverletzungen suchen und nach Dringlichkeit versorgen
- Bildgebende Diagnostik: cCT, evtl. MRT nach der Akutversorgung

- **cCT**
Hiermit kann Folgendes festgestellt werden:
- Intrakranielle Blutungen, deren Lokalisation und relative Größe
- Kontusionsblutungen
- Hirnschwellung
- Schädelfrakturen

- **MRT**
- Zeitaufwendiges Verfahren, daher bei schwer Verletzten in der Akutsituation nicht das primäre Untersuchungsverfahren.
- Indiziert bei Patienten mit neurologischen Störungen, bei denen im CT kein pathologischer Befund erhoben werden konnte.

35.6.2.2 Operationsindikationen

- Verletzungen mit absolut dringlicher Operationsindikation:

– Intrakranielle Blutungen: Epidural-
hämatom, Subduralhämatom, intra-
zerebrales Hämatom/Kontusion
– Raumfordernde Impressions-
frakturen
– Verletzungen mit aufgeschobener
Operationsdringlichkeit
– Offene oder geschlossene Im-
pressionsfrakturen ohne Verlagerung
der Mittellinienstrukturen
– Penetrierende Verletzungen und basale Frakturen mit Liquorrhö

35.6.3 Intensivbehandlung des SHT-Patienten

Primäres Ziel: Verhinderung sekundärer
Hirnschäden

35.6.3.1 Neurologische Überwachung

Primäres Ziel: rechtzeitiges Erkennen einer
neurologischen Verschlechterung des Patienten

Pflege im Fokus
Neurologische Einschätzung durch Fach-
pflegekräfte
– Einschätzung der Bewusstseinslage
nach der Glasgow-Koma-Skala
– Prüfung der Pupillengröße und -re-
aktion
– Erkennen von Krämpfen
– Messen des intrakraniellen Drucks
– Erkennen von neurologischen Zu-
standsänderungen

■ **Bewusstseinslage**
Sie wird überprüft nach den
▶ Abschn. 35.2.1 dargelegten Grundsätzen.
Jede verbale Äußerung, auch Stöhnen, und
sei es auch nur ein unverständliches Grun-
zen oder Gähnen, zeigt eine gewisse Hirn-
rindenfunktion an.

■ **Pupillenzeichen**
Bedeutung der Pupillenzeichen:
▶ Abschn. 35.2.2.

■ **Motorische Reaktion**
▶ Abschn. 35.2.6
– Eine fehlende Reaktion auf Schmerzreize ist Zeichen einer schweren
Funktionsstörung des Hirnstammes, besonders wenn gleichzeitig Muskelschlaff-
heit und Areflexie bestehen.
– Streckkrämpfe und Beugekrämpfe weisen auf eine Schädigung des Mittelhirns
und der oberen Brücke hin, z. B. durch
eine primäre Hirnstammverletzung oder
durch sekundäre Hirnstammkompression (ICP-Anstieg).

■ **Blutdruckanstieg**
– Ein plötzlicher Blutdruckanstieg kann
eine Reflexreaktion auf einen Anstieg
des intrakraniellen Drucks sein
(Cushing-Reflex) oder durch eine Hirn-
stammischämie ausgelöst werden.
– Auch bei intrakranieller Blutung steigt
der Blutdruck meist an.

■ **Bradykardie plus Blutdruckanstieg**
– Meist Zeichen der Hirnstammkompression
– Ursache muss sofort beseitigt werden,
um einen irreversiblen Herz-Kreislauf-
Stillstand zu verhindern

■ **Fieber**
– Immer an eine Meningitis denken
– Weitere neurologische Gründe für Fieber
sind Hirnabszess und subdurales Empyem

**Warnzeichen der Verschlechterung des
neurologischen Zustands**
– Weiterwerden der Pupillen, gestörte
Lichtreaktion
– Hemiparese
– Beuge- und Strecksynergismen
– Kreislaufstörungen

35

35.6.3.2 Messung des intrakraniellen Drucks

- Die **klinischen Zeichen** des intrakraniellen Druckanstieges sind unspezifisch und beim sedierten und beatmeten Patienten häufig nicht nachweisbar.
- Daher wird bei SHT-Patienten mit GCS-Werten von ≤8 die intrakranielle Druckmessung empfohlen.

- **Indikationen für ICP-Sonde bei Patienten mit schwerem Schädel-Hirn-Trauma**
- **Bei CT-Nachweis**
  - Intrakranielles Hämatom
  - Hirnkontusion
  - Hirnödem bzw. Kompression basaler Zisternen
- **Unauffälliges Hirn-CT, aber Vorliegen von ≥2 Kriterien**:
  - Ein- oder beidseitige Streck-und/oder Beugetendenzen schon am Unfallort
  - Therapierefraktäre Hypotension (systolischer Blutdruck <90 mmHg)
  - Alter >40 Jahre

35.6.4 Hirnprotektion

- **Primäres Ziel:** Verhinderung sekundärer Hirnschäden
- Faktoren, die das Gehirn sekundär schädigen können:
  - Hypoxämie bzw. zerebraler O_2-Mangel
  - Hypotension bzw. niedriger zerebraler Perfusionsdruck
  - Hyperkapnie: steigert den Hirndruck
  - Hypokapnie: vermindert die Hirndurchblutung; kann zu zerebraler Mangeldurchblutung führen
  - Hyperthermie bzw. Fieber
  - Hyperglykämie und Hypoglykämie
  - Hyponatriämie und exzessive Hypernatriämie

35.6.5 Behandlung des erhöhten Hirndrucks

- **Ziel**: normaler ICP, um die Kompression des Gehirns und die Verschiebung von Hirnteilen zu verhindern

- **Ziele der Hirndruckkontrolle**
- ICP <22 mmHg
- CPP >50–80 mmHg

- **Allgemeine Prophylaxemaßnahmen**
- Richtige Lagerung des Patienten (30–35° Oberkörperhochlagerung; ▶ Abschn. 35.5.1)
- Ausreichend hoher zerebraler Perfusionsdruck (maximal 70 mmHg, um eine Hyperämie des Gehirns zu vermeiden)
- Alle Maßnahmen vermeiden, die den intrakraniellen Druck erhöhen

- **Spezifische Maßnahmen**
- **Liquordrainage**, wenn eine Ventrikelsonde liegt (▶ Abschn. 35.5.2)
- **Hyperosmolare Lösungen** (Mannitol)
  - Wirkung: entwässert das Gehirn
  - Nur zur kurzfristigen Beseitigung von ICP-Spitzen empfohlen
  - Dosierung: maximal 6 × 250 ml/Tag, jeweils innerhalb von 15 min infundiert
  - Wirkungseintritt: nach etwa 20 min; Wirkdauer: variabel
- **Mäßige kontrollierte Hyperventilation**
  - Wirkung: senkt die Hirndurchblutung und den ICP
  - Angestrebte $paCO_2$-Werte: 30–35 mmHg
  - Nur für die kurzfristige Anwendung empfohlen

- **Weitere Behandlungsversuche**
- **Forcierte Hyperventilation** ($paCO_2$ 28–30 mmHg). Cave! Gefahr der zerebralen Mangeldurchblutung, nur kurzzeitig anwenden

- Hochdosierte **Barbiturattherapie** (Barbituratkoma), Thiopentalinfusion, 3–5 mg/kgKG/h unter EEG-Kontrolle
- Osteoklastische, **dekompressive Kraniotomie** mit Duraerweiterungsplastik
- Induzierte **Hypothermie**

■ **Unwirksame Therapiemaßnahmen**

Nicht indiziert, weil unwirksam, sind folgende Maßnahmen:

- Kortikosteroide
- Magnesium
- Prophylaktische Hyperventilation
- Prophylaktische Verabreichung von Antiepileptika gegen posttraumatische epileptische Anfälle

35.6.6 Lagerung

- Lagerungsbedingte Anstiege des intrakraniellen Drucks müssen verhindern werden!
- In der Frühphase: **Rückenlage** mit gerade liegendem Kopf und leicht erhöhtem Oberkörper (30°); damit das hirnvenöse Blut frei abfließen kann
- Seitenlagerung ist ungünstig, besonders wenn der Kopf abkippt (Abflussbehinderung des Jugularvenenbluts)
- Kopftieflage ist absolut verboten

■ **Lagerung bei Hirnstammschädigung**

Bei Hirnstammschädigung werden tonische Reflexe aktiviert, die zu abnormen Körperhaltungen führen. Ein abnormer Muskeltonus wird durch diese Reflexe zusätzlich verstärkt.

Typische **Komplikationen** sind:

- Vermehrte Spastik
- Kontrakturen
- Skoliosen
- Subluxation der Hüfte

Mit Lagerungsmaßnahmen wird versucht, dem abnormen Muskeltonus entgegenzuwirken:

- Rotation des Stammes und Beugung der unteren Extremitäten
- Kopf zur gleichen Seite drehen
- Kontrakturprophylaxe mit intensiver Krankengymnastik

35.6.7 Komplikationen des SHT

35.6.7.1 Unruhezustände und Streckmechanismen

- **Ursache**: primäre und sekundäre Schädigungen des Gehirns, z. B. Hirnödem, intrakranielle Blutung oder Hypoxie
- **Behandlung**:
  - Zunächst zerebrale Komplikationen ausschließen
  - Analgosedierung
  - Clonazepam zur Unterdrückung von Krampfanfällen

35.6.7.2 Krampfanfälle

- **Ursachen**: Hirntrauma, zerebrale Hypoxie oder -ischämie, vorbestehende Epilepsie
- **Behandlung**: Phenytoin, Carbamazepin oder Phenobarbital
- **Prophylaxe**: beim SHT nicht indiziert, wenn keine Krampfanfälle in der Anamnese bekannt sind.

35.6.7.3 Diabetes insipidus

- **Ursache**: zentraler ADH-Mangel durch das Hirntrauma
- **Kennzeichen**: vorübergehende oder bleibende übermäßige Ausscheidung eines stark verdünnten Urins
- **Folgen**:
  - Hypernatriämie
  - Hyperosmolarität
  - Dehydrierung
- **Behandlung**:
  - Desmopressin (Minirin) intranasal oder i. v., dosiert nach Wirkung
  - Ersatz der Verluste

35

35.6.7.4 Syndrom der inadäquaten ADH-Sekretion (SIADH)

— **Kennzeichen**:
  – Beginn meist 3–5 Tage nach Trauma
  – Hyponatriämie
  – Hypoosmolarität
  – Vermehrte Natriumausscheidung im Urin
— **Behandlung**:
  – Wasserrestriktion
  – Hypertone Kochsalzlösung ist nur selten indiziert

35.6.7.5 Weitere Komplikationen

— Hyperglykämien, selten Hypoglykämien
— Störungen der Temperaturregulation bei Thalamusschädigung
— Störungen der Herzfrequenz, meist zentral bedingte Tachykardien. Bradykardien können auf einen intrakraniellen Druckanstieg hinweisen
— Störungen der Blutdruckregulation mit deutlichem Anstieg des arteriellen Mitteldrucks
— Meningitis: meist durch offene Hirnverletzung bedingt

■ **Subakute intrakranielle Blutungen**

Hinweise sind:
— Freies Intervall nach dem Unfall, an dessen Ende der Patient plötzlich unruhig wird und dann eintrübt
— Halbseitensymptomatik
— Fokale Ausfälle
— Unveränderter klinischer Zustand über längere Zeit

■ **Liquorfisteln**

— Häufig nach Schädel-Basis-Frakturen
— Erkennbar am Austritt von Liquor durch die Nase
— Es besteht erhöhte Infektionsgefahr
— **Behandlung**: zunächst medikamentös durch antibiotische Abschirmung; keine Tamponaden! Operativer Verschluss, wenn kein Spontanverschluss eintritt.

■ **Sinus-cavernosus-Fistel**
— traumatische Verbindung zwischen A. carotis interna und dem venösen Sinus cavernosus
— bewirkt eine Minderdurchblutung der gleichseitigen Hemisphäre.

Die **Zeichen** sind:
— Exophthalmus derselben Seite mit Lidschwellung,
— pulssynchrones Rauschen,
— multiple neurologische Ausfälle, je nach Ausmaß der Minderdurchblutung.

Die **Diagnose** wird durch Angiographie gesichert, die Behandlung erfolgt operativ.

■ **Hirntod**
— Beim Hirntod ist das EEG permanent isoelektrisch (Null-Linien-EEG),
— evozierte Potenziale sind nicht mehr auslösbar;
— angiographisch ist ein intrazerebraler Kreislaufstillstand nachweisbar.
— Die Intensivbehandlung wird eingestellt nach Prüfung einer möglichen Organspende

35.7 Intensivbehandlung nach Kraniotomie

35.7.1 Überwachung nach Hirntumoroperationen

Im Mittelpunkt der Überwachung stehen die neurologischen Funktionen.

■ **Standardüberwachung nach Kraniotomien**
— Vitalfunktionen: Atmung/Beatmung, Herz-Kreislauf-Funktion
— **Neurologischer Status**
  – Bewusstseinslage (Glasgow-Koma-Skala; ❑ Tab. 35.1)
  – Pupillenweite und Lichtreaktion

- – Paresen
- – Hirnnervenausfälle
- Multifunktionsmonitor
  - – EKG
  - – Arterieller Blutdruck (invasiv gemessen)
  - – Zentraler Venendruck
  - – Pulsoxymetrie, Kapnometrie
  - – Körpertemperatur
  - – ICP (ggf.)
- Arterielle Kanüle
- Zentraler Venenkatheter
- Blasenkatheter
- Magensonde
- Labor: Blutgase, Säure-Basen-Status, Serumelektrolyte, Blutzucker, Gerinnungsstatus
- Thoraxröntgenaufnahme

Zu Beachten

Husten, Pressen, Verlegung der Atemwege und Kopftieflagerung erhöhen das Risiko der Nachblutung und müssen daher in der Frühphase vermieden werden.

35.7.1.1 Supratentorielle Blutungen

- **Zeichen**:
  - – Verschlechterung der Bewusstseinslage
  - – Halbseitenbefund, z. B. motorische Schwäche der Gegenseite; verzögerte Pupillenreaktion oder Pupillenerweiterung auf der betroffenen Seite
- **Maßnahmen**:
  - – Bei Verdacht: Sofort CT
  - – Wenn positiv: Rekraniotomie

35.7.1.2 Infratentorielle Blutungen

Sie können nach Eingriffen in der hinteren Schädelgrube auftreten. Es entstehen die **Zeichen der Hirnstammkompression bzw. -ischämie**:

- Unregelmäßiges Atemmuster
- Hypertonus
- Herzrhythmusstörungen

Auch hier ist die sofortige operative Ausräumung indiziert.

35.7.2 Weitere Komplikationen

- Hirnödem und Hirnschwellung
- Spasmus der Hirngefäße nach OP eines intrakraniellen Aneurysmas
- Krämpfe
- Hypothermie und Hyperthermie
- Lähmungen der Hirnnerven IX, X, XI und XII bei Akustikusneurinom-OP oder anderen Brückenwinkeltumoren
- Hirnabszess

35.8 Traumatische Querschnittlähmung

- Spinale Traumen sind die häufigste Ursache von Querschnittlähmungen.
- Die meisten traumatischen Querschnittlähmungen treten bei Frakturen der Wirbelsäule auf.
- Schädigungen oberhalb des 2.–4. Halswirbels lähmen das Zwerchfell, sodass eine ausreichende Spontanatmung nicht mehr möglich ist.

- **Arten des spinalen Traumas**
- **Commotio spinalis**: traumatische Funktionsstörung des Rückenmarks, die sich innerhalb von Stunden bis wenige Tagen wieder vollständig zurückbildet. Radiologisch lässt sich keine Schädigung nachweisen
- **Contusio spinalis**: Durch lokal umschriebene Schädigungen des Rückenmarks treten bleibende neurologische Defizite auf. Die Schäden können durch Kernspintomographie nachgewiesen werden

35

- **Komplette Rückenmarkzerreißung**: Sie führt zum kompletten und irreversiblen Querschnittsyndrom
- **Compressio spinalis**: Primäre Einengung des Spinalkanals durch Knochenfragmente oder Band- bzw. Bandscheibenmaterial oder sekundäre Kompression des Rückenmarks durch intraspinale Hämatome. Es können neurologische Defizite aller Schweregrade auftreten

35.8.1 Spinaler Schock

- Direkt nach der Verletzung mit funktioneller Unterbrechung des Rückenmarks tritt ein spinaler Schock auf.
- Der spinale Schock hält etwa 1–3 Wochen an; nach mehreren Wochen kehren die spinalen Reflexe schrittweise zurück und es folgt der Übergang in das chronische Stadium.

- **Klinik**
- Schlaffe Lähmung mit vollständigem Sensibilitätsausfall, Verlust der Temperaturregulation und Aufhebung der Reflexe unterhalb der Verletzungsstelle
- Blutdruckabfall durch Unterbrechung der Sympathikusfunktion mit anschließender Gefäßdilatation und Versacken des Blutes in der Peripherie; besonders ausgeprägt bei Lagewechsel, da Verlust orthostatischer Kreislaufreflexe
- Häufig Herzrhythmusstörungen: Bradykardie, ventrikuläre Extrasystolen
- Paralytischer Ileus

> Cave! Hauptgefahr des spinalen Schocks ist die respiratorische Insuffizienz.

- **Ursachen respiratorischer Störungen in der Akutphase**
- Hypoventilation durch Störungen der Atemmuskulatur
- Ungenügender Hustenmechanismus

- Aspiration durch abgeschwächte oder fehlende Atemwegsreflexe

- **Störungen in der chronischen Phase**
- Labilität des Herz-Kreislauf-Systems mit autonomer Hyperreflexie
- Eingeschränkte Atemfunktion
- Chronische Infektionen des Atem- und Urogenitaltrakts
- Anämie
- Beeinträchtigung der Temperaturregulation

- **Atemfunktion**
- Verletzungen oberhalb von C2–C4 führen zu Zwerchfelllähmung und Apnoe
- Bleibt die Zwerchfellfunktion ungestört, kann der Patient bei zervikaler Querschnittlähmung ein ausreichendes Atemminutenvolumen aufrechterhalten. Der Hustenmechanismus ist gestört; oft findet sich in der Anfangsphase auch eine Hypoxie.

> Cave! In der Phase des spinalen Schocks kann durch Absaugen des Nasen-Rachen-Raums oder der Lunge eine akute Reflexbradykardie bis hin zur Asystolie ausgelöst werden.

- **Autonome Hyperreflexie**
- **Kennzeichen**:
  - Hypertonie und Bradykardie
  - Gesteigerte Reflexe, Rigidität und Spastik der Muskulatur
  - Maximal ausgeprägt etwa 4 Wochen nach der Verletzung
- **Behandlung**:
  - Ganglienblocker, Vasodilatatoren

35.8.2 Erstversorgung

- Die Verdachtsdiagnose ergibt sich bereits am Unfallort.
- Bei allen polytraumatisierten Patienten und bei Patienten mit Schädel-Hirn-

Trauma muss immer an eine Verletzung der Wirbelsäule bzw. des Rückenmarks gedacht werden.

- **Endgültige Diagnostik in der Notaufnahme:**
  - Abdomensonographie
  - Röntgen: Schädel, HWS, BWS und LWS in 2 Ebenen, Thorax, Becken
  - CT: bei verdächtigen Befunden in der Röntgennativdiagnostik
  - Spinale Kernspintomographie: Darstellung der traumatischen Rückenmarkschädigung und intraspinaler Hämatome

35.8.3 Intensivbehandlung

In der Akutphase müssen die Patienten wegen drohender Komplikationen intensivmedizinisch überwacht und behandelt werden. Die Art der Komplikationen hängt v. a. von der Höhe der Querschnitt- und Begleitverletzungen ab.

- **Hohe thorakale Querschnittlähmung**
- Ausfall der Bauchmuskulatur und damit eines effektiven Hustenstoßes
- Abnahme der der Vitalkapazität

> Cave! Bei **hoher Querschnittlähmung** kann in der Anfangsphase jederzeit eine tödliche Atemlähmung auftreten.

Um den beeinträchtigten oder aufgehobenen Hustenmechanismus zu kompensieren, sind gezielte physiotherapeutische Maßnahmen erforderlich!

35.8.3.1 Lagerung

Zweckmäßig ist die Lagerung im Drehbett, mit regelmäßigem (2-stündlichem) Lagewechsel.

- **Rückenlage:** Hüfte strecken und um 10° abduzieren, Knie ebenfalls strecken, Füße nach dorsal beugen.
- **Seitenlage:** Hüfte und Knie leicht beugen, Schultern leicht abduzieren, Ellen-

bogen strecken, Hände in Funktionsstellung, sorgfältige Kontrolle auf Lagerungsschäden und Dekubitus.

- **Bei Spastik:** Kontrakturprophylaxe durch passives Bewegungstraining: mehrmals am Tag für mehrere Minuten die Gelenke vorsichtig maximal bewegen.

> Cave! Die eingeschränkte orthostatische Regulationsfähigkeit des Querschnittgelähmten kann bei Lagewechsel einen starken Blutdruckabfall auslösen.

35.8.3.2 Blasenfunktion

Im spinalen Schock tritt ein akuter Harnverhalt auf, später eine automatische oder autonome Blase.

- **Praktisches Vorgehen**
- Anfangs ist meistens ein Dauerkatheter indiziert
- Ein übermäßiger Füllungszustand der Blase muss vermieden werden: Gefahr von Blasenüberdehnung, Rückstau und Hyperreflexie
- Frühzeitiger Beginn des Blasentrainings nach Entfernen des Katheters: Beklopfen und Ausdrücken der Blase, Suchen eines auslösenden Punktes für die Kontraktion der Harnblase
- Regelmäßige bakteriologische Kontrolle des Harns

35.8.3.3 Magen-Darm-Funktion

Die akute Querschnittlähmung geht mit einer vorübergehenden Magenatonie und paralytischem Ileus einher.

- **Praktisches Vorgehen**
- Magensonde
- Flüssigkeits- und Nährstoffzufuhr in den ersten 48 h i. v.
- Zufuhr von Antazida und Histaminrezeptorantagonisten zur Ulkusprophylaxe
- Abführmittel, Darmrohr, Einläufe

- Bei einsetzender Darmtätigkeit schrittweise mit der oralen Nahrungszufuhr beginnen

35.8.3.4 Rehabilitation
- So früh wie möglich in einer Spezialklinik
- Einige Zentren können die Patienten auch intensivmedizinisch versorgen

35.9 Subarachnoidalblutung

Subarachnoidalblutung Blutung in den mit Liquor gefüllten Subarachnoidalraum, meist ausgelöst durch die **Ruptur eines Hirnarterienaneurysmas**.

- **Zeichen und Symptome**
- Akuter Vernichtungskopfschmerz
- Übelkeit, Erbrechen, Aspiration
- Fokale neurologische Ausfälle möglich
- Bewusstseinsstörungen bis hin zum Koma

- **Diagnose**
- Native zerebrale Computertomographie
- Lumbalpunktion, wenn bei Verdacht im CT keine Subarachnoidalblutung nachweisbar ist
- Digitale Subtraktionsangiographie der Hirngefäße, evtl. MRT

- **Behandlung**
Zwei Verfahren werden angewendet:
- Mikrochirurgisches Aneurysmaclipping
- Endovaskuläres Aneurysmacoiling

- **Komplikationen**
- Zerebraler Vasospasmus
- Rezidivblutung
- Störungen des Wasser- und Elektrolythaushaltes
- Hirndruckanstieg durch Hydrozephalus, intrazerebrale oder subdurale Blutung, generalisierte Hirnschwellung

- Pneumonie, Lungenödem
- Störungen der Leber- und Nierenfunktion

35.9.1 Intensivbehandlung

- Standardmonitoring, transkranielle Dopplersonographie, ICP-Messung
- Allgemeine Intensivtherapie
- Blutdruckkontrolle: systolische <140 mmHg. Medikamente: Urapidil, Clonidin, Kalziumantagonisten
- Kopf 30° erhöht lagern
- Pressen vermeiden
- Bei Bedarf: Atemunterstützung
- Prophylaxe und Behandlung des Vasospasmus mit **Nimodipin** (Nimotop)

35.10 Schlaganfall (Apoplex, Stroke)

Schlaganfall Akute Schädigung des Gehirns aufgrund eines Gefäßverschlusses oder einer Hirnblutung mit neurologischen Funktionsstörungen:
- **Ischämischer Insult**: zerebrale Mangeldurchblutung (Ischämie) durch thrombotischen oder embolischen Verschluss von Hirngefäßen. Etwa 80 % aller Fälle
- **Hämorrhagischer Insult** (Hirnblutung): ca. 15 %

- **In Kürze**
- Der Apoplex gehört zu den häufigsten Todesursachen in Deutschland.
- Die Letalität beträgt in den ersten 4 Wochen nach dem Insult 10–30 %, danach pro Jahr ca. 9 %.
- Ein Drittel der Patienten bleibt dauerhaft behindert und auf Pflege angewiesen, nur ein Drittel kann vollständig beruflich und sozial rehabilitiert werden.

35.10.1 Klinisches Bild

Die neurologischen Störungen hängen von der Lokalisation der Durchblutungsstörung ab:

- **Infarkt im Gebiet der A. carotis**: akute neuropsychologische Ausfälle mit homonymen Gesichtsfeldausfällen und sensomotorischem Hemisyndrom.
- **Partieller Infarkt**: nur ein Körperteil, z. B. Arm oder Bein, betroffen oder es treten isolierte neuropsychologische Ausfälle auf
- **Infarkt im vertebrobasiliären Gefäßgebiet**: ipsilaterale Hirnnervenausfälle mit kontra- oder beidseitigen sensomotorischen Ausfällen, Augenbewegungsstörungen und Kleinhirnzeichen
- **Lakunärinfarkt**: isolierte sensible, motorische oder sensomotorische Ausfälle

35.10.2 Spezifische Diagnostik

- **cCT** sofort durchführen
- **MRT**, wenn ischämische Veränderungen des betroffenen Hirngewebes bereits nach 2 h nachgewiesen werden
- **PET** und **SPECT**: Veränderungen physiologischer Parameter (Gewebedurchblutung und -stoffwechsel) erfassen und quantifizieren
- **Duplexsonographie**: Grad von Gefäßstenosen bestimmen und eine Dissektion von Gefäßen nachgewiesen
- **Transkranielle Dopplersonographie** (TCD): Aussagen über Geschwindigkeit des Blutflusses, Flussrichtung und Flusscharakteristik in den intrakraniellen Hirnbasisarterien, weiterhin über das Vorliegen von Gefäßstenosen oder -verschlüssen und Kollateralgefäßen. Außerdem können mit TCD sog. HITS als Hinweis für eine Embolie nachgewiesen werden.

35.10.3 Akutversorgung

- Der Schlaganfall ist ein medizinischer Notfall, der in einer Klinik mit einer sog. Schlaganfallstation (engl.: „stroke unit") behandelt wird.
- Anfahrt: **3-Stundenfrist für eine Thrombolyse** nicht überschreiten.

35.10.3.1 Erstversorgung in der Notaufnahme

- Stabilisierung und Sicherung der Vitalfunktion, körperliche Untersuchung und apparative Notfalldiagnostik
- Behandlung auf einer Stroke Unit oder neurologischen Intensivstation ist obligat
- Versorgung auf einer Allgemeinstation ist nur in Ausnahmefällen vertretbar

- Verlegungskriterien
- **Stroke Unit oder Überwachungsstation** („intermediate care station")
  - Akuter Schlaganfall (<24 h)
  - Patient wach oder somnolent
  - Wechselnde oder zunehmende neurologische Symptome
  - Crescendo-transitorische ischämische Attacken (TIA)
  - Instabile Herz-Kreislauf- und/oder Atemfunktion
  - Frühe Antikoagulation
  - Thrombolyse
- **Neurologische Intensivstation**
  - Höhergradige Bewusstseinsstörungen: Sopor oder Koma
  - Notwendigkeit der maschinellen Beatmung
  - Zeichen des erhöhten intrakraniellen Drucks
  - Internistische Komplikationen

35

35.10.4 Intensivüberwachung und Intensivbehandlung

Zu den wesentlichen Behandlungsmaßnahmen bei Patienten mit akutem Schlaganfall gehören:

- Symptomatische Akuttherapie
- Rekanalisierende Therapie
- Prophylaxe und Behandlung von Komplikationen

35.10.4.1 Symptomatische Akuttherapie (allgemeine Behandlung)

- **Respiratorische Therapie**
- Wenn erforderlich: Zufuhr von Sauerstoff (2–4 l/min), um eine ausreichende Oxygenierung des arteriellen Blutes zu gewährleisten
- Bewusstlose Patienten werden wegen der hohen Aspirationsgefahr intubiert
- Respiratorisch insuffiziente Patienten werden intubiert, die Atmung maschinell unterstützt.

- **Kardiale Therapie**
- Kontrolle des Blutdrucks: bei sonst normotensiven Patienten: 160–190/90–100 mmHg. Bei Hypertonikern: 180/100–105 mmHg
  - Blutruckabfälle strikt vermeiden (Gefahr der Mangeldurchblutung im Infarktgebiet)
  - Hypertensive Entgleisungen sofort mit Antihypertensiva behandeln
- Optimierung des HZV; Ausgleich einer Hypovolämie
- Herzrhythmusstörungen, akuter Herzinfarkt: Mitbehandlung durch den Kardiologen

- **Frühe Sekundärprophylaxe mit Heparin oder ASS**
- In der Frühphase nach Schlaganfall 100 mg ASS/Tag, andere Thrombozytenaggregationshemmer sollten nicht generell für die Sekundärprophylaxe eines Schlaganfalls eingesetzt werden.
- Die Heparinisierung in PTT-wirksamer Dosierung oder die Zufuhr niedermolekularer Heparine ist nicht wirksam.
- Eine Vollheparinisierung kann bei bestimmten Patienten (Emboliequelle mit erhöhtem Rezidivrisiko) erfolgen.
- Die Hämodilutionsbehandlung und die „Neuroprotektion" nach Schlaganfällen werden nicht empfohlen.

- **Ernährung**
- Vorsicht ist geboten bei der oralen Ernährung, wenn Schluckstörungen vorhanden sind (bei 30–50 % in der Akutphase): hohe Aspirationsgefahr!

- **Blutzuckereinstellung**
- Bei mehr als der Hälfte der Patienten ist der Blutzucker erhöht, auch ohne vorbestehenden Diabetes
- Regelmäßige Blutzuckerkontrollen
- Angestrebter Blutzuckerwert: <200 mg/dl
- Bei Hypoglykämie: Glukose 10 % oder 20 % i. v.

- **Fieber**
- Erhöhte Körpertemperatur wirkt sich ungünstig auf das Infarktareal aus
- Kontinuierliche Temperaturmessung
- Antipyretische Therapie: angestrebte Temperatur <37,5 °C

- **Krampfanfälle**
- Bei ca. 20 % der Patienten treten Krampfanfälle in der Akutphase auf
- Therapie: Antiepileptika für 3–6 Monate
- Keine Anfallsprophylaxe bei Patienten ohne Anfälle

35.10.4.2 Komplikationen

- Zunehmende neurologische Verschlechterung
- Intrakranieller Druckanstieg durch postischämisches Hirnödem

- Aspirationspneumonie: v. a. bei **Bewusst-seinsgetrübten** und bei Patienten mit **Schluckstörungen**
- Harnwegsinfekte
- Lungenembolie
- Dekubitus
- Epileptische Anfälle. Behandlung: Lorazepam, Clonazepam, Phenytoin oder Carbamazepin

35.11 Spontane intrazerebrale Blutung (ICB)

Spontane intrazerebrale Blutung Fokale Einblutungen in das Hirngewebe ohne vorangegangenes Trauma:
- Primäre Blutung: bei Hypertonie
- Sekundäre Blutung: im Rahmen anderer Risikofaktoren

- **Klinisches Bild**
- Plötzlicher Kopfschmerz
- Lokale neurologische Ausfälle, die typisch für die jeweilige Blutungsstelle und -größe sind
- Bewusstseinsstörungen bis hin zum Koma

- **Diagnose**
- Sofortiges CT oder MRT

- **Behandlung**
- Intensivbehandlung wie beim ischämischen Schlaganfall
- Ventrikeldrainage bei Blutung in die Ventrikel und bei Behinderung des Liquorabflusses
- Bei Kleinhirnblutung mit Hirnstammkompression: meist operative Ausräumung

35

Herzchirurgie

Inhaltsverzeichnis

© Springer-Verlag GmbH Deutschland, ein Teil von Springer Nature 2022
R. Larsen, *Wissens-Check Intensivmedizin für die Fachpflege*,
https://doi.org/10.1007/978-3-662-65062-2_36

36.1 Kardiointensivtherapie

36.1.1 Aufnahme des Patienten

- **Transport aus dem OP zur Intensivstation**
- 1 Arzt, 1 Pflegekraft
- Multifunktionsmonitor angeschlossen
- Perfusoren mit kardiovaskulären Medikamenten
- Notfallmedikamente
- Wenn erforderlich: batteriebetriebener Defibrillator

- **Übergabe des Patienten**
- Der Patient wird in der Regel intubiert und beatmet aufgenommen
- Die Übergabe erfolgt strukturiert und standardisiert (ISBAR):
  - Identifikation: Patient
  - Situation: Art der Operation/Narkose, Besonderheiten, Blutverluste und -ersatz, Blutdruck, Herzfrequenz, Herzrhythmusstörungen, Volumenstatus
  - Background (Hintergrund): Wesentliche Begleiterkrankungen wie Herzinsuffizienz, Myokardinfarkt, pAVK, Diabetes, COPD, Niereninsuffizienz, Schlaganfall
  - Assessment: Was ist zu tun (Erste Maßnahmen)
  - Recommendation: Wie geht es weiter? Kardiovaskuläre Medikamente, Frühmobilisation, Röntgenkontrolle?

- **Erste Maßnahmen**
- In den ersten Stunden nach OP müssen meist kardiovaskuläre Medikamente zugeführt werden, damit sich das Herz vom Ischämie-Reperfusions-Schaden durch den kardioplegischen Herzstillstand erholt
- **Beatmungsgerät** anschließen, **Grundeinstellung**:
  - Frequenz: 8–12/min
  - Atemzugvolumen: 6–8 ml/kgKG Idealgewicht
  - Inspiratorische O_2-Konzentration: 100 %
  - Flow: niedrig, ca. 30 l/min
  - PEEP: 5 mbar
  - Nach 10–15 min: Beatmungseinstellung mit Blutgasanalyse überprüfen und, wenn erforderlich, korrigieren
  - Inspiratorische O_2-Konzentration so niedrig wie möglich; $paCO_2$ 35–45 mmHg
- **Überwachungsgeräte anschließen:**
  - EKG, Pulsoxymeter und Kapnometer
  - Arteriellen Druck, ZVD, Herzfrequenz, psO_2 und $etCO_2$ kontrollieren
  - Schrittmacherfunktion überprüfen
- **Perfusoren** mit kardiovaskulären Medikamenten anschließen
- **Thoraxdrainagen** mit dem Sog (-20 cmH_2O) verbinden: den aktuellen Flüssigkeitsstand auf dem Überwachungsbogen vermerken
- **Wärmeschutz**: Patienten zudecken und vor Auskühlung schützen, wenn nötig mit Warmluftdecke aufwärmen
- **Schrittmacher überprüfen, Aggregat anschließen**
- **Klinischen Zustand einschätzen:**
  - Bewusstseinslage
  - Pupillengröße und -reaktion
  - Hautfarbe
  - Körpertemperatur
  - Tubuslage, Manschettendruck
  - Atemgeräusch, Herztöne
  - Schmerzstärke
- **Basislaborwerte** direkt nach der Aufnahme: Blutgase, Hämoglobin, Elektrolyte, Laktat, Blutglukose, ACT-Test, Gerinnungsstatus, myokardiale Ischämiemarker (Troponin, CK-MB)
- **Thoraxröntgenbild**
- **12-Kanal-EKG**

Pflege im Fokus
- Sorgfältige und lückenlose Überwachung der Herz-Kreislauf- und Atemfunktion
- Kontrolle der Flüssigkeitsein- und -ausfuhr
- Kontrolle und Pflege der Operationswunde
- Überwachung und Pflege der Drainagen
- Psychische Betreuung: Unterstützung, Beruhigung und Anxiolyse des Patienten
- Unterstützung der Hustenfunktion, dabei Sicherung des Sternumverschlusses durch Überkreuzen der Arme
- Lagerungen: halbhoch bis sitzend, Seitenlage ist ebenfalls möglich
- Frühmobilisation, wenn möglich bereits 6–8 h nach unkompliziertem Verlau

36.1.2 Analgesie und Sedierung

- Schmerzen nach medianer Sternotomie sind mittelstark oder stark. Sie nehmen in den ersten Tagen oft zu statt ab. Unbehandelt beeinträchtigen sie die Atmung und den Hustenstoß und begünstigen pulmonale Komplikationen.
- Standardanalgetika sind die Opioide, meist ergänzt durch Nichtopioide.
- Bei den meisten Patienten wird die **frühe Extubation** – 2–6 h nach der Aufnahme – angestrebt, daher werden zunächst kurz wirkende, gut steuerbare Medikamente eingesetzt.

- Bis zur Extubation: Analgosedierung, z. B. mit Remifentanil und Propofol über Perfusor
- Nach der Extubation: Opioid + NSAID, z. B. Piritramid und Novalgin i. v., alternativ: i. v.-PCA

36.1.3 Überwachung des Patienten

- Im Zentrum der Überwachung steht die **Herz-Kreislauf-Funktion**
- Für jeden Patienten werden die hämodynamischen Zielparameter individuell definiert und überwacht.

- **Monitoring herzchirurgischer Patienten**
- **Basismonitoring**:
  - Invasive arterielle Druckmessung
  - EKG, Herzfrequenz und Puls
  - Zentraler Venendruck
  - Pulsoxymetrie und Kapnometrie
  - Arterielle und zentralvenöse Blutgasanalysen
  - Körpertemperatur
  - NIRS
  - Bilanzierung (Drainagen, Flüssigkeitsein- und -ausfuhr)
- **Erweitertes hämodynamisches Monitoring**:
  - Transösophageale Echokardiographie (TEE)
  - Transpulmonale Thermodilution und Pulskonturanalyse
  - Pulmonalarterienkatheter (selten, z. B. bei Hochrisikopatienten, schwerem Low-output-Syndrom, pulmonaler Hypertonie, Messung der gemischtvenösen O_2-Sättigung)
  - Linker Vorhofdruck (wenn indiziert)
  - Hämodynamische Zielparameter

36

36.1.4 Postoperative Routinenachbeatmung

Die meisten Patienten werden nach einer Herzoperation nur einige Stunden nachbeatmet oder respiratorisch unterstützt.

- **Wann wird nachbeatmet?**
- Bei Unterkühlung des Patienten
- Bei Überhang der Anästhetika, Nachwirkung der Anästhetika (Atemdepression)
- Bei vorübergehender Störung der Lungenfunktion und Steigerung der Atemarbeit

- **Kriterien für die Extubation**
- Stabile Herz-Kreislauf-Funktion
- Keine wesentliche Nachblutung
- **Ausreichende Atemfunktion**:
- Vitalkapazität über 10–15 ml/kgKG
- Atemfrequenz <25/min
- Inspirationssog über 20–25 cmH_2O
- paO_2 über 60–80 mmHg unter Spontanatmung über T-Stück, jedoch ohne PEEP oder CPAP
- **O_2-Bedarf normal**
- Kein starkes Muskelzittern
- Körperkerntemperatur über 36 °C, jedoch kein hohes Fieber
- **Ausreichender O_2-Transport**
- Hämatokrit über 25–30 %
- Keine schwere Alkalose (Linksverschiebung der O_2-Bindungskurve)
- ZNS: wacher und kooperativer Patient

Zu beachten

Patienten mit Mitralklappenersatz, pulmonaler Hypertonie oder kardialer Kachexie sollten behutsam vom Respirator entwöhnt und nicht sofort extubiert werden. Gefahr der muskulären Erschöpfung!

36.1.4.1 Nach der Extubation

- In den ersten Tagen nach der Operation ist der pulmonale Gasaustausch meistens gestört (paO_2 erniedrigt). Daher wird weiterhin Sauerstoff zugeführt.
- Ergänzende Maßnahmen: Atemtherapie und Physiotherapie
- Verlegung auf die Allgemeinstation: meistens nach 24-h-Intensivbehandlung

36.1.5 Kontrolle der Thoraxdrainagen

Die Drainagen liegen im Mediastinum und im Pleuraraum. Abgesaugt werden:
- Blut aus dem Wundgebiet
- Luft und Exsudat aus dem Pleuraraum

Drainagen dürfen nur kurzfristig abgeklemmt werden, z. B. beim Wechsel der Sammelgefäße und zur Überprüfung von Leckagen. Werden Drainagen längere Zeit abgeklemmt, können schwerwiegende Komplikationen ausgelöst werden:
- **Herztamponade**, weil das Blut nicht mehr frei abfließen kann.
- **Pneumothorax**, weil die in den Pleuraspalt eindringende Luft nicht entweichen kann.

Pflege im Fokus

- Sofort nach Ankunft des Patienten die Thoraxdrainagen an den Dauersog von etwa 20 cmH_2O anschließen
- Blutverluste über die Drainagen in den ersten beiden Stunden mindestens alle 5 min und danach alle 15 min kontrollieren
- Drainageschläuche in den ersten beiden Stunden mindestens alle 5–10 min und danach alle 30 min ausmelken, damit das Blut nicht gerinnt und die Drainagen verstopft

> ▬ **Blubbern in den Sauggefäßen** ist Zeichen einer Luftleckage (aus der Lunge, dem Wundkanal der Drainage oder über undichte Schläuche): Drainagen thoraxnah abklemmen und auf Leckage überprüfen!

■ **Wann werden die Thoraxdrainagen entfernt?**
▬ Meistens zwischen dem 1. und 3. postoperativen Tag
▬ **Voraussetzungen:**
  – Nur noch minimale Flüssigkeitsmengen
  – Keine weiteren Gerinnsel
  – Keine Leckage nachweisbar

■ **Entfernen der Thoraxdrainagen**
▬ Haltenähte entfernen und Wundgebiet mit Desinfektionsmittel behandeln
▬ Tabakbeutelnaht festhalten; Sog kurzfristig erhöhen, Haut mit steriler Kompresse bedecken, dann die Drainage rasch entfernen und die Tabakbeutelnaht zuziehen.
▬ Anschließend elastischer Pflasterverband
▬ Röntgenkontrolle des Thorax

36.1.6 Volumenmanagement

■ **Bilanzierung**
Zur Kontrolle des Volumenstatus, des Wasser- und Elektrolythaushalts und der Nierenfunktion müssen die Ein- und Ausfuhr sorgfältig bilanziert werden:
▬ **Ausfuhr:** Urinausscheidung, Thoraxdrainagen, Magensonde, Erbrechen, Durchfälle, Schwitzen
▬ **Einfuhr:** Volumen und Zusammensetzung der Infusionslösung, Spülflüssigkeiten, oral zugeführte Flüssigkeiten

■ **Intravenöse Flüssigkeitszufuhr**
▬ In der frühen postoperativen Phase ist eine **Flüssigkeitsrestriktion** erforderlich.

▬ Als Erhaltungsbedarf werden nicht mehr als 1500–2000 ml plasmaisotone Elektrolytlösung zugeführt.
▬ Abnorme Verluste und Volumenverschiebungen werden extra ersetzt werden.

36.1.7 Neurologische Überwachung

In den ersten 12 h nach Operationen mit Herz-Lungen-Maschine ist eine mindestens 2-stündliche neurologische Kontrolle erforderlich:
▬ Bewusstseinslage
▬ Pupillengröße und -reaktion
▬ Bewegung aller vier Extremitäten
▬ Mitarbeit des Patienten

❯ Bei Verdacht auf eine zerebrale Schädigung muss umgehend eine neurologische Konsiliaruntersuchung erfolgen.

36.1.8 Lagerung und körperliche Aktivität

▬ Bei stabiler Hämodynamik können Seitenlagerungen meist 2–3 h nach der Operation begonnen werden.
▬ Am Tag nach der Operation wird der Patient aufgesetzt, wenn möglich auch auf die Bettkante.
▬ Je nach Fortschritt kann der Patient am 3. Tag in den Sessel gesetzt werden, am besten 3- bis 4-mal/Tag für 15–30 min

36.1.9 Intraaortale Ballonpumpe

▬ Mechanisches Gerät zur Unterstützung der schwer beeinträchtigten Herzfunktion, bestehend aus einem aufblasbaren Ballon, der von der A. femoralis aus in die Aorta vorgeschoben wird und einer Maschine, die Gas (CO_2 oder He-

lium) in den Ballon pumpt und wieder absaugt
- Während der Diastole wird der Ballon aufgeblasen, während der Systole abgelassen (intraaortale Ballongegenpulsation)
- Durch die Gegenpulsation nimmt die Herzarbeit ab (das Herz wird entlastet) und die Koronardurchblutung nimmt zu.
- Während der Gegenpulsation muss der Patient heparinisiert werden.

■ **Wann wird sie angewandt?**
- Pumpversagen des Herzens
- Ventrikelseptumruptur
- Papillarmuskelruptur

Pflege im Fokus
- Bei IABP Lagerung mit leicht erhöhtem Oberkörper, kanüliertes Bein gestreckt
- Lückenlose Überwachung des Verlaufs der intraaortalen Druckkurve, v. a. der diastolischen Drücke
- Überwachung der Urinausscheidung (ein zu tief sitzender Ballon kann die Nierendurchblutung und damit die Harnproduktion beeinträchtigen)
- Überprüfung der Durchblutung der unteren Extremitäten: Hautfarbe und -temperatur, Fußpulse
- Kontrolle neurologischer Funktionen: Bewusstsein, Pupillenreaktion, Motorik
- Kontrolle der Gerätefunktion

36.2 Störungen der Herz-Kreislauf-Funktion

- Vorübergehende Störungen der Herzfunktion sind die Regel und meistens Folge der Operation

- Bei etwa 20 % der Patienten sind die hämodynamischen Störungen schwerwiegend:
  - Low-output-Syndrom
  - Rechtsherzinsuffizienz
- Besonders betroffen sind Patienten mit präoperativen Risikofaktoren wie chronische Herzkrankheit oder Herzinsuffizienz, Diabetes, Niereninsuffizienz, COPD.

■ **Welche Basismaßnahmen sind erforderlich?**
- Lückenlose Überwachung der Herz-Kreislauf-Funktion
- Wiederherstellung des Blutvolumens, Optimierung der Vorlast des Herzens
- Aufrechterhaltung eines ausreichenden Perfusionsdrucks bzw. MAP (>65 mmHg)
- Stabilisierung der Herzfrequenz und des Herzrhythmus
- Unterstützung der Myokardkontraktilität mit positiv-inotropen Substanzen
- Vasodilatatoren zur Kontrolle von Blutdruck und Nachlast des Herzens
- Normalisierung der Körpertemperatur (Wiedererwärmung)
- Mobilisierung eingelagerter Flüssigkeit, v. a. eines vermehrten extravasalen Lungenwassers

Ziele der postoperativen Herz-Kreislauf-Therapie
(S3-Leitlinie der DGAI und der DGTH 2017)
- Gemischtvenöse O_2-Sättigung >70 % oder zentralvenöse O_2-Sättigung >65 %
- Mittlerer arterieller Druck (MAP) >65 mmHg
- Schlagvolumenindex (SVI) >35 ml/m^2
- Schlagvolumenvariation (SVV) oder Pulsdruckvariation (PPV) <10 %

- ZVD <15 mmHg (abhängig von der Beatmung)
- LV-EDAI 6–9 cm^2/m^2
- GEDVI 640–800 ml/m^2
- PAOP 12–15 mmHg
- Urinausscheidung >0,5 ml/kgKG/h
- Serumlaktat <2 mmol/l

36.2.1 Hypovolämie

- Die Hypovolämie ist die häufigste Ursache der hämodynamischen Instabilität in der postoperativen Frühphase.
- Wie schwer die Hypovolämie ist, wird oft erst in der Aufwärmphase, d. h. ca. 2–4 h nach der Aufnahme in die Intensivstation erkennbar.

■ **Therapie**
- Isotone Vollelektrolytlösung, evtl. Humanalbumin
- Erythrozytenkonzentrate bei stärkeren Blutverlusten
- Gerinnungsfaktoren: nur bei erniedrigter Aktivität oder Koagulopathien wegen Blutungen
- Angestrebter ZVD: 8–12 mmHg
- Angestrebter Wedge-Druck oder linker Vorhofdruck: 12–15 mmHg, bei Myokardinsuffizienz auch höher
- Normalisierung der Herzfrequenz und der Urinausscheidung

36.2.2 Linksherzinsuffizienz, Low-output-Syndrom

Bei Low-output-Syndrom wirft das Herz ein zu niedriges Herzzeitvolumen aus. Hierdurch werden die Organe ungenügend durchblutet.

■ **Was sind die Ursachen?**
Das Low-output-Syndrom ist meist multifaktoriell bedingt:

- Myokardschädigung durch Druck- und Volumenbelastung
- Reversibles myokardiales Stunning („betäubtes" bzw. bewegungsloses Myokard), ausgelöst durch die Ischämie während der Herzoperation
- Luftembolie der Koronararterien
- Akuter Myokardinfarkt
- Nicht korrigierter Restdefekt
- Herztamponade
- Vorbestehende Ventrikelfunktionsstörung
- Hypoxie, Säure-Basen-Störungen

■ **Woran ist es zu erkennen?**
- Herzindex (CI) <2,0 l/min/m^2
- Urinausscheidung <20 ml/h
- Niedriger arterieller Blutdruck (<90 mmHg systolisch über mindestens 30 min)
- Tachykardie
- Periphere Pulse schwach oder nicht tastbar
- Haut blass oder zyanotisch
- Metabolische Azidose
- PCWP >15 mmHg
- Abfall der gemischtvenösen O$_2$-Sättigung

■ **Wie wird es behandelt?**
- Ursache beseitigen (wenn möglich)
- Optimierung der Vorlast durch Volumentherapie
- Medikamente (Übersicht): Vasoaktive und positiv inotrope Medikamente
- In schwersten Fällen: IABP (► Abschn. 36.1.5), ECLA, ECMO

Dosierung kardiovaskulärer Medikamente bei herzchirurgischen Patienten
- Dobutamin: 2–20 µg/kgKG/min
- Adrenalin: 0,05–0,5 µg/kgKG/min
- Noradrenalin: 0,2–1,0 µg/kgKG/min
- Vasopressin: 0,5–1(–4) IE/h
- Milrinon: 0,375–0,75 µg/kgKG/min
- Enoximon: 1–5 µg/kgKG/min
- Levosimendan: 0,1 µg/kg/min, Reduktion bis 0,05 oder Erhöhung bis 0,2 µg/kg/min

36

36.2.3 Rechtsherzinsuffizienz

- **Bei welchen Patienten tritt sie bevorzugt auf?**
- Vorbestehende Störungen der rechtsventrikulären Funktion
- Pulmonaler Hypertonie bzw. Anstieg des pulmonalen Gefäßwiderstands
- Patienten mit Linksherzassist

- **Wie wird sie diagnostiziert?**
- TEE oder TTE
- Pulmonaliskatheter

- **Wie wird sie behandelt?**
- Ausreichend hoher koronarer Perfusionsdruck für den rechten Ventrikel
- Senkung des erhöhten pulmonalen Gefäßwiderstands: Vasodilatatoren, NO
- Positiv inotrope Medikamente: Dobutamin, Levosimendan, Phosphodiesterasehemmer
- Bei zu niedrigem Blutdruck: Noradrenalin
- IABP: verbessert die Durchblutung des rechten Ventrikels
- ECMO: bei therapierefraktärem Rechtsherzversagen

36.2.4 Postoperative Blutung

- Stärkere Blutverluste (>100 ml/h) in den ersten 5 h nach der Herzoperation sind nicht ungewöhnlich
- Anhaltende Blutverluste von 150–300 ml/h für mehr als 4 h und Verluste von mehr als 1200 ml in den ersten 12 h erfordern in der Regel eine Rethorakotomie
- Plötzliche massive Blutverluste über die Drainagen bei bisher konstant niedrigen Verlusten sind immer durch eine größere chirurgische Blutung bedingt.

- **Was ist zu tun?**
- Bei starken chirurgischen Blutungen: Rethorakotomie und Revision der Blutungsquelle
- Anhaltende Blutverluste: Ausgleich mit Erythrozytenkonzentraten
- Blutungen durch Gerinnungsstörungen: Therapie mit Thrombozytenkonzentraten, Fibrinogen/Fibrin, Frischplasma, ggf. auch Gerinnungspräparaten

36.2.5 Gerinnungsstörungen

Gerinnungsstörungen können starke postoperative Blutungen auslösen. Die Blutung ist meist diffus.

- **Was sind die Ursachen?**
- Hypothermie
- Heparin-Rebound nach Protamin
- Hypokalzämie
- Fibrinolyse
- DIC
- Verdünnungskoagulopathie
- Hypothermie, Azidose
- Präoperative Einnahme von gerinnungshemmenden Medikamenten

- **Wie werden sie behandelt?**
- Ursache behandeln: Hypothermie, Schock, Azidose, Hypokalzämie, Heparin-Rebound beseitigen
- Bei Fibrinolyse: Antifibrinolytika: Tranexamsäure
- Bei gestörter Thrombozytenfunktion: Desmopressin
- Gerinnungsfaktoren: Fibrinogen/Fibrin, FFP, Einzelfaktoren, PPSB

36.2.6 Herztamponade

- Sie entsteht durch die Ansammlung von Blut oder Koageln im Perikard bzw. Mediastinum.

- Durch die Herztamponade werden die Kontraktion und Erschlaffung der Ventrikel behindert, außerdem die Vorhöfe und die V. cava komprimiert.

■ **Woran ist sie zu erkennen?**
- Abfall des Herzzeitvolumens und des Blutdrucks, Tachykardie
- Paradoxer Puls
- Anstieg des zentralen Venendrucks Oligurie, Azidose

■ **Wie wird die Diagnose gestellt?**
- Transösophageale Echokardiographie (zuverlässiger als die transthorakale)

■ **Wie wird sie behandelt?**
- Verfahren der Wahl ist die Operation (im OP)

36.2.7 Hypertonie

- Eher seltene Komplikation in der frühen postoperativen Phase
- Sie wird begünstigt durch Hypothermie mit Vasokonstriktion und durch starke Schmerzen

■ **Wie wird sie behandelt?**
- Mit Vasodilatatoren: Nitroglyzerin, Clonidin, Urapidil, Enalapril
- Wenn schmerz- und/oder angstbedingt mit Analgetika und Sedativa

36.2.8 Herzrhythmusstörungen

- Typische Komplikation bei Herzoperationen

36.2.8.1 Vorhofflimmern
- Häufigste Rhythmusstörung nach Herzoperation

- Sie tritt meist zwischen dem 1. und 3. postoperativen Tag auf
- Ihre Häufigkeit kann durch präoperative β-Blocker-Gabe vermindert werden.

■ **Wie wird es behandelt?**
- Frequenzkontrolle mit β-Blockern oder Kalziumantagonisten (z. B. Verapamil, Diltiazem)
- Bei hämodynamischer Instabilität: sofortige elektrische Kardioversion. Medikamente: Amiodaron

36.2.8.2 Ventrikuläre Tachykardien
- Seltene Komplikation
- Mögliche Ursachen: Myokardischämie oder Myokarddilatation
- Behandlung nur wenn hämodynamisch wirksam: Lidocain oder Amiodaron

36.2.8.3 Bradykardien, AV-Block
- Typische Komplikation nach Herzklappenersatz, v. a. der Aortenklappe
- Behandlung, wenn hämodynamisch wirksam: temporäre externe Schrittmacherstimulation

36.2.9 Myokardinfarkt

- Typische Komplikation nach ACB-Operationen (ca. 5 %)
- Diagnose: Herzenzyme, Echokardiographie

36.2.10 Akutes Transplantatversagen

- Postoperativer Verschluss eines oder mehrerer Bypassgefäße
- Bei Verdacht: Herzkatheteruntersuchung, dann Entscheidung, ob eine Reoperation vorgenommen werden muss

36

36.3 Respiratorische Störungen

36.3.1 Pleuraergüsse

Pleuraergüsse sind eine häufige Komplikation nach Herzoperationen.
- **Ursachen:** relative Überwässerung während der EKZ, Herzinsuffizienz und systemische Entzündungsreaktion
- **Diagnose:** Röntgenbild, Sonographie
- **Behandlung:** Diuretika bei kleinen Ergüssen, ansonsten Punktion bzw. Thoraxdrainage

36.3.2 Postoperative respiratorische Insuffizienz

Die akute hypoxämische respiratorische Insuffizienz gehört zu den häufigen Komplikationen nach Herzoperationen. Sie tritt meist innerhalb der ersten 24–48 h auf.
- **Ursachen:**
  - Kollaps der Alveolen und Atemwege
  - Schädigungen des Lungengewebes durch die EKZ
  - Flüssigkeitsverschiebungen in der Lunge
  - Pneumonie
- **Behandlung:** ▶ Kap. 24, ▶ Kap. 25 und ▶ Kap. 26

36.4 Akute Nierenschädigung

Die akute Nierenschädigung gehört zu den häufigen Komplikationen nach Herzoperation, Gefahr: Niereninsuffizienz

- **Wodurch ist sie gekennzeichnet?**
- Verminderte Urinausscheidung (Oligurie)
- Anstieg des Serumkreatinins (nach 1–2 Tagen)
- Anstieg der TIMP-2- und IGFBP7-Konzentration im Urin (frühzeitig, d. h. am Tag der Schädigung)

- **Was sind die Ursachen?**
- Vorbestehende Niereninsuffizienz
- Anhaltender Kreislaufschock
- Sehr langen Bypasszeit
- Massivtransfusion

- **Wie wird sie behandelt?**
- Volumenmangel ausgleichen
- Low-output-Syndrom beseitigen
- Schleifendiuretika: Furosemid
- Kontinuierliche venovenöse Hämodiafiltration, v. a. bei Überwässerung oder Hyperkaliämie

36.5 Elektrolytstörungen

36.5.1 Hypokaliämie

- Häufigste Elektrolytstörung nach einer Herzoperation, oft bedingt durch präoperative Diuretikabehandlung, ungenügenden präoperativen Kaliumersatz oder starke Diurese während der Operation
- **Gefahren:** Herzrhythmusstörungen, besonders bei digitalisierten Patienten
- **Behandlung:** Kalium per Infusion, in schweren Fällen 40–60 mval in 250 ml Lösung innerhalb von 1½–2 h. Die Zufuhr erfolgt über einen zentralen Venenkatheter unter kontinuierlicher EKG-Überwachung.

36.5.2 Hyperkaliämie

- Wenn Anstieg auf über 6 mmol/: Glukoselösung mit Insulinzusatz per Infusion
- Diuretikum (z. B. Lasix), um die Kaliumausscheidung zu fördern
- In Notsituationen: Kalzium i. v., um die Kaliumwirkungen vorübergehend zu antagonisieren
- Wenn Hyperkaliämie auch durch Einläufe mit Ionenaustauschern nicht beherrschbar: Dialysebehandlung (▶ Kap. 33)

36.5.3 Hyponatriämie

- Bei präoperativer Kochsalzrestriktion, chronischer Diuretikatherapie und Verdünnung durch den kardiopulmonalen Bypass
- Nur schwere Hyponatriämien (<125 mmol/l) werden mit Kochsalzinfusion behandelt: maximal 0,5 mmol/h.

36.5.4 Hypokalzämie

- Entsteht durch Verdünnung oder Zufuhr großer Mengen ACD-Blut.
- Therapie: Kalzium i. v.

36.6 Spezielle Komplikationen

36.6.1 Neurologische Komplikationen

Hierzu gehören:
- Postoperatives Delir
- Schlaganfall: durch Plaques, Emboli oder zu niedrigen Perfusionsdruck bei der Operation
- Periphere Nervenschäden der oberen Extremität bzw. des Plexus brachialis
- Wachkoma durch intraoperative Hirnischämie (sehr selten)

36.6.2 Sternuminstabilität

- **Begünstigende Faktoren**: Übergewicht, COPD, starker postoperativer Reizhusten
- **Zeichen**: Schmerzen oder Knacken in der Brust, manchmal auch Luftnot
- **Behandlung**: bei vollständiger Instabilität: operative Revision

36.6.3 Mediastinitis

Sonderform der tiefen Wundinfektion, die häufig mit einer Sternuminstabilität einhergeht
- **Risikofaktoren**: Diabetes mellitus; Verwendung beider Mammaria-Arterien bei ACB-Operation
- **Behandlung**: Debridement des Mediastinums, Drainage; bei schwerer Destruktion Sternumresektion

36.6.4 Mesenteriale Ischämie

- **Ursache**: Spastik der Mesenterialgefäße (sog. non-occlusive disease)
- **Zeichen**: Bauchschmerzen, akutes Abdomen mit Ileus
- Wird unbehandelt nicht überlebt!
- **Behandlung**: Infusion eines Vasodilatators (über einen bei der Angiographie in die A. mesenterica eingeführten Katheter)

> Cave! Bei Bauchschmerzen in den ersten Tagen nach der OP: immer an mesenteriale Ischämie denken und umgehend durch Angiographie abklären!

36.7 Entlassung aus der Intensivstation

- Stabile Patienten werden meist am 1. postoperativen Morgen oder einige Stunden nach der Operation auf die Intermediate Care Station verlegt.
- **Kardiovaskuläre Entlassungskriterien**:
  - Keine Myokardischämie, keine neuen Herzrhythmusstörungen
  - Keine EKG- oder enzymatischen Hinweise auf einen größeren Myokardinfarkt

36

- Ausreichendes Herzzeitvolumen ohne positiv-inotrope oder vasoaktive Substanzen
- Ausreichende Urinausscheidung

36.8 Wiederaufnahme von der Allgemeinstation

Die häufigsten Gründe für eine erneute Aufnahme des Patienten auf die Intensivstation sind:

- Kardiale Komplikationen: meist Herzrhythmusstörungen
- Respiratorische Komplikationen: meist bedingt durch ungenügende Atemtherapie und Bronchialtoilette
- Neurologische Komplikationen
- Infektionen

Allgemeinchirurgie

Inhaltsverzeichnis

© Springer-Verlag GmbH Deutschland, ein Teil von Springer Nature 2022
R. Larsen, *Wissens-Check Intensivmedizin für die Fachpflege*,
https://doi.org/10.1007/978-3-662-65062-2_37

37.1 In Kürze

Im Mittelpunkt der speziellen intensivmedizinischen Versorgung stehen die die Funktion der Bauchorgane und die eingriffstypischen postoperativen Komplikationen.

> **Pflege im Fokus**
> - Intensivmedizinisches Basismonitoring der Vitalparameter, bei Bedarf erweitertes Monitoring
> - Überwachung des Abdomens und der abdominalen Organfunktionen einschließlich Drainagen
> - Kontrolle der Ein- und Ausfuhr
> - Kontrolle der Operationswunden
> - Frühzeitiges Erkennen typischer Komplikationen und Infektionen

- **Komplikationen und Probleme nach allgemeinchirurgischen Eingriffen**
- Hypovolämie
- Postoperative Nachblutungen
- Übelkeit und Erbrechen
- Paralytischer Ileus
- Mechanischer Ileus
- Respiratorische Insuffizienz, Pneumonie
- Störungen des Wasser-Elektrolyt- und Säure-Basen-Haushalts durch Erbrechen, Durchfälle, Verluste über Drainagen
- Anastomosen- oder Nahtinsuffizienz
- Peritonitis
- Intraabdominelle Abszesse
- Lokale Wundinfektion
- Sepsis, Multiorganversagen
- Ikterus
- Leberinsuffizienz
- Fistelbildung
- Dumping-Syndrom

- **Lagerung**
- Anfang ist meist nur die Rückenlage möglich
- Oberkörper leicht erhöht lagern, Unterschenkel in Beugehaltung, um die abdominalen Schmerzen zu reduzieren.

> **Zu beachten**
>
> Das Operationsgebiet darf nicht durch Zug oder Druck bei der Lagerung belastet werden.

- **Schmerztherapie**
- In der Regel sehr schmerzhafte Eingriffe, die postoperativ mit starken Opioiden behandelt werden müssen.
- Analgetika werden nach Wirkung dosiert, nicht nach Schema.
- Der Effekt der Analgetika wird protokolliert.
- **Primär Katheterperiduralanalgesie** (Lokalanästhetika + Opioide), zusätzlich Nichtopioid. Bei Zweihöhleneingriffen thorakale Katheteranlage. Wenn nicht möglich:
- **PCA mit Opioid**, zusätzlich Nichtopioid. Wenn PCA nicht möglich: Opioide i. v. nach Bedarf als Bolus oder als Kurzinfusion.

- **Flüssigkeitsersatz**

Grundsatz: nicht zu wenig und nicht zu viel!
- Übertriebener Flüssigkeitsersatz führt zu Ödem im Wundgebiet und Nahtinsuffizienz.
- Volumenverluste durch Drainagen, Flüssigkeitseinstrom in den Darm, Durchfälle oder Erbrechen müssen ersetzt werden, um eine Dehydratation und **Hypovolämie** zu vermeiden.

— Die Art und Menge des Flüssigkeitsersatzes richtet sich v. a. nach der Menge und der Zusammensetzung der Verluste.

■ **Postoperative Übelkeit und Erbrechen**

— Häufige Komplikation nach Baucheingriffen, begünstigt durch Schmerzen, Opioide und niedrigen Blutdruck

— **Therapie**: wenn möglich Ursache beseitigen Medikamente: Dexamethason, Ondansetron, Dimenhydrinat

■ **Laborkontrollen**

Standard sind

— Kleines Blutbild

— Entzündungsparameter

— Gerinnungsstatus

— Leberwerte

— Serumelektrolyte

— Blutgase, Säure-Basen-Parameter

■ **Kontrolle der Drainagen**

— Menge, Aussehen und Zusammensetzung der Drainageflüssigkeit

— Beimengung von Blut, Stuhl oder Urin (Fistelbildung)

— Anfangs stündliche Kontrollen, später tägliche

■ **Zufuhr von Medikamenten**

— **Analgetika**

— **Antibiotika**: perioperativ meist prophylaktisch; postoperativ nur bei gesicherten Infektionen und septischen Eingriffen, jeweils nach Antibiogramm

— **Stressulkusprophylaxe**: wenn erforderlich mit Protonenpumpenhemmern, frühzeitig enterale Ernährung, ausreichende Analgosedierung,

— **Kardiovaskuläre Medikamente**: v. a. Noradrenalin (Arterenol) bei anhaltend niedrigem Blutdruck, bei Bedarf kombiniert mit Dobutamin

— **Antiemetika**: s. o.

■ **Postoperative Beatmung**

— Meist nur kurzzeitig erforderlich

— Frühzeitig unterstützende Beatmungsverfahren anstelle der kontrollierten Beatmung

■ **Mobilisierung**

— So früh wie möglich an die Bettkante oder in den Sessel setzen (auch intubierte Patienten).

— Dabei für ausreichende Analgesie sorgen und auf den Blutdruck und die Herzfrequenz achten.

■ **Psychische Betreuung des Patienten**

Zuspruch, Ermutigung und Unterstützung sind v. a. bei Patienten mit Malignomen, Stomaanlage und anderen das Leben erheblich verändernden Erkrankungen erforderlich.

37.2 Ileus

Ileus Vollständige oder teilweise Blockade der Darmpassage.

Zwei Formen werden unterschieden:

— **Mechanischer Ileus**: die Darmpassage ist mechanisch blockiert, z. B. durch Briden, Hernien, Tumor

— **Paralytischer Ileus**: entsteht durch Lähmung der Darmmotorik (Peristaltik)

Unterscheidung nach der Lokalisation: Dünndarmileus und Dickdarmileus.

■ **Mechanischer Ileus**

Die häufigsten **Ursachen** sind:

— Verwachsungen nach Laparotomien

— Inkarzerierte Hernie

— Tumoren

— Invagination bei Kleinkindern

— Mekoniumileus und Atresie bei Neugeborenen

37

Dünndarmileus Die Darmwand wird überdehnt und kann kein Wasser mehr resorbieren. Die Folgen sind:

- Hohe Flüssigkeitsverluste in das Darmlumen und in die Darmwand → Hypovolämie und Hypotonie bis hin zum Schock
- Bei proximaler Lokalisation auch massive Elektrolytverluste

> Folgen des Dünndarmileus: Entwässerung (Dehydratation) mit Hypochlorämie, Hypokaliämie und metabolischer Azidose.

Dickdarmileus

- Störungen des Wasser- und Elektrolythaushalts sind meist nicht so stark ausgeprägt wie beim Dünndarmileus.
- Der Darm wird zunehmend gedehnt und dadurch die Durchblutung mehr und mehr eingeschränkt.

Komplikationen:

- Nekrose und Perforation des Darms
- Peritonitis und Sepsis

- **Paralytischer Ileus**Dehydratation
Die wichtigsten **Auslöser** sind:

- Hypokaliämie durch Verluste aus Dünndarmfisteln oder durch mechanischen Ileus
- Peritonitis
- Intraabdominelle Blutungen
- Mesenterialvenenthrombosen, Mesenterialinfarkt
- Wirkung von Medikamenten
- Metabolische Entgleisungen, z. B. Coma diabeticum, Leberkoma, Urämie
- Schwerer Eiweißmangel (Hypoproteinämie), z. B. bei Kachexie

Postoperativer Ileus

- Jede Laparotomie irritiert den Darm und führt zur Darmparalyse
- Die Paralyse hält bei unkompliziertem Verlauf meist 2–3 Tage an
- Danach nimmt der Darm seine Motilität meist spontan wieder auf

37.2.1 Klinisches Bild und Diagnostik

Im Allgemeinen gilt: je höher das Passagehindernis, desto ausgeprägter die Symptome und Zeichen des postoperativen Ileus.

- **Typische Zeichen**
- Schwerer, intermittierender Bauchschmerz, meist relativ akut einsetzend; bei Dünndarmileus im Epigastrium und um den Nabel herum, beim Dickdarmileus im Unterbauch
- Aufgetriebenes Abdomen (meist nicht bei hohem Dünndarmileus)
- Erbrechen im Schwall (gallig bei hohem Dünndarmileus)
- Stuhlverhaltung und Blähungen

- **Diagnostik**
- Auskultation des Abdomens: Spritzgeräusche durch Hyperperistaltik bei mechanischem Ileus; vollkommene Stille bei paralytischem Ileus
- **Abdomenleeraufnahme**: Flüssigkeitsspiegel im Dünn- oder Dickdarm; Luftspiegel im Dünndarm sind ebenfalls pathologisch, in Magen- und Dickdarm hingegen normal.
- **Sonographie des Abdomens**: Nachweis freier Luft oder Flüssigkeit, Pendelperistaltik
- **CT des Abdomens**: mögliche Befunde: Perforation, Divertikulitis, Darmischämie, Entzündungen, Lokalisation des Darmverschlusses

- **Welche Komplikationen können auftreten?**
- Hypovolämie, Schock
- Metabolische Azidose durch Verlust von Bikarbonat über den Darm
- Sepsis, ARDS

37.2.2 Behandlung

- Der mechanische Ileus wird operativ behandelt, der paralytische zunächst konservativ.
- Ziel ist die Beseitigung der zugrunde liegenden Ursache und der Darmüberdehnung.

◾ **Grundzüge der Ileusbehandlung**
- Sofortiges chirurgisches Konsil
- Keine orale Nahrungszufuhr
- Entlastung (Dekompression) des Darms durch Magensonde mit Ableiten des Magensafts sowie Einlauf und Darmrohr
- Ausgleich der Flüssigkeits-, Elektrolyt- und Eiweißverluste
- Bei paralytischem Ileus: hohe Einläufe, medikamentöse Steigerung der Peristaltik durch Parasympathikomimetika (z. B. Prostigmin)
- Bei Versagen der konservativen Maßnahmen bzw. bei mechanischem Ileus diagnostische Laparotomie mit Beseitigung des Passagehindernisses und Absaugen des Darminhalts; bei paralytischem Ileus Absaugen des Darms über eine Miller-Abbot-Sonde

◾ **Postoperative Maßnahmen**
- Zunächst den Magen weiter absaugen
- Keine orale Nahrungs- und Flüssigkeitszufuhr
- Medikamentöse Stimulation des Darms
  - Direkt postoperatiav, wenn der Darm nicht eröffnet wurde
  - Am 2. oder 3. postoperativen Tag, wenn der Darm eröffnet oder eine Anastomose angelegt wurde

37.3 Peritonitis

Peritonitis Diffuse oder umschriebene Entzündung des Bauchfells (Peritoneums). Sie ist oft die Folge anderer Erkrankungen des Abdomens und kann zu einer lebensbedrohlichen Sepsis führen. Unterschieden werden:

- **Primäre Peritonitis**: durch hämatogene Streuung bei systemischer Entzündung
- **Sekundäre Peritonitis**: durch Darmperforation oder Durchwanderung

37.3.1 Ursache und Pathophysiologie

- Die diffuse Peritonitis ist eine gefürchtete Komplikation aller intraabdominellen Eingriffe.
- Sie kann durch Bakterien hervorgerufen werden oder durch chemisch-toxische Faktoren (abakterielle Form).

◾ **Häufige Ursachen**
- Perforation von Appendix, Magen-Darm-Trakt, Gallenblase, Harnblase und Uterus
- Durchwanderung von Bakterien und Toxinen bei anhaltendem Ileus
- Anastomosendehiszenz nach gastrointestinalen Eingriffen. Die Peritonitis kann durch Bakterien hervorgerufen werden oder abakteriell durch chemisch-toxische Faktoren entstehen, wobei die abakteriellen Formen meist rasch bakteriell infiziert werden.

◾ **Was sind die Folgen?**
- Ödem des Peritoneums mit Hypovolämie und Störungen der Hämodynamik bis hin zum hypovolämischen Schock
- Ausgeprägte systemische Entzündungsreaktion
- Schwere Sepsis mit respiratorischer Insuffizienz, Nierenversagen, Leberinsuffizienz

37.3.2 Klinisches Bild und Diagnostik

◾ **Typische Zeichen**
Klinisch bestehen die **Zeichen eines akutes Abdomens**:
- Bauchschmerzen

- Abwehrspannung, brettharter Bauch
- Körperliche Schonhaltung
- Paralytischer Ileus mit abgeschwächten Darmgeräuschen, geblähtem Abdomen, Erbrechen und Stuhlverhalt

◾ **Diagnostik**
Sie basiert auf 4 grundlegenden Maßnahmen
- **Anamnese erhebung**
- **Körperliche Untersuchung des Abdomens**
- **Labor:**
  - Entzündungswerte
  - Funktionsparameter der Abdominalorgane und anderer Organe
  - Blutkulturen, bakteriologische Untersuchung von Drainageflüssigkeit, Fisteln, Aszites
- **Bildgebende Diagnostik**
  - Röntgenaufnahme des Abdomens und des Thorax
  - Ultraschall des Abdomens
  - Computertomographie des Abdomens
- Bei nicht eindeutig zu klärender Ursache des Krankheitsgeschehens: Laparoskopie oder Probelaparotomie.

◾ **Differenzialdiagnose**
Immer an andere Erkrankungen denken, die eine umgehende Laparotomie erfordern, z. B.
- Intraabdominelle Blutungen
- Perforation von Bauchorganen
- Intraabdominelle Abszesse
- Appendizitis
- Mechanischer Ileus

37.3.3 Behandlung

- Die **primäre Peritonitis** wird konservativ mit Antibiotika behandelt.
- Die **sekundäre Peritonitis** interventionell (sonographische Drainageneinlage) oder chirurgisch (Laparoskopie/Laparotomie)

> **Sekundäre Peritonitis: 3 Säulen der Behandlung**
> - Chirurgische Herdsanierung
> - Antibiotikatherapie
> - Intensivmedizinische Behandlung der Sepsis

◾ **Praktisches Vorgehen**
- Magensonde einführen, keine orale Flüssigkeits- und Nahrungszufuhr
- Analgesie und Sedierung unter Berücksichtigung der Herz-Kreislauf-Funktion
- Schockbehandlung: Volumensubstitution und Ausgleich von Eiweiß- und Elektrolytverlusten
- Stützung der Herz-Kreislauf-Funktion, z. B. mit Noradrenalin, Dobutamin
- Beseitigung von Störungen des Elektrolyt- und Säure-Basen-Gleichgewichts
- Stimulation des Magen-Darm-Trakts, z. B. mit Parasympathikomimetika
- Heparin zur Thromboseprophylaxe
- Hochdosierte Antibiotikatherapie
- Parenterale Ernährung unter Berücksichtigung des Hyperkatabolismus
- Frühzeitig maschinelle Unterstützung der Atmung sowie PEEP
- Frühzeitige Behandlung der Niereninsuffizienz, rechtzeitige Dialysetherapie des akuten Nierenversagens

37.3.3.1 Chirurgische Akutmaßnahmen

Ziel: Umgehende Ausschaltung des Infektionsherds

◾ **Diffuse Peritonitis**
- Absaugen von Eiter
- Umfangreiche Spülung des Abdomens: 4-Quadranten-Drainage. Die Spülung erfolgt individuell als:
  - Kontinuierliche geschlossene Peritonealspülung

– Dauerspülung bei offenem Abdomen
– Programmierte Etappenlavage

- **Vorgehen bei Perforationen:**
- Übernähung der Leckage
- Resektion des betroffenen Darm-
  abschnitts mit Anlage einer Anastomose
- OP nach Hartmann: Anlage eines end-
  ständigen Stomas mit Blindverschluss
  des distalen Darmabschnitts
- Drainageanlage zur Fistelbildung

37.4 Postoperative Nachblutung

- **Häufigste Ursachen**
- Ungenügende intraoperative Blutstillung. Die Blutung tritt meist direkt
  nach der Operation auf.
- Arrosionsblutungen bei Gefäß-
  schädigungen: treten im späteren Verlauf auf
- Störungen der Blutgerinnung: können
  Folge oder Auslöser der Nachblutung sein

- **Diagnose**
- Schwierig, wenn kein Blut aus Sonden
  oder Drainagen abläuft.
- Zeichen des intravasalen Volumenmangels treten meist erst auf, wenn größere Mengen verloren worden sind.

Hinweise sind:
- Tachykardie, Blutdruckabfall
- Hb-Abfall
- Äußere Blutungszeichen: Vermehrter
  Blutaustritt aus Wunden, Sonden und
  Drainagen

Apparative Diagnostik: Ultraschall des Abdomens, Abdomen-CT

- **Behandlung**
- Hängt ab vom Ausmaß der Blutverluste,
  der Hämodynamik und von der Wirksamkeit des Volumenersatzes.

37.5 Kompartmentsyndrom

- **Definition**
- Anhaltend erhöhter Druck im Abdomen
  von mehr als 25 mmHg (normal: ca.
  5–10 mmHg) mit Funktionsstörungen
  eines oder mehrerer Organsysteme
- Abnahme des intraabdominellen Perfusionsdrucks auf weniger als 50 mmHg
  mit gleichzeitig bestehendem Ein- oder
  Mehrorganversagen

- **Häufigste Ursachen**
- Bauchtrauma
- Packing intraabdomineller Blutungen
- Massivtransfusionen
- Infektionen: Peritonitis, Pankreatitis,
  Abszess
- Mechanischer und paralytischer Ileus
- Narbenhernie
- Stark positive Flüssigkeitsbilanz (Über-
  wässerung)
- Verbrennungskrankheit

- **Organfunktionsstörungen**
Durch den anhaltend erhöhten Druck
kommt es zur Minderdurchblutung von Or-
ganen und Organsystemen mit funktionel-
len Störungen und Schäden:
- Respiratorische Insuffizienz
- Abfall des HZV
- Abnahme der Nierendurchblutung und
  prärenales Nierenversagen
- Abnahme der Splanchnikusdurchblu-
  tung
- Schädigung der Leber

- **Diagnose**
- Kontinuierliche Messung des Harn-
  blasendrucks über einen Druckaufnehmer im Basenkatheter

- **Behandlung**
- Umgehende dekompressive Laparo-
  tomie ist das Verfahren der Wahl.
- Bauchdecke wird sekundär verschlossen.

37

37.6 Blutung

- In das das Darmlumen (intraluminal)
- In die Bauchhöhle (intraperitoneal)
- In 90 % der Fälle ist der obere Gastrointestinaltrakt betroffen.

37.6.1 Ursachen

- **Obere Gastrointestinalblutung**
- Ulcus duodeni und Magenulkus
- Magenkarzinom
- Ösophagusvarizen
- Stressblutungen der Magen- und Duodenalschleimhaut
- Antikoagulanzientherapie, Thrombozytenaggregationshemmer

Die Mehrzahl der Ulkusblutungen ist venös, etwa 30 % arteriell bedingt

- **Untere Gastrointestinalblutung**
- Intraluminal
  - Darmtumor
  - Divertikulitis
  - Colitis ulcerosa
- Blutung in die Bauchhöhle
  - Milz- und/oder Leberruptur,
  - Ruptur eines Bauchaortenaneurysmas,
  - Aufgehen von Gefäßligaturen nach intraabdominellen Eingriffen

Die pathophysiologischen Veränderungen bei akuter Gastrointestinalblutung entstehen v. a. durch den sich entwickelnden **hämorrhagischen Schock**.

37.6.2 Klinisches Bild und Diagnose

- **Klinische Zeichen**
- **Oberer Gastrointestinaltrakt**: Bluterbrechen (Hämatemesis), Blutungen aus Mund und Nase
- **Unterer Gastrointestinaltrakt**: Teerstuhl (Meläna), Blutstuhl
- Bei entsprechenden Blutverlusten: Zeichen des hämorrhagischen Schocks, besonders Tachykardie und Blutdruckabfall (Einzelheiten ▶ Kap. 41).

- **Diagnostik bei oberer Blutung**
- Magensonde legen und Blut ableiten
- Blutverlust einschätzen: Blutdruck, Herzfrequenz, Hämoglobin, Hämatokrit; damit verbunden: Blutgruppenbestimmung, ausreichend EK bereitstellen
- **Notfallendoskopie**: Ösophagogastroskopie, frühzeitig indiziert,
  bei schwerer Blutung wegen der Aspirationsgefahr möglichst beim endotracheal intubierten Patienten durchführen!
- Evtl. CT und Angiographie
- Einschätzung des Blutverlusts

- **Diagnostik bei unterer Blutung**
- Inspektion der Analgegend, Rektoskopie, Koloskopie, evtl. CT, Angiographie
- Blutverlust einschätzen: Blutdruck, Herzfrequenz, Hämoglobin, Hämatokrit; damit verbunden: Blutgruppenbestimmung, ausreichend EKG bereitstellen

■ **Diagnostik bei intraperitonealen Blutungen**

Typische klinische **Zeichen** sind:
- Bauchdeckenspannung und Bauchschmerzen
- Zunahme des Bauchumfangs
- Zeichen des hämorrhagischen Schocks

Sicherung der Diagnose:
- Sonographie
- Abdominale Lavage
- Laparoskopie (z. B. bei verdächtigem Lavagebefund) oder Probelaparotomie

37.6.3 Behandlung

Die akute Gastrointestinalblutung ist ein Notfall, der eine Intensivüberwachung und – je nach Schweregrad – eine Intensivtherapie erfordert.

❯❯ Bei hämodynamischer Instabilität oder Schock ist der sofortige Volumenersatz mit kristalloiden Lösungen erforderlich, noch vor der Endoskopie!

37.6.3.1 Vorgehen im Notfall
- Mindestens 2 großlumige **Venenkanülen** für den Blutersatz
- **Zentraler Venenkatheter** für Blutentnahmen und Messung des zentralen Venendrucks
- **Arterielle Kanüle** und invasive Blutdruckmessung
- **Laborwerte**: Hämoglobin, Hämatokrit, Laktat, Elektrolyte, Gerinnungsstatus, Harnstoff und Kreatinin, Blutgruppe und Kreuzprobe
- Einführen einer **Magensonde** zu diagnostischen und therapeutischen Zwecken (Absaugen des Blutes), Klarspülen des Magens
- **Blut- bzw. Volumenersatz** (isotone Elektrolytlösung, EK, FFP, Gerinnungspräparate) entsprechend dem Schweregrad des hämorrhagischen Schocks. Angestrebte Hb-Werte 7–9 g/dl
- Bei (nichtvariköser) oberer gastrointestinaler Blutung: Protonenpumpenhemmer als 80-mg-Bolus i. v.
- Bei schwerem Schock endotracheale Intubation und Beatmung, ebenso bei deutlich erhöhtem Aspirationsrisiko
- Bei Angst, Aufregung und Schmerzen: Sedierung und Analgesie unter Berücksichtigung der Herz-Kreislauf-Funktion
- Nach Stabilisierung des Blutdrucks (Mitteldruck >65 mmHg) und der Herzfrequenz: Endoskopie zur Sicherung und Ausschaltung der Blutungsquelle. Bei erhöhtem Aspirationsrisiko vorher endotracheal intubieren!
- Wenn endoskopische Blutstillung nicht möglich: umgehende Laparotomie; bei konservativ nicht beherrschbarer Blutung auch vor Stabilisierung der Hämodynamik.

37.6.3.2 Behandlung der Ulkus- und Erosionsblutung
- Meist endoskopisch
- Operativ nur, wenn der Kreislauf mit Volumenersatz nicht stabilisiert werden kann

■ **Praxis**
- Magensonde einführen und regelmäßig klarspülen. 24 h nach Aufhören der Blutung: Antazida instillieren
- Volumen- bzw. Blutersatz,
- Endoskopische Blutstillung durch lokale Injektionsverfahren, z. B. Adrenalin (1:10.000–100.000), Thermokoagulation oder Hämoclip oder kombiniert
- Chirurgische Therapie: bei anhaltender Blutung und Transfusionsbedarf von mehr als 3 EK/Tag.

37.7 Mesenterialinfarkt

Mesenterialinfarkt Nekrose des Darms, ausgelöst durch einen Verschluss der Mesenterialarterien oder -venen.

- **Ursachen**
- In der Regel Thrombosen, am häufigsten mit Verschluss der A. mesenterica superior
- Selten: thrombotischer Verschluss der Mesenterialvenen, Aortenaneurysma

- **Klinisches Bild**
- Oft sind Gefäßpatienten betroffen
- Zunehmende Bauchschmerzen
- Paralytischer Ileus und Peritonitis

- **Diagnostik**
- Anamnese: Risikofaktoren
- DSA: Verfahren der Wahl
- Sonographie und Röntgenbild des Abdomens
- Farbduplex der Mesenterialgefäße
- Explorative Laparotomie

- **Behandlung**
- Antikoagulation mit Heparin
- Analgesie
- Stabilisierung der Hämodynamik
- Operativ: Embolektomie, bei Infarzierung: Resektion des betroffenen Darmabschnitts

Pflege im Fokus
- Schweres Krankheitsbild mit hoher Letalität
- Maschinelle Atemunterstützung, Analgosedierung
- Anfangs parenterale Ernährung, bis Darmtätigkeit wieder in Gang kommt
- Second-look-OP möglich

37.8 Schwere akute Pankreatitis

Schwere akute Pankreatitis Akute Entzündung der Bauchspeicheldrüse

> Intensivmedizinisch ist die hämorrhagisch nekrotisierende Form von Bedeutung, weil sie mit schweren Störungen der Herz-Kreislauf-Funktion und anderer Organfunktionen verbunden ist und häufig tödlich verläuft.

- **Ursachen**
- Biliär (Erkrankungen der Gallenwege): Choledocholithiasis
- Alkoholabusus
- Weitere, aber seltene Faktoren, z. B. Medikamente, nach ERCP, posttraumatisch, postoperativ

37.8.1 Klinisches Bild und Diagnose

- Das klinische Bild und die erhöhte Serumlipase oder Isoamylase sind diagnostisch wegweisend.
- Das Abdomen-CT mit Kontrastmittel sichert die Diagnose.

Typisch sind heftige **Oberbauchschmerzen**, die in Schulter oder Rücken ausstrahlen können. Hinzu kommen:
- Erbrechen
- Aufgeblähtes Abdomen (v. a. Oberbauch) mit Abwehrspannung: Gummibauch
- Ileus
- Schock

- **Laborwerte**
- Serumlipase und Isoamylase stark erhöht
- CRP: bei schwerer nekrotisierenden Pankreatitis: >15 mg/dl

- Kalzium erniedrigt
- Blutzucker erhöht
- Metabolische Azidose
- LDH erhöht
- Laktat im Blut erhöht
- Störungen des Elektrolytgleichgewichts

■ **Weitere Diagnostik**
- Kontrolle des Bauchumfangs
- Röntgenaufnahme des Abdomens (leer)
- Ultraschall des Abdomens (wenig geeignet bei überblähtem Kolon)
- Computertomographie des Abdomens mit Kontrastmittel

■ **Komplikationen**
Je nach Schweregrad der Erkrankung können folgende typische **Komplikationen** auftreten:
- Akute respiratorische Insuffizienz (Häufigkeit bis zu 60 %)
- Linksseitiger Pleuraerguss
- Akutes Nierenversagen (Häufigkeit bis zu 80 %)
- Disseminierte intravasale Gerinnung mit Verbrauchskoagulopathie
- Gastrointestinale Blutungen
- Diffuse eitrige Peritonitis, intraabdominelle Abszesse

37.8.2 Behandlung

Die Behandlung ist primär konservativ, nicht chirurgisch.
- Massiver Flüssigkeitsersatz: isotone Elektrolytlösungen, wenn möglich PiCCO-gesteuert, sonst Beginn mit 5–10 m/kgKG/h. Bei Anämie zusätzlich EK
- Stützung der Hämodynamik mit kardiovaskulären Medikamenten
- Ableitung des Magensafts bei paralytischem Ileus
- Unterstützung der Atmung (plus PEEP) bei respiratorischer Insuffizienz
- Analgesie: thorakale Periduralanalgesie oder Opioide i. v.

- Enterale Ernährung über Magensonde so früh wie möglich, dann oraler Kostaufbau
- Sepsisbehandlung
- CVVH bei Nierenversagen
- Substitution von Gerinnungsfaktoren

■ **Chirurgische Therapie**
- Bei Arrosionsblutung, Perforation von Hohlorganen, Obstruktion
- Bei superinfizierten Nekrosen: Nekrosektomie und Anlage von Spüldrainagen. Minimal invasive Interventionen sollen allerdings vorteilhafter sein als die offene Nekrosektomie

Weitere Maßnahmen   Bei biliärer Pankreatitis: ERCP
- Bei Choledocholithiasis: Papillotomie und Steinextraktion,
- Bei Cholezystolithiasis: Cholezystektomie im Intervall.

37.9 Behandlung nach einzelnen abdominellen Operationen

37.9.1 Ösophaguskarzinom

Ösophaguskarzinome sind selten (etwa 1 % der malignen Erkrankungen). Histologisch werden 2 Formen unterschieden: das Adenokarzinom und das Plattenepithelkarzinom.

■ **Welche Patienten sind betroffen?**
Risikofaktoren des Ösophaguskarzinoms:
- Rauchen: Adenokarzinome, Plattenepithelkarzinome
- Alkohol: Plattenepithelkarzinome
- Übergewicht: Adenokarzinome
- Achalasie
- Frühere Strahlentherapie im Hals-Thorax-Bereich
- Stenosen nach Säure- und Laugenverätzungen des Ösophagus

37

- Barrett-Ösophagus beim Adenokarzinom: Adipositas, Refluxkrankheit, Rauchen

Begleiterkrankungen sind häufig und wirken sich ungünstig auf den postoperativen Verlauf aus. Die absolute 5-Jahres-Überlebensrate beträgt ca. 18 %.

■ **Welche Operationen werden vorgenommen?**

Ziel der chirurgischen Resektion ist die vollständige Entfernung des Tumors. Das OP-Verfahren hängt v. a. von der Lokalisation des Tumors ab:
- Totale Gastrektomie mit distaler Ösophagusresektion
- Transthorakale subtotale Ösophagektomie
- Transhiatale abdominozervikale subtotale Ösophagektomie

37.9.1.1 Postoperative Besonderheiten

Nach Zweihöhleneingriffen werden die Patienten in der Regel intubiert und beatmet in die Intensivstation aufgenommen.
- Die frühzeitige Extubation wird angestrebt, um tubusbedingte pulmonale Komplikationen zu vermeiden.
- Bei der Überwachung muss gezielt auf spezifische Komplikationen der Operation geachtet werden.

Auf welche Komplikationen muss geachtet werden?
- **Nachblutung**: Tachykardie, Blutdruckabfall, Hb-Abfall
- **Respiratorische Insuffizienz**: Abfall des paO_2 und der SaO_2
- **Lungenödem**: Abfall des paO_2 und der SaO_2
- **Verletzungen der Trachea oder eines Bronchus**: Hautemphysem, Luftleck bei Beatmung, Fistelvolumen der

---

Thoraxdrainagen, Luft in der zervikalen Easy-Flow-Drainage
- **Anastomoseninsuffizienz**: Kontrolle durch Röntgenaufnahme
- **Rekurrensparese**: kraftloser Hustenstoß

■ **Flüssigkeitszufuhr**

Bei Ankunft in der Intensivstation besteht häufig ein **Volumenmangel,** gekennzeichnet durch niedrige Blutdruckwerte.

Zu beachten

- Die Volumenzufuhr muss vorsichtig erfolgen, um ein Lungenödem zu vermeiden.
- Vasopressoren können die Durchblutung der Anastomosen beeinträchtigen und müssen daher niedrig dosiert werden.

■ **Ernährung**

In der Regel wird bereits intraoperativ eine 3-lumige Ernährungssonde gelegt.
- Zu Beginn nur 20 %-ige Glukoselösung, ab dem 3. Tag totale parenterale Ernährung
- Sondennahrung über den Jejunalkatheter spätestens am dritten postoperativen Tag beginnen
- Bei Magenparalyse oder Pylorospasmus: Magen über das gastrale Sondenlumen drainieren
  Ernährung per os: wenn Speiseröhre dicht

■ **Mobilisierung, Physiotherapie**
- Möglichst am 1. postoperativen Tag beginnen
- Intensive Atemgymnastik, besonders bei vorbestrahlten Patienten und bei Rauchern

- **Drainagenliegedauer**
- Subkutane Redon-Drainage ca. 48 h
- Robinson-Drainage am Hals ca. 5 Tage
- Intraabdominelle Drainage ca. 5–7 Tage
- Intrathorakale Drainage: mindestens bis zum 7. Tag
- Bülau-Drainage bis 5. Tag
- Magensonde bis zum 5. Tag

37.9.1.2 Komplikationen

Komplikationen sind häufig, daher ist eine gezielte Überwachung erforderlich!

- **Zervikale Anastomoseninsuffizienz**

> Relativ häufige Komplikation, die frühzeitig erkannt werden muss, um eine schwere Sepsis zu verhindern.

- **Zeichen** der zervikalen Anastomoseninsuffizienz:
  - Es entweicht Luft über die zervikale Drainage
  - Zervikale Wunde ist gerötet
  - Drainagesekret hat sich verändert
  - Bei Sepsis: hohes Fieber, Anstieg der Entzündungswerte, gesteigerter Flüssigkeitsbedarf, niedriger Blutdruck
- **Therapie**:
  - Bei ungestörter Durchblutung und fehlender lokaler Peritonitis: Übernähung oder Neuanlage der Anastomose
  - Bei gestörter Interponatdurchblutung mit Nekrose: Resektion des Interponats mit linksseitiger Ausleitung des Ösophagus und Anlage einer jejunalen Ernährungssonde

- **Thorakale Anastomoseninsuffizienz**
Diese Komplikation ist nicht von außen zu erkennen.
- **Verdachtszeichen** sind:
  - Fieber
  - Anstieg der Entzündungswerte
  - Plötzliche Herzrhythmusstörungen

- **Therapie**:
  - Endoluminaler Stent über Gastroskopie
  - Bei Sepsis: kein Erfolg: operative Exploration, Therapie der Sepsis

- **Respiratorische Insuffizienz, Pneumonie**
- Atelektasen, Pleuraergüsse und Lungenödem sind häufige Komplikationen, die zur respiratorischen Insuffizienz führen. Oft ist eine maschinelle Atemunterstützung erforderlich.
- Das Pneumonierisiko ist deutlich erhöht, besonders bei Patienten mit Nikotinabusus.

- **Weitere Komplikationen**
- Intraabdominelle Blutung mit Kreislaufinsuffizienz oder Schock
- Hämato-/Seropneumothorax
- Trachealverletzungen
- Pulmonale Aspiration
- Chylothorax
- Rekurrensparese
- Transplantatnekrose
- Insuffizienz der Pyloroplastik, Anastomosenstenose

37.9.2 Magenkarzinom

- Relativ häufiger Tumor mit ungünstiger Prognose (5-Jahres-Überlebensrate ca. 30 %).
- Wichtigster Risikofaktor: Helicobacter pylori.

- **Operation**
Die chirurgische Resektionen ist das Standardverfahren (Ausnahme: endoskopisch resezierbare Frühkarzinome). Grundlegende Operationsverfahren sind:
- Distale subtotale Resektion
- Proximale Resektion
- Totale Resektion des Magens

Rekonstruktionen für die Passage: Roux-Schlinge, Pouch. Der resezierte Anteil muss

37

durch Gastroduodenostomie (Billroth I), Gastrojejunostomie (Billroth II) oder Ösophagogastrostomie überbrückt werden.

■ **Postoperative Besonderheiten und Komplikationen**
━ **Respiratorischen Insuffizienz**, v. a. durch schmerzbedingte Schonatmung und unterdrückten Hustenmechanismus; daher gute Analgesie, z. B. mit Periduralkatheter, Atemtherapie und Physiotherapie
━ **Drainagen**: frisches Blut, galliges Sekret, Luft oder Eiter weisen auf eine Komplikation hin
━ **Ernährungssonden**: nasojejunale Sonde oder Katheterjejunostomie. Können intraoperativ gelegt werden; die Sondenspitze sollte distal der Anastomose liegen
━ **Ernährung**: frühzeitig, aber vorsichtig enteral, d. h. innerhalb von 24 h nach Gastrektomie oder Ösophagektomie. Beginn mit 10–20 ml/h, Abdomen sorgfältig klinisch überwachen. Vorteile der frühen enteralen Ernährung sind: geringere Infektionsrate, kürzerer Krankenhausaufenthalt
━ **Komplikationen**:
  – Nachblutung
  – Anastomoseninsuffizienz
  – Peritonitis
  – Pankreatitis
  – Subphrenische und subhepatische Abszesse
  – Malabsorption, Mangelernährung

37.9.3 Pankreaskarzinom

■ **Operation**
━ Je nach Befund: Radikaloperation oder Palliativeingriff
━ OP möglichst in hierauf spezialisierten Zentren
━ Radikaleingriffe:
  – Pankreaskopfkarzinom: meistens partielle Duodenopankreatektomie mit oder ohne Erhalt des Pylorus
  – Pankreasschwanzkarzinom: Pankreaslinksresektion
  – Pankreaskorpuskarzinome: subtotale Pankreaslinksresektion

■ **Postoperative Besonderheiten**
━ **Diabetes mellitus** und **exokrine Pankreasinsuffizienz** bei totaler Pankreasresektion. Bei Restpankreas evtl. eine vorübergehende diabetische Stoffwechsellage
━ Erhöhte Gefahr der respiratorischen Insuffizienz und des multiplen Organversagens
━ **Drainagen**: mehrmals täglich kontrollieren; Fördermenge und Beschaffenheit dokumentieren
━ Parenterale Ernährung und Infusionstherapie in der ersten Woche, nach 3–5 Tagen, bei **Anastomosendichtigkeit**, Aufbau der enteralen Ernährung. Abführende Maßnahmen, wenn Peristaltik unzureichend

■ **Komplikationen**
━ Nahtinsuffizienz mit Gefahr der Autolyse durch Pankreasenzyme (Diagnose: erhöhte Pankreasenzymwerte in der Drainageflüssigkeit)
━ Nachblutung
━ Peritonitis
━ Nachblutung, Anastomoseninsuffizienz, Peritonitis

37.9.4 Kolon-, Sigma- und Rektumtumoren

■ **Operation**
━ Bei Kolontumor Hemikolektomie rechts oder links
━ bei Sigma- oder Rektumtumoren: Resektion des Sigmas und Rektums
  – **Abdominoperineale Rektumexstirpation**: Resektion von Sigma, Rektum und Anus mit Sphinkterapparat, Ligatur der A. mesenterica

superior, Anlage eines endständigen Anus praeter

■ **Postoperative Besonderheiten**
- Ausreichender Blut- und Flüssigkeitsersatz in der unmittelbaren postoperativen Phase (große Wundfläche)
- Kostaufbau so früh wie möglich, d. h. Beginn am 2. oder 3. Tag: Tee – flüssige Kost – Brei – Vollkost
- Pneumonieprophylaxe
- Die meisten Patienten benötigen nur eine kurze Intensivüberwachung
- **Komplikationen**: Nachblutung, Anastomoseninsuffizienz, Peritonitis, Abszesse

37.9.5 Leberresektionen

Sie erfolgen v. a. bei primären oder sekundären Malignomen der Leber.

■ **Operation**
- Hemihepatektomie rechts oder links: Resektion des rechten oder linken Leberteils entlang der versorgenden Gefäße und Gallengänge
- Links-laterale Segmentresektion: entfernt werden die Lebersegmente II und III
- Erweiterte Hemihepatektomie (Trisektorektomie): die Resektion geht über die Hemihepatektomie hinaus
- Wedge-Resektion: nichtanatomische Resektion kleinerer Metastasen an der Oberfläche
- Anatomische Segmentresektion: Metastasenresektion entlang der Segmentgrenzen

■ **Postoperative Überwachung**
Nach ausgedehnten Leberresektion ist mit **Leberfunktionsstörungen** zu rechnen. Folgende Parameter werden täglich (auch wiederholt) überwacht:
- Leberenzyme
- Bilirubin
- Quickwert/INR (leberabhängige Gerinnungsfaktoren)
- Serumlaktat

Zeichen der akuten Leberfunktionsstörung
- Anstieg der Enzyme SGOT (AST) und SGPT (ALT)
- Anstieg des Serumlaktats
- Abfall des Quickwerts/INR-Anstieg, plötzliche Blutungsneigung
- Abfall des Serumkalziums
- Abfall des Blutzuckers
- Aszites-Zunahme bei Pfortaderthrombose

■ **Postoperative Komplikationen**
- Gallenleckage
- Blutungen im Resektionsbereich
- Thrombosen von Gefäßanastomosen
- Anhaltende Leberfunktionsstörung nach ausgedehnten Resektionen, beginnend am 4.–5. postoperativen Tag:
  - Langsamer Anstieg von Bilirubin und Ammoniak
  - Langsamer Abfall der leberabhängigen Gerinnungsfaktoren

37.10 Transplantation

37.10.1 Lebertransplantation (LTX)

- Häufigste OP-Indikation ist die **Leberzirrhose**.
- Weitere Indikationen sind das akute Leberversagen anderer Ursache wie Vergiftungen oder Virusinfektionen oder ein hepatozelluläres Karzinom.
- Die Dringlichkeit der Operation wird mit dem **MELD-Score** ermittelt. Der Score umfasst 3 Laborparameter:
  - Serumbilirubin
  - Kreatinin
  - INR bzw. Quickwert

37

37.10.1.1 Postoperative Intensivbehandlung und Pflegeschwerpunkte

- Die Patienten werden intubiert und beatmet zur Intensivstation transportiert, sollten aber möglichst wenige Stunden später extubiert werden.
- Der Verlauf ist variabel: ein Teil der Patienten kann nach wenigen Tagen auf die Normalstation verlegt werden, bei anderen treten schwerwiegende Komplikationen auf.

■ Postoperative Beatmung
- Meist nur wenige Stunden erforderlich
- Möglichst nur unterstützte Spontanatmung statt kontrollierter Beatmung
- PEEP max. 8 mbar, um den venösen Abfluss aus der Leber nicht zu behindern

■ Aufrechterhaltung der Hämodynamik
Entscheidend für die Transplantatfunktion ist die optimale Durchblutung des Transplantats und der Abfluss des Blutes. Angestrebt werden folgende Parameter:
- Arterieller Mitteldruck 60–90 mmHg
- Niedriger zentraler Venendruck: 5–10 mmHg für den Abfluss des Blutes aus der Leber
- Ausreichend hoher Herzindex, CI: 2,5–3 l/m^2 KOF (PICCO-Monitoring)
- Niedriger Hämatokrit (Hb 6,5–8,5 g/dl), um Thrombosen in den angeschlossenen Gefäßen zu verhindern

■ Weitere Maßnahmen
- **Volumenersatz**: Volumenverluste werden mit laktatfreien kristalloiden Lösungen ersetzt
- **Blutgerinnung**: Bei anfänglicher Funktionsstörung der Leber wird zu wenig Faktor V gebildet. Fällt die Faktor-V-Konzentration unter 25 % des Normwerts, wird FFP zugeführt, bei AT-III-Mangel (<60 %) auch AT III.
- **Thrombozytenersatz**: Bei schwerem Thrombozytenabfall müssen Thrombozytenkonzentrate transfundiert werden; liegt keine Blutung vor, erfolgt der Thrombozytenersatz bei Werten von <20.000/µl, bei Blutungen dagegen, wenn die Thrombozyten auf <50.000/µl abgefallen sind. Wegen des möglichen Hypersplenismus sollte die „1-h-recovery" der Thrombozyten und so die Wirksamkeit der Transfusion bestimmt werden.
- **Ernährung**: Zunächst wird i. v. ernährt, beginnend am 1. postoperativen Tag mit Glukose und Aminosäuren; ab dem 3. Tag können Fettemulsionen (am besten MCT/LCT) infundiert werden. Mit der enteralen Ernährung über eine intraoperativ platzierte Dünndarmsonde sollte so früh wie möglich begonnen werden.
- **Stressulkusprophylaxe**: Die medikamentöse Stressulkusprophylaxe gilt als obligat.
- **Antibiotikaprophylaxe**: Die Patienten erhalten für 24 h bis maximal 48 h eine Antibiotikaprophylaxe. Außerdem wird für ca. 14 Tage eine selektive Darmdekontamination durchgeführt.
- **Immunsuppression**: Beginn mit CNI plus Kortikosteroide

■ Überwachung der Transplantatfunktion
- Durchblutung des Organs: täglich (auch mehrfach) **Ultraschalluntersuchung**
- **Labor**:
  - INR/Quickwert, Cholinesterase, Albumin
  - Transaminasen, alkalische Phosphatase, γ-GT, LDH
  - Bilirubin

Zeichen der insuffizienten Transplantatfunktion

— **Klinische Hinweise:**
  – Blutungen
  – Instabile Hämodynamik
  – Flüssigkeitseinlagerung, Aszites
  – Portale Hypertension mit Varizenblutung

— **Labor:**
  – Abfall des Quickwerts bzw. Verlängerung der INR, Abfall des Albumins
  – Anstieg von Bilirubin, alkalischer Phosphatase, γ-GT, LDH
  – Fehlender Abfall erhöhter Transaminasen oder erneuter Anstieg

▪ **OP-Komplikationen**
— Blutungen: häufige Komplikation, bedingt durch Gerinnungsstörungen, intraoperative Verletzungen
— Funktionsstörungen der transplantierten Leber
— Infektionen: Haupttodesursache; 40–50 % durch Bakterien bedingt, 30 % durch Viren
— Respiratorische Insuffizienz, meist durch Pneumonie
— Nierenversagen
— Thrombosen der A. hepatica. Sie müssen umgehend revidiert werden
— Pfortaderstenosen, Pfortaderthrombosen
— Neurologische Störungen: Delir, Hirnblutungen, pontine Myelinolyse
— Stenosen der Gallenwege im Bereich der Anastomose, Anastomoseninsuffizienz oder -leckage
— Akute Abstoßungsreaktion, nach 5–30 Tagen
  – Zeichen: Fieber, Bauchschmerzen, Hepatosplenomegalie, Enzymanstieg
  – Die Diagnose wird durch Leberbiopsie gesichert.
  – Therapie: Kortikosteroide

37.10.2 Nierentransplantation(NTX)

— Versorgung in einem speziellen „Transplantationszimmer", das durch einen „halbseptischen" Vorraum betreten wird
— Dauer der Überwachungsphase etwa 10 Tage; danach Verlegung auf die Normalstation

37.10.2.1 Postoperative Routinebehandlung

— In der Regel werden die Patienten extubiert und spontan atmend auf die IMC übernommen.
— Im Mittelpunkt steht die Überwachung des Flüssigkeits- und Elektrolythaushalts, der Nierenfunktion und der Vitalparameter.

▪ **Flüssigkeits- und Volumentherapie**
— Die postoperative Volumen- und Flüssigkeitstherapie richtet sich bei unkompliziertem Verlauf v. a. nach der Funktion der transplantierten Niere.
— Bei zahlreichen Patienten tritt kurz nach der Transplantation eine Polyurie auf, die etwa 1–3 Tage anhält, während bei etwa 30 % eine Oligurie/Anurie zu beobachten ist.
— Bei **Polyurie**: genaue Flüssigkeitsbilanzierung und ein angepasster Volumenersatz einschließlich der Elektrolyte (v. a. von Na$^+$).
— Bei **Oligurie/Anurie**: die Flüssigkeitszufuhr darf die Ausfuhr um nicht mehr als 500–600 ml überschreiten. Verluste über Sonden und Drainagen und von Blut müssen gesondert berücksichtigt werden. Außerdem muss nach der Ursache gesucht werden; in Frage kommen v. a.
  – Hypovolämie
  – Abstoßungsreaktion
  – Chirurgische Komplikationen
  – Akutes Nierenversagen

37

Überwachung der Transplantat-funktion
- Urinvolumen
  - 1- bis 2-stündlch, mindestens in den ersten 24 h postoperativ
  - Täglich, bis die Nierenfunktion stabil ist
- Tägliche Laborwerte: Harnstoff, Serum-Kreatinin(-Clearance), Serumelektrolyte, Hb, Hkt, Leukozyten, Blutgasanalyse; Urin: Elektrolyte, Kreatinin, Proteinurie
- Sonographie des Transplantats: 4–5 h nach OP, dann 1-mal täglich bis einschließlich Tag 4, danach jeden zweiten Tag oder bei Auffälligkeiten

■ **Immunsuppression**

Um die Abstoßung des NTX zu verhindern, beginnt die Immunsuppression perioperativ mit CNI, Antiproliferativum und Kortikoid plus Interleukin-2-Rezeptor-Antagonist oder T-Zell-Antikörper.

37.10.2.2 Postoperative Komplikationen

■ **Transplantatfunktionsstörung**

Die frühe Funktionsstörung des Transplantats tritt meist nur vorübergehend auf. Wesentliche **Ursachen**:
- Volumenmangel
- Phasen zu niedrigen Blutdrucks

- Thrombosen, Embolien oder Stenosen an den Gefäßanschlüssen des Transplantats

■ **Komplikationen, die chirurgisch behandelt werden müssen**
- Nachblutung mit hämorrhagischem Schock
- Anurie aufgrund einer Harnfistel
- Akutes Abdomen, z. B. durch Nahtdehiszenz, Perforation, intraoperative Verletzungen von Nachbarorganen usw.

❯ Tritt bei diesen Komplikationen ein akutes Nierenversagen auf, muss frühzeitig dialysiert werden.

■ **Weitere Komplikationen**
- Störungen der Herz-Kreislauf-Funktion, meist als Herzrhythmusstörungen oder Herzinsuffizienz (Ursachen: KHK, Elektrolytstörungen, Myokardkalzinose durch Hyperparathyreoidismus)
- Respiratorische Insuffizienz
- Zerebrale Störungen: Somnolenz, Krämpfe
- Akute Abstoßungsreaktion
- Septische Komplikationen

■ **Akute Abstoßungsreaktion**
- Tritt bei bis zu 1/3 der Patienten in den ersten 3 Monaten nach der Transplantation auf.
- Die Diagnose wird mit Biopsie gesichert.

Polytrauma/ Schwerverletzter

Inhaltsverzeichnis

© Springer-Verlag GmbH Deutschland, ein Teil von Springer Nature 2022
R. Larsen, *Wissens-Check Intensivmedizin für die Fachpflege*,
https://doi.org/10.1007/978-3-662-65062-2_38

38.1   In Kürze

Berlin-Definition des Polytraumas Relevante Verletzung mindestens zweier Körperregionen mit einem Abbreviated Injury Score (AIS) von ≥3 und zusätzlich mindestens einem der folgenden Parameter:
— Alter >70 Jahre
— Systolischer Blutdruck <90 mmHg
— Bewusstlosigkeit am Unfallort (GCS ≤8)
— Azidose (BE ≤-6 mmol/l)
— Koagulopathie (PTT ≥40 s, INR ≥1,4)

Polytrauma: Anatomische Definition
— Verletzung einer Körperhöhle und zweier langer Röhrenknochen oder
— Verletzung zweier Körperhöhlen

Polytrauma: Physiologische Definition
— Mehrere, gleichzeitige Verletzungen, von denen mindestens eine lebensbedrohlich ist

■ **Typische Ursachen**
— Verkehrsunfälle (über 80 %); betroffen sind v. a. jüngere Menschen
— Sturz aus großer Höhe
— Arbeitsunfälle
— Freizeitunfälle

■ **Verletzungsmuster/Häufigkeiten bei Patienten mit einem AIS ≥3:[1]**
— Thorax: 46 %
— Kopf: 45 %
— Extremitäten: 28 %
— Abdomen: 12 %
— Mehr als eine Körperregion: 29 %
— Letalität behandelter Patienten: 9,5 %

■ **Komplikationen während der Intensivbehandlung**
— Infektionen und Sepsis
— Blutungen
— Akutes Nierenversagen

1   Deutsche Gesellschaft für Unfallchirurgie: Traumaregister Jahresbericht 2020 ▶ http://www.auc-online.de.

— Respiratorische hypoxämische Insuffizienz, ARDS
— Thrombose, Embolie

■ **Verlauf**
— Der Verlauf ist abhängig vom Schweregrad der Verletzung, dem Verletzungsmuster, den Vorerkrankungen und dem Lebensalter außerdem von einer frühzeitigen Erstversorgung.
— Durchschnittliche Beatmungsdauer: 9 Tage
— Durchschnittliche Intensivbehandlungsdauer: 11 Tage

■ **Auswirkungen des Polytrauma**
Zu unterscheiden ist zwischen Primärschaden (first hit) und Sekundärschäden (second hit).
— Der **Primärschaden** bezeichnet das jeweilige – nicht rückgängig zu machende – Verletzungsmuster.
— **Sekundäre Schäden** treten erst im Verlauf der Behandlung auf. Sie führen zu einer schweren Störung des gesamten Organismus.

■ **Pathophysiologie**
Drei Phasen lassen sich unterscheiden:
— **Initialphase**: lebensbedrohliche hämodynamische, respiratorische und metabolische Störungen direkt nach dem Trauma, bestimmt durch folgende Faktoren: hämorrhagischer Schock, Gerinnungsstörung, Hypothermie, Ausmaß der Weichteilverletzungen
— **Frühe Schädigungsphase**: Organschäden, die in den ersten 24 h nach dem Trauma auftreten. Auslöser: Blutverluste mit Störungen der Mikrozirkulation und die Freisetzung von Mediatoren, Schädigung des Endothels, Steigerung der Permeabilität mit Flüssigkeitsverlusten in das Interstitium (Permeabilitätsödem)
— **Späte Schädigungsphase**: Verschlechterung des Zustands nach ca. 3–5 Tagen durch Sepsis mit entsprechenden Störungen verschiedener Organfunktionen

38

38.2 Erste klinische Versorgung

38.2.1 Diagnostik

- Sofort: Vitalfunktionen: Atmung, Herz-Kreislauf, neurologischer Status
- Sofort: vollständige körperliche Untersuchung des entkleideten Verletzten
- Röntgen: Brustkorb, Becken, Halswirbelsäule
- Spiral-CT
- Erste Laborwerte:
  - Blutbild
  - Blutgruppe
  - Kreuzblut
  - Blutgerinnung
  - Elektrolyte
  - Blutgasanalyse
  - Laktat
  - Hepatitisserologie
  - Blutalkohol
  - Drogenscreening
  - Medikamentenspiegel

> Die stationäre Erstbehandlung des Polytraumatisierten erfolgt im Schockraum durch Spezialisten verschiedener Fachdisziplinen. Der Ablauf ist standardisiert. Lebensbedrohliche Verletzungen werden sofort chirurgisch versorgt, weitere Verletzungen, wenn die Vitalfunktionen stabilisiert worden sind

38.2.2 Operative Behandlungsphasen

Operative und intensivmedizinische Behandlung gehen beim Polytrauma Hand in Hand.

- **Operative Behandlungsphasen beim Polytrauma**
- **Notfalloperationen mit vitaler Indikation** (Aufnahmetag)
  - Kontrolle von Blutungen
  - Zunehmendes neurologisches Defizit, z. B. Anstieg des intrakraniellen Drucks, Querschnittlähmung
  - Stabilisierung von Frakturen
  - Kontrolle möglicher Sepsisherde, z. B. perforierte Hohlorgane
  - Kompartmentsyndrom
- **Dringliche Operationen, Eingriffe für die Kontrolle von Entzündungsreaktionen** (Tag 2–4)
  - Wundspülungen
  - Abtragung von Nekrosen
  - Second-look-Operation
  - Sekundärnaht
- **Frühe elektive (rekonstruierende) Operationen** (ab Tag 5)
  - Osteosynthese: Fixateur externe, Platte, Marknagel
  - Gelenkoperationen, Rekonstruktion von Knorpel und Bändern
  - Spalthauttransplantationen

38.3 Intensivtherapie

38.3.1 Aufnahme des Patienten in die Intensivstation

- Was ist wichtig?
- Den Patienten rechtzeitig auf der Intensivstation ankündigen und – sobald bekannt – das Verletzungsmuster mitteilen
- Den Bettplatz vollständig vorbreiten
- Kardiovaskuläre Medikamente richten, da fast immer erforderlich, ebenso Infusionslösungen
- Für unterkühlte Patienten ein Wärmegerät bereitstellen
- Übergabe durch den Transportarzt an das Team der Intensivstation
- Immer an noch nicht erkannte Verletzungen denken (bei ca. 12 % der Patienten)

Übergabe des Polytraumatisierten auf der Intensivstation

- Vorgeschichte: kurze Beschreibung einschließlich anfänglichem Polytraumaschlüssel, Glasgow-Koma-Skala und Rettungszeit
- Diagnosen mit Einschätzung der Verletzungsschwere
- Behandlung: bisher durchgeführte Operationen
- Perioperativer Verlauf:
  - Blutdruck, Herzfrequenz
  - Neurologische Funktionen, cCT-Befunde
  - Blutverluste und Volumenersatz, Blutprodukte
  - Blutgerinnung
  - Beatmung mit arteriellen Blutgaswerten
  - Urinausscheidung
  - Metabolismus
  - Körpertemperatur
  - Laborwerte
  - Komplikationen
- Geplantes Vorgehen: erweiterte Diagnostik, Second-look-Operationen

- Bei instabilen Patienten PiCCO-Katheter und -monitoring
- Kontinuierliche Temperaturmessung
- Volumentherapie, oft zusätzlich Blutprodukte und Gerinnungsfaktoren erforderlich
- Analgosedierung
- Kontrolle der Urinausscheidung. Rhabdomyolyse durch Muskeltrauma?
- Kontrolle und Sicherung der Drainagen
- Laborkontrollen:
  - Blutgasanalyse
  - Kleines Blutbild
  - Gerinnungsparameter
  - Elektrolyte, Nierenwerte
  - Leberwerte
  - Troponin und andere Herzenzyme, Myoglobin bei Thoraxtrauma, Muskeltrauma, Herzkontusion
  - Lipase, Amylase und Leberwerte bei Abdominaltrauma
  - Schwangerschaftstest: bei gebärfähigen Frauen
  - Bei Bedarf: toxikologisches Screening

38.3.2 Intensivpflege direkt nach der Aufnahme

> Direkt nach der Aufnahme müssen die Herz-Kreislauf-Funktion und die Beatmung des Patienten der sichergestellt werden!

- Anschluss des Beatmungsgeräts und Einstellung lungenprotektiver Beatmungsparameter
- Anschluss des Standardmonitors plus invasive Blutdruckmessung, ZVD
- Kardiovaskuläre Medikamente: meist erforderlich

38.3.3 Stabilisierung der Herz-Kreislauf-Funktion und der Blutgerinnung

- Anfangs steht ein **Volumenmangel** im Vordergrund, bedingt durch Blutverluste und Flüssigkeitsverluste in das Interstitium
- Oft ist der Volumenmangel durch Unterkühlung des Patienten und periphere Vasokonstriktion maskiert und erst mit beginnender Wiedererwärmung zu erkennen
- Der Volumenmangel wird mit plasmaisotonen Vollelektrolytlösungen behandelt

38

- Massive Blutverluste werden mit Erythrozytenkonzentraten, Frischplasma/Fibrinogen und Gerinnungspräparaten ersetzt. Angestrebt wird ein Hb-Wert von 7–9 g/dl
- Oft sind außerdem positiv inotrope Substanzen (Dobutamin) und Vasopressoren (Noradrenalin) erforderlich, um den Blutdruck zu stabilisieren

38.3.3.1 Traumainduzierte Koagulopathie(TIK)

Das schwere Polytrauma löst eine eigenständige Störung der Blutgerinnung aus, die sog. traumainduzierte Koagulopathie.

- **Klinische Zeichen der TIK**
- Nichtchirurgische, diffuse Blutungen aus Schleimhaut, Serosa und Wundflächen
- Blutungen aus den Einstichstellen von Gefäßkathetern, aus Blasenkathetern oder Magensonden

- **Diagnose**
- Klinische Zeichen
- Gerinnungslaborwerte, ROTEM, Multiplat usw.

- **Behandlung**
- Frischplasma
- Fibrinogen
- PPSB
- Thrombozytenkonzentrate
- Tranexamsäure
- Bei massiver Blutung: EK ab Hb-Werten von 9–10 g/dl, da eine Anämie die Blutgerinnung ebenfalls beeinträchtigt

38.3.3.2 Überwachung der kardiovaskulären Therapie

- Arterieller Blutdruck (invasiv) und Herzfrequenz
- Urinausscheidung
- Hauttemperatur, Kapillardurchblutung
- Orientierendes TTE: Füllung der V. cava inferior, Atemschwankungen der zentralen Venendruckkurve

- PiCCO-Monitoring: pulmonale Drücke, Herzzeitvolumen, Gefäßwiderstände, Lungenwasser usw.

38.3.4 Störungen der Atmung und maschinelle Beatmung

Respiratorische Störungen treten beim Polytraumatisierten häufig auf.

- **Ursachen**
- Lungenkontusion, Rippenserienfraktur
- Hämatothorax, Pneumothorax, Pleuraergüsse
- Pulmonale Aspiration
- Atelektasen
- Pneumonie
- Sepsis, ARDS, Multiorganversagen

38.3.4.1 Beatmung

Polytraumatisierte müssen anfangs meist invasiv beatmet werden. Nur in Ausnahmefälle ist eine primär nichtinvasive Beatmung (NIV) möglich.

- Standard ist die lungenprotektive Beatmung mit niedrigen Atemhubvolumina, inspiratorischer Druckbegrenzung und individuellem PEEP
- Spontanatmungsunterstützende Verfahren werden so früh wie möglich eingesetzt
- Nach 2–3 Tagen wird in der Regel über eine Tracheotomie entschieden
- Mit der Entwöhnung von der Beatmung wird so früh wie möglich begonnen

38.3.5 Ernährung und Prophylaxen

- **Ernährung**
- So früh wie möglich enteral
- Zu Beginn werden etwa 50 % des errechneten Grundbedarfs an Kalorien zugeführt, dann wird langsam gesteigert

- Eine zusätzliche parenterale Ernährung hat keinen gesicherten positiven Einfluss, sondern erhöht eher das Infektionsrisiko
- Der Blutzuckerspiegel sollte auf <180 mg/dl eingestellt werden

- **Thromboseprophylaxe**
- Thromboembolie- und Lungenembolierisiko ist beim Polytraumatisierten stark erhöht
- In der Regel erfolgt daher eine medikamentöse Thromboseprophylaxe mit Heparin i. v. über Perfusor. Bei Patienten mit Schädel-Hirn-Trauma wird hiermit häufig erst nach 36 h begonnen.
- Bei erhöhtem Nachblutungsrisiko wird die Dosis so reduziert, dass sie sich nicht auf die PTT auswirkt
- Weitere Maßnahmen: frühe Mobilisierung, pneumatische Schienen, regelmäßige sonographische Kontrolle der tiefen Beinvenen

- **Wann sind Antibiotika indiziert?**
Antibiotika werden gezielt zugeführt, wenn eine Infektion vorliegt, unter folgenden Bedingungen auch prophylaktisch:
- Offene Frakturen oder offene Gelenke
- Penetrierende Darmverletzungen
- Ober- und Unterkieferfrakturen mit Öffnung in die Mundhöhle

- **Pflege, Lagerung und Krankengymnastik**
- Der Intensivpflegeaufwand ist sehr hoch.
- Die Lagerung des Patienten in maschinell verstellbaren Spezialbetten erleichtert die Pflege und Dekubitusprophylaxe erheblich.
- Physiotherapie ist von Beginn an erforderlich, auch bei Verletzungen der Extremitäten, um Gelenkversteifungen zu verhindern.
- Bei Patienten mit Schädel-Hirn-Trauma bzw. Bewusstlosigkeit können elektrische Motorschienen eingesetzt werden, um die Gelenke zu bewegen.

38.3.6 Spezielle Intensivüberwachung

Die Überwachung des Polytraumatisierten erfolgt nach Standard. Dabei müssen aber **unfallchirurgische Gesichtspunkt** berücksichtigt werden:
- Kontrolle von Blutverlusten über Drainagen: bei >100 ml/h Operateur benachrichtigen!
- Überwachung von Gipsverbänden und Kompressionsverbänden: Gefahr der Abschnürung durch Schwellung der Extremitäten
- Kontrolle des Abdomens bei Bauchtrauma: Sonographie, Lavage
- Kontrolle aller Drainagen
- Überwachung des Thoraxtraumas: Blutungen, Luftlecks, Hautemphysem, Spannungspneumothorax
- Bronchoskopie bei operativ versorgten Gefäßverletzungen: postischämisches Ödem, Kompartmentsyndrom
- Spezielle Lagerung bei bestimmten Verletzungen: Wirbelsäule, Becken, versorgte Extremitätenfrakturen – jeweils nach Rücksprache mit dem Operateur

38.3.7 Typische Komplikationen

38.3.7.1 Akutes Nierenversagen
Häufige Komplikation bei Polytrauma!

- **Auslöser**
- Anhaltende Hypovolämie, hämorrhagischer Schock
- Traumatische Rhabdomyolyse
- Sepsis

- **Behandlung**
- Nierenersatztherapie

38

38.3.7.2 Plötzliche Entgleisung des Patienten

Zwischen dem 3. und 6. Tag nach dem Trauma kann sich der Zustand des bis dahin stabilen Patienten plötzlich verschlechtern.

Klinische Zeichen der Entgleisung

- Zunehmender Flüssigkeitsbedarf aufgrund einer gesteigerten Permeabilität mit Entwicklung subkutaner Ödeme und Zunahme des extravasalen Lungenwassers
- Störungen des pulmonalen Gasaustausches, Abnahme der Compliance und Anstieg des Beatmungsdrucks als Hinweise auf ein akutes Lungenversagen (ARDS)
- Anstieg der Körpertemperatur mit trockener und warmer Haut
- Hyperdyname Herz-Kreislauf-Funktion
- Anstieg des pulmonalarteriellen Drucks
- Abfall der Thrombozyten und Gerinnungsfaktoren

- Schließlich Multiorgandysfunktionssyndrom (MODS), später Multiorganversagen (MOV)
  - MOV führt bei ca. 70 % der Patienten zum Tod, meist durch toxisches Herz-Kreislauf-Versagen
  - Bei Patienten mit MOV werden keine aufschiebbaren Operationen vorgenommen, da sich hierdurch ihr Zustand schlagartig noch mehr verschlechtern würde

---

Die Therapie erfolgt symptomabhängig mit dem Ziel, den Patienten zu stabilisieren.

38.3.7.3 Mögliche Folgen des Polytraumas

- Critical-Illness-Polyneuropathie
- Bleibende Funktionsstörungen der verletzten Organe
- Neurologische und kognitive Störungen nach Schädel-Hirn-Traum
- Eingeschränkte Lebensqualität
- Posttraumatisches Stresssyndrom

Hirntod und Intensivbehandlung des Organspenders

Inhaltsverzeichnis

© Springer-Verlag GmbH Deutschland, ein Teil von Springer Nature 2022
R. Larsen, *Wissens-Check Intensivmedizin für die Fachpflege*,
https://doi.org/10.1007/978-3-662-65062-2_39

39.1 Hirntod

- Der Hirntod ist der Tod des Menschen.
- Jede Organentnahme für eine Transplantation setzt voraus, dass der Spender hirntot ist.
- Bis zur Entnahme der Organe muss der hirntote Spender intensivmedizinisch behandelt werden, um eine irreversible Schädigung der gespendeten Organe zu verhindern.

Hirntod Vollständiger und irreversibler Funktionsausfall des Gehirns bei noch erhaltenem Kreislauf im übrigen Körper. Tritt nur bei beatmeten Patienten auf, weil beim normalen Sterben der Atemstillstand immer zum Tod des Gesamtorganismus führt.

■ **Ursachen**
Häufigste Ursache ist ein massiver Anstieg des intrakraniellen Drucks. Er führt zum Stillstand der Hirndurchblutung und nach ca. 10 min zum irreversiblen Ausfall aller integrativer Hirnfunktionen.

■ **Wichtige Auslöser**
- Ischämisch-hypoxische Hirnschädigung
- Schädel-Hirn-Trauma
- Intrakranielle Blutungen
- Hirnödem
- Hirninfarkt
- Intrakranielle Tumoren
- Hydrozephalus
- Sinus- und Hirnvenenthrombosen
- Perinatale Hirnschäden
- Infektionskrankheiten des ZNS

■ **Rechtliche Folgen des Hirntods**
- Der Hirntod ist gleichbedeutend mit dem Tod des Menschen.
- Wird der Hirntod festgestellt, ist jede weitere Behandlung zwecklos.

- Nach § 11 des Transplantationsgesetzes müssen Krankenhäuser den Hirntod potenzieller Organspender an die zuständige Koordinationsstelle für Organtransplantationen melden.

39.1.1 Klinische Zeichen

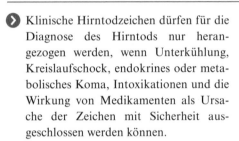 Klinische Hirntodzeichen dürfen für die Diagnose des Hirntods nur herangezogen werden, wenn Unterkühlung, Kreislaufschock, endokrines oder metabolisches Koma, Intoxikationen und die Wirkung von Medikamenten als Ursache der Zeichen mit Sicherheit ausgeschlossen werden können.

Charakteristische **Zeichen** sind:
- Bewusstlosigkeit ohne Reaktionen auf äußere Reize
- Fehlen jeder Spontanmotorik
- Tonusverlust der Körpermuskulatur
- Fixierte Divergenzstellung der Bulbi
- Lichtstarre, maximal weite (gelegentlich auch mittelweite) Pupillen
- Fehlen aller Hirnstammreflexe (Kornealreflexe, okulozephaler und okulovestibularer Reflex, pharyngeale und tracheale Abwehrreflexe, Pupillenweite und Lichtreflex)
- Atemstillstand
- Abfall der Körpertemperatur
- Ausfall des Kreislaufregulationszentrums

> **Zu beachten**
>
> Auch bei Hirntoten können spinale Reflexmechanismen und spontane Muskelbewegungen auftreten, die aber nicht als Zeichen einer noch vorhandenen Hirnfunktion fehlgedeutet werden dürfen.

39

39.1.2 Diagnose

- Nach den Richtlinien der Bundesärztekammer muss der Hirntod grundsätzlich durch 2 intensivmedizinisch qualifizierte Ärzte festgestellt werden, von denen mindestens einer **Facharzt für Neurologie oder Neurochirurgie** sein muss.
- Bei Kindern bis zum 14. Lebensjahr muss mindestens ein **Facharzt für Kinder- und Jugendmedizin** bei der Hirntoddiagnostik zugegen sein.
- Die richtlinienmäßige Qualifikation und der Name des Arztes müssen auf dem **Hirntodprotokoll** dokumentiert werden.

39.1.2.1 Klinischer Nachweis

Der Hirntod kann bei eindeutigem Befund grundsätzlich anhand der klinischen Zeichen (▶ Abschn. 39.1.1) festgestellt werden. Eine apparative Diagnostik ist nicht zwingend erforderlich. Notwendig ist aber der Nachweis des Atemstillstands mit dem Apnoetest als letzte klinische Untersuchung.

- **Apnoetest**
- Vor dem Apnoetest müssen andere Ursachen eines Atemstillstands ausgeschlossen werden.
- Ein zentraler Atemstillstand liegt vor, wenn bei bisher gesunden Menschen bei einem $paCO_2$ von >60 mmHg keine Eigenatmung einsetzt
- Für die Hyperkapnie wird der Patient vom Beatmungsgerät entkoppelt oder hypoventiliert. Während dieser Phase muss intratracheal Sauerstoff insuffliert werden, um das Blut ausreichend zu oxygenieren.
- Bei Patienten mit kardiopulmonalen Vorerkrankungen oder schwerem Thoraxtrauma ist zusätzlich eine **apparative Hirntoddiagnostik** erforderlich.

- **Beobachtungszeitraum bei klinischer Diagnostik**

Wird der Hirntod nur aufgrund der klinischen Zeichen diagnostiziert, ist nach den Richtlinien der Bundesärztekammer folgender Beobachtungszeitraum einzuhalten:

- Bei Erwachsenen und Kindern ab dem 3. Lebensjahr nach primärer Hirnschädigung wenigstens 12 h, nach sekundärer Hirnschädigung wenigstens 3 Tage
- Bei Säuglingen und Kindern bis zum 2. Lebensjahr bei primärer Hirnschädigung 24 h
- Bei reifen Neugeborenen mindestens 72 h

39.1.2.2 Nachweis der Irreversibilität

- Bei **primär supratentoriellen oder bei sekundären Hirnschädigungen** muss die Irreversibilität der klinischen Ausfallsymptome nachgewiesen werden, entweder durch:
  - Weitere klinische Beobachtung während einer angemessenen Zeit
  - Ergänzende Untersuchungen: Null-Linien-EEG oder Erlöschen evozierter Potenziale oder zerebraler Kreislaufstillstand
- Bei **primär infratentoriellen Hirnschädigungen** kann der Hirntod erst beim Vorliegen eines Null-Linien-EEG oder beim Nachweis des zerebralen Kreislaufstillstands festgestellt werden

❯ Ist der Hirntod mit diesen apparativen Maßnahmen nachgewiesen worden, können sämtliche Behandlungsmaßnahmen umgehend eingestellt und die Organentnahme eingeleitet werden.

- **Todeszeitpunkt**

Als Todeszeit wird die Uhrzeit protokolliert, zu der die Diagnose und Dokumentation des Hirntods abgeschlossen sind. Festgestellt wird somit nicht der Zeitpunkt des eintretenden, sondern der Zustand des bereits eingetretenen Todes.

■ **Protokollierung**

Protokolliert werden müssen:

- Die zur Diagnose des Hirntods führenden klinischen und ergänzenden apparativen Untersuchungsbefunde
- Alle Umstände, die ihre Ausprägung beeinflussen können
- Datum und Uhrzeit sowie Namen und Qualifikation der untersuchenden Ärzte
- Ort, Zeit und Teilnehmer des mit den Angehörigen zu führenden Gesprächs

39.2 Organentnahme zur Transplantation

39.2.1 Rechtliche Grundlage

Jede Organentnahme setzt voraus, dass der Tod des Patienten ohne jeden Zweifel festgestellt wurde.

39.2.1.1 Zulässigkeit der Organentnahme

Nach dem Transplantationsgesetz (TPG) vom 05.11.1997 ist laut § 3 eine Organentnahme bei toten Organspendern nur dann zulässig, wenn:

- Der Organspender in die Entnahme eingewilligt hatte.
- Der Tod des Organspenders festgestellt ist.
- Die Entnahme durch einen Arzt durchgeführt wird, der weder an der Hirntoddiagnostik noch an der anschließenden Organtransplantation beteiligt ist.

❯ Die Entnahme von Organen ist unzulässig, wenn der Organspender der Organentnahme widersprochen hatte.

39.2.2 Organprotektive Intensivbehandlung des hirntoten Spenders

Um die Funktionsfähigkeit der Transplantatorgane zu erhalten, muss der hirntote Organspender bis einschließlich Explantation gezielt intensivmedizinisch behandelt werden.

39.2.2.1 Basismonitoring beim Organspender

Zu den wesentlichen Maßnahmen gehören:

- Kontinuierliche EKG-Überwachung
- Invasive arterielle Druckmessung
- Pulsoxymetrie
- Zentralvenöse O_2-Sättigung
- Kontinuierliche Messung der Körperkerntemperatur
- Stündliche Bilanzierung der Ein- und Ausfuhr
- Serumnatrium, -kalium, Hämatokrit, Blutzucker, arterielle Blutgase: 2- bis 4-stüändlich

39.2.2.2 Wichtigste Behandlungsmaßnahmen

Im Vordergrund steht der Schutz der Spenderorgane. Er soll nach klinikinternen Standardspenderprotokollen erfolgen.

Zielparameter der organprotektiven Intensivtherapie

- Mittlerer arterieller Druck 70–90 mmHg
- Hämatokrit 20–30 %
- SaO_2 >92–95 %, SvO_2 ≥70 %
- Arterielle Blutgase im Normbereich (Ausnahme: permissive Hyperkapnie)
- Urinausscheidung 1–2 ml/kgKG/h

39

- Körpertemperatur >35 °C
- Serumnatrium 135–145 mmol/l
- Serumkalium 3,5–5 mmol/l
- Blutzucker <180 mg/dl bzw. <10 mmol/l
- Serumlaktat <3 mmol/l

- **Zu niedriger Blutdruck**

Die Transplantationsorgane benötigen einen ausreichend hohen Perfusionsdruck. Ein zu niedriger Blutdruck muss daher umgehend beseitigt werden:

- Volumenersatz mit isotonen Vollelektrolytlösung
- Wenn nicht ausreichend wirksam: zusätzlich Noradrenalin
- Wenn HZV erniedrigt: zusätzlich Dobutamin

- **Diabetes insipidus**

Der Ausfall des Hypothalamus und der Hypophyse bewirkt bei ca. 90 % der Patienten einen Diabetes insipidus, der behandelt werden muss:

- Desmopressin (Minirin) 1–4 µg i. v. als Bolus, alternativ kontinuierlich 0,05–0,5 IE/h
- Zufuhr natriumarmer Infusionslösung, Ziel: Natrium <150 mmol/l
- Engmaschige Blutzuckerkontrolle, Zielwerte: 6–10 mmol/l; wenn BZ ≥10 mmol/l: Zufuhr von Insulin über Perfusor

- **Störungen der Temperaturregulation**

Wärmeverluste müssen wegen ihrer möglichen Komplikationen vermieden werden.

- Wärmeschutz
- Aktive Wärmung

- **Lungenschädigung**

Eine neurogen induzierte Lungenschädigung macht die Lungen für eine Transplantation unbrauchbar. Durch eine intensivierte pulmonale Therapie kann die geringe Anzahl transplantationsgeeigneter Lungen erhöht werden. Hierzu gehören

- Lungenprotektive Beatmung
- Minimale FiO_2 für eine SaO_2 von mindestens 92–95 %

39.2.2.3 Umgang mit den Angehörigen

- Die Phase der Intensivtherapie bis zur Organentnahme ist für alle Beteiligten sehr belastend. Vor allem die Angehörigen nehmen den Patienten oftmals noch als „lebend" wahr, weil typische Todeszeichen fehlen, der Patient weiter beatmet wird und seine Herz-Kreislauf-Funktion und Körpertemperatur (künstlich) aufrechterhalten wird.
- Einfühlsame Angehörigengespräche durch erfahrene Ärzte und Pflegekräfte können Zweifeln, Ängsten und Schuldgefühlen entgegenwirken, das Verstehen der schwierigen Situation verbessern und das Abschiednehmen erleichtern.

Ausgewählte Krankheitsbilder

Inhaltsverzeichnis

Sepsis

Inhaltsverzeichnis

© Springer-Verlag GmbH Deutschland, ein Teil von Springer Nature 2022
R. Larsen, *Wissens-Check Intensivmedizin für die Fachpflege*,
https://doi.org/10.1007/978-3-662-65062-2_40

40.1 In Kürze

Infektion Eindringen von Mikroorganismen (z. B. Bakterien, Viren, Pilze, Protozoen) in den menschlichen Organismus.

Bakteriämie Die Anwesenheit von Mikroorganismen im Blut wird als Bakteriämie, Virämie, Fungämie und Parasitämie bezeichnet.

SIRS (systemic inflammatory response syndrome) Generalisierte Entzündungsreaktion, gekennzeichnet durch folgende Kriterien:
- Körperkerntemperatur: ≥ 38 °C oder ≤ 36 °C
- Herzfrequenz: ≥ 90/min
- Tachypnoe bzw. Atemfrequenz: ≥ 20/min oder Hyperventilation: $paCO_2$ ≤ 33 mmHg
- Leukozyten ≥ 12.000/µl oder ≤ 4000/µl oder mehr als 10 % unreife Neutrophile

Ein SIRS liegt vor, wenn mindestens 2 dieser Zeichen vorhanden sind.

Für die Diagnose einer Sepsis sind die Kriterien zu unspezifisch und gehören deswegen nicht mehr zur neuen Sepsisdefinition.

Sepsis (Definition 2017) Lebensbedrohliche Organfunktionsstörung aufgrund einer fehlregulierten Entzündungsreaktion des Organismus auf vermutete oder nachgewiesene Infektionen. SOFA-Score ≥ 2 Punkte

Septischer Schock (Definition 2017) Herz-Kreislauf-Versagen (arterieller Mitteldruck <65 mmHg), das nicht auf Flüssigkeitszufuhr anspricht oder Vasopressoren erfordert, um einen MAP von ≥ 65 mmHg aufrecht zu erhalten plus Laktatanstieg im Blut auf über 2 mmol/l als Zeichen der schweren metabolischen Störung bei Sepsis

40.1.1 Entstehung und Pathophysiologie

- Beginnt in einem lokalen Infektionsherd (septischer Fokus).
- Aus dem Herd gelangen pathogene Keime und deren toxische Produkte in das Blut (Invasion) und lösen eine **Entzündungsreaktion** aus, die den ganzen Körper erfasst (systemische Inflammation).
- Jede Sepsis führt zu zellulären und metabolischen Organfunktionsstörungen.

■ **Was sind die häufigsten Ausgangsherde?**
- Peritonitis
- Pneumonie
- Infektionen des Urogenitaltrakts
- Venenkatheter
- Geschädigte Darmwand mit Eindringen von Bakterien ins Blut (Translokation)

■ **Welche Faktoren begünstigen eine Sepsis**
- Die Sepsis wird durch eine geschwächte Abwehrlage des Organismus hervorgerufen.
- Die Abwehrlage wird durch zahlreiche Faktoren beeinträchtigt:
  - Polytrauma
  - Verbrennungen
  - Große, risikoreiche Operationen
  - Bestimmte Grundleiden: Tumoren, Diabetes mellitus, Nieren- und Lebererkrankungen
  - Höheres Lebensalter
  - Reduzierter Allgemeinzustand

■ **Welches sind die wichtigsten Organfunktionsstörungen durch Sepsis?**
- Akutes Lungenversagen
- Septische Kardiomyopathie mit Herzinsuffizienz

40

- Septische Enzephalopathie
- Akutes Nierenversagen
- Leberversagen
- Paralytischer Ileus

40.2 Klinisches Bild und Diagnose

Die Anfangszeichen der Sepsis sind unspezifisch; es gibt also keine typischen Leitsymptome.

- **Fieber** ist das Kardinalzeichen, fehlt aber oft bei älteren Patienten
- Weitere Zeichen: Verwirrtheit, Desorientiertheit, Tachypnoe, Herzrasen, Schüttelfrost, feuchte Haut, Schwitzen, Schwäche, starke Unwohlsein
- Die Diagnose ergibt sich aus den Zeichen und Symptomen und aus Laborbefunden. Die Schweregrad der Organfunktionsstörungen werden am besten mit dem **SOFA-Score** (▶ Abschn. 40.2.1) erfasst.

40.2.1 Scores

- **Verdacht auf eine Sepsis: quick SOFA-Score**
- Gefährdete Patienten mit Infektion können frühzeitig mit dem quick-Sofa-Score eingeschätzt werden.
- Der Score umfasst **3 Prüfkriterien**:
  - Bewusstseinsstörungen: GCS ≤14
  - Tachypnoe: Atemfrequenz ≥22/min
  - Hypotension: systolischer Blutdruck ≤100 mmHg

Der Score ist positiv (aber nicht beweisend für eine Sepsis), wenn 2 von 3 Kriterien erfüllt sind:

- 2 Punkte = 3-fach erhöhte Sterblichkeit
- 3 Punkte = 14-fach erhöhte Sterblichkeit

- **Organversagen: SOFA-Score**

Der Sepsis-related Organ Failure Assessment Score (SOFA; ◘ Tab. 40.1) erfasst den Schweregrad der durch die Sepsis oder

◘ **Tab. 40.1** SOFA (Sepsis-related Organ Failure Assessment)

Organ	Parameter	1	2	3	5
Lunge	paO$_2$/FiO$_2$ (mmHg)	<400	<300	<200 mit Beatmung	<100 mit Beatmung
Herz-Kreislauf-System	Blutdruck bzw. Katecholamin-pflichtigkeit	MAP <70 mmHg	Katecholamine niedrigdosiert	Katecholamine mitteldosiert	Katecholamine hochdosiert
Niere	Kreatinin Urinausscheidung	1,2–1,9 mg/dl	2,0–3,4 mg/dl	3,5–4,9 mg <500 ml	≥5,0 mg/dl <200 ml
Leber	Bilirubin (mg/dl)	1,2–1,9	2,0–5,9	6,0–11,9	≥12
Blut	Thrombozyten	<150.000/µl	<100.000/µl	<50.000/µl	<20.000/µl
ZNS	Glasgow-Koma-Skala	14–13	12–10	9–6	<6

Ausgewählt wird jeweils der schlechteste 24-h-Wert

eine andere Ursache hervorgerufenen Organfunktionsstörungen. Ein Score von mehr als 2 Punkten gilt als Zeichen der Sepsis

40.2.2 Laabordiagnostik

- **Erregernachweis im Blut (Bakteriämie) und in anderen Materialien**
- Blutentnahme für Blutkulturen möglichst **vor Beginn** der Antibiotikatherapie
- Der mikrobiologische Nachweis von Erregern im Blut (positive Blutkultur) ist Hinweis auf eine Sepsis.
- Ein verwertbarer Befund steht allerdings erst nach 2–3 Tagen zur Verfügung.
- Oft lässt sich trotz Sepsis kein Erreger nachweisen.
- Für die Fokussuche werden weitere Materialen mikrobiologisch untersucht: Trachealsekret, Urin, Wundabstriche, Drainageflüssigkeit, Liquor, Katheterspitzen.

- **Procalcitonin (PCT)**
- Bester Sepsismarker
- Normalwert <0,1 ng/ml
- Ist bei schweren Entzündungsreaktionen immer erhöht und ca. 2 h nach Auftreten der Infektion im Serum nachweisbar (früher erhöht als CPR)
- PCT-Werte <0,5 ng/l: keine bakterielle Sepsis
- PCT-Wert >2,0 ng/ml: erhöhtes Sepsisrisiko
- PCT-Wert >10 ng/ml: fortgeschrittenes Organversagen
- Der PCT-Wert kann aber auch ohne Infektion erhöht sein, z. B. nach großen Operationen, Polytrauma, kardiogenem Schock.
- Bei Virusinfektionen ist das PCT nicht erhöht

- **C-reaktives Protein (CRP)**
- CRP ist ein wichtiger Entzündungsparameter bei akuten und chronischen Infektionen
- Normalwert: <5 mg/l
- Der CRP-Anstieg erreicht sein Maximum ca. 48 h nach Beginn der Entzündung
- Der CRP-Wert erlaubt keine Aussage über den Schwergrad der Entzündung
- CRP-Werte können auch erhöht bleiben, wenn der septische Fokus beseitigt worden ist
- CRP kann auch bei Zuständen ohne Infektion erhöht sein, z. B. nach Operationen oder bei Autoimmunerkrankungen

- **Zytokine und andere Marker**
- Interleukin-6 (IL-6) steigt bei Infektionen an, aber auch nach Operationen oder bei Autoimmunerkrankungen
- Die Bedeutung anderer Marker ist ungeklärt

- **Laktat**
- Normalwerte im Serum: 1–1,5 mmol/l
- Die ungenügende Gewebedurchblutung beim septischen Schock führt zum Anstieg des Serumlaktats auf >2 mmol/l
- Wenn die Mikrozirkulation und die Gewebeoxygenierung septischer Patienten wiederhergestellt oder verbessert worden sind, fällt der erhöhte Laktatwert wieder ab
- Am Verlauf der Laktatwerte (der Laktatclearance) kann daher der Erfolg der Sepsistherapie beurteilt werden

40.2.3 Fokussuche

- Der Fokus, aus dem die Erreger ins Blut gelangen, muss umgehend gesucht und ausgeschaltet werden.
- Die wichtigsten Ausgangsherde der Sepsis sind in ▶ Abschn. 40.1.1 zusammengestellt.

40.3 Behandlung der Sepsis

Die Sepsistherapie muss sofort begonnen werden, um einen tödlichen Verlauf zu verhindern! Wichtigste Therapiemaßnahmen sind:

- **Chirurgische Fokussanierung**
- Sofortiger Beginn einer **Antibiotikatherapie** (vorher Blut und anderes Probenmaterial für den Erregernachweise abnehmen)!
- Organfunktionsstörungen werden symptomatisch behandelt.

> **Stunde-1-Maßnahmenbündel der Sepsisbehandlung (revidierte SSC-Empfehlung 2018)**
> - Laktatwerte im Plasma bestimmen. Wenn >2 mmol/l: Kontrollmessung
> - Blutkulturen abnehmen
> - Antibiotikatherapie sofort beginnen
> - Bei niedrigem Blutdruck oder Laktatwerten $\geq$4 mmol/l: isotone Vollelektrolytlösung infundieren: 30 ml/kgKG. HES ist absolut kontraindiziert
> - Wenn Blutdruck trotz Volumenzufuhr nicht ansteigt: Vasopressor geben. Ziel-MAP $\geq$65 mmHg

40.3.1 Kontrolle des Sepsisherds

- **Chirurgische und andere Maßnahmen**
- Frühzeitige Laparotomie und Relaparotomie bei adomineller Sepsis, (z. B. bei Abszessbildung, postoperativer Peritonitis, schwerer Peritonitis, massiver Magenblutung) oder bei hinreichendem Verdacht auf abdominelle Sepsis
- Exzisionen und Anlage von Drainagen
- Offene Bauchbehandlungsverfahren, Peritoneallavage

- Bei traumatisch-toxischem Fokus: frühe Osteosynthese von Frakturen, Nekrosenabtragung
- Entfernen von Venenkathetern, Blasenkathetern usw.

- **Antibiotikatherapie**
- Jede Verzögerung einer effektiven Antibiotikatherapie erhöht die Sterblichkeit der Patienten (um bis zu 7 % pro Stunde).
- Antibiotika sind daher bei Patienten mit Sepsis **Notfallmedikamente**.

> Bei Sepsisverdacht muss innerhalb **der 1. Stunde nach Aufnahme** des Patienten ein Breitspektrumantibiotikum in **hoher Dosierung** zugeführt werden.
- Häufig eingesetzte Substanzen sind Piperazillin/Tazobactam und Carbapeneme; bei Verdacht auf MRSA-Infektion: Linezolid oder Vancomycin
- Bei Nachweis von Candida im Blut: Antimykotika
- Vor der Gabe des Antibiotikums sollte Blut für eine Blutkultur, Urin, Bronchial- und ggf. Drainagensekret abgenommen werden!
- Die Antibiotika müssen ca. 7–10 Tage zugeführt werden; die antibiotische Therapie sollte alle 2–3 Tage erneut beurteilt werden (Erregernachweis, keine Infektion mehr nachweisbar usw.)

40.3.2 Stabilisierung der Herz-Kreislauf-Funktion

Ziel: Verbesserung des O_2-Angebots an die Gewebe, erkennbar am Abfall der erhöhten Laktatwerte.

- **Kardiovaskuläre Medikamente**
- **Noradrenalin** (Arterenol) ist der Vasopressor der Wahl bei anhaltend erniedrigtem Blutdruck. Zielwerte: MAP ≥ 65 mmHg, systolischer Blutdruck ≥ 90 mmHg.
- Wenn nicht ausreichend: mit Vasopressin kombinieren. Angestrebte zentralvenöse O_2-Sättigung $\geq 70\%$
- **Dobutamin**: Katecholamin der Wahl bei erniedrigtem HZV (Herzinsuffizienz)

- **Volumen- und Blutersatz**

Wegen der Kapillarleckage bestehen ein absoluter und ein relativer Volumenmangel:
- In den ersten 3 h werden plasmaisotone Elektrolytlösungen infundiert, um die sepsisbedingte Hypoperfusion zu beseitigen. **Dosierung**: mindestens 30 ml/kgKG. Danach zusätzliche Flüssigkeitsgaben nur, wenn die Hypoperfusion anhält.
  Ziel: Normalisierung der erhöhten Laktatwerte
- Bei massivem Flüssigkeitsbedarf kann die Zufuhr von Albumin erwogen werden
- HES-haltige Infusionslösungen sind wegen ihrer möglichen nierenschädigenden Wirkung kontraindiziert.

- Bei Hb-Werten von ≤ 7g/dl ist die Gabe von Erythrozytenkonzentraten indiziert. Ziel-Hb-Werte: 7–9 g/dl

40.3.3 Behandlung schwerer Organfunktionsstörungen und weitere Maßnahmen

Schwere Organfunktionsstörungen werden **symptomatisch** behandelt:
- Maschinelle Atemunterstützung
- Nierenersatzverfahren
- Gerinnungsfaktoren bei schweren Störungen der Blutgerinnung
- Insulin bei Hyperglykämie
- Thromboseprophylaxe mit niedermolekularem oder unfraktioniertem Heparin i.v. (nicht s.c.)
- Stressulkusprophylaxe mit H_2-Blockern
- Kontrolle des Stoffwechsels und künstliche Ernährung, bevorzugt enteral, wenn nicht toleriert: parenteral
- Sedierung nach Protokoll
- Glukokortikosteroide: nicht empfohlen bei Patienten mit stabilen Kreislaufwerten unter Volumen- und Vasopressortherapie

40

Schocksyndrome

Inhaltsverzeichnis

© Springer-Verlag GmbH Deutschland, ein Teil von Springer Nature 2022
R. Larsen, *Wissens-Check Intensivmedizin für die Fachpflege*,
https://doi.org/10.1007/978-3-662-65062-2_41

41

41.1 In Kürze

Schock Akut lebensbedrohliche Kreislaufstörung, gekennzeichnet durch eine ungenügende Durchblutung und O_2-Versorgung der Organe mit nachfolgenden Funktionsstörungen

■ **Einteilung**

Klinisch werden folgende 4 Hauptformen des Schocks unterschieden:
▬ **Hypovolämischer Schock** (Volumenmangelschock):
  – Hämorrhagischer Schock
  – Traumatisch-hämorrhagischer Schock
  – Hypovolämischer Schock
  – Traumatisch-hypovolämischer Schock
▬ **Kardiogener Schock:**
  – Herzinfarkt
  – Herzrhythmusstörungen
▬ **Distributiver Schock** (Schock durch Umverteilung von Volumen):
  – Anaphylaktischer Schock
  – Septischer Schock
  – Neurogener Schock
▬ **Obstruktiver Schock** (Obstruktion im Herzen/großen Gefäßen) :
  – Herztamponade
  – Spannungspneumothorax
  – Lungenembolie

■ **Gemeinsamkeiten der Schockformen**

Die Schockformen weisen trotz unterschiedlicher Ursachen pathophysiologische Gemeinsamkeiten auf:
▬ Störungen der Mikrozirkulation
▬ Aktivierung des sympathoadrenergen Systems mit Tachykardie, Vasokonstriktion, gesteigerter Atmung
▬ Störungen der Makrozirkulation, Kreislaufzentralisation, Abfall des Blutdrucks und des Herzzeitvolumens
▬ O_2-Mangel der Organe, dadurch anaerober Stoffwechsel und metabolische Azidose
▬ Gerinnungsstörungen

41.1.1 Klinisches Bild der Schockformen

Die einzelnen Schockformen zeigen anfangs klinische Unterschiede, die differenzialdiagnostisch herangezogen werden können (◘ Tab. 41.1)

41.1.1.1 Einschätzung des Schocks

■ **Klinische Zeichen**
▬ Unruhe, Angst, Bewusstseinstrübung, Bewusstlosigkeit
▬ Kalte, feuchte, blassgraue Extremitäten
▬ Zyanose
▬ Tachypnoe/Hyperventilation, Dyspnoe bei Hypoxie

■ **Herzfrequenz**
▬ Tachykardie bei den meisten Schocksyndromen
▬ Hypovolämischer Schock: je größer der Blutverlust, desto höher die Herzfrequenz

■ **Arterieller Blutdruck**
▬ Ein systolischer Blutdruck <80 mmHg bzw. ein arterieller Mitteldruck <65 mmHg ist Indikator eines Schockzustands
▬ Der Blutdruck allein ist aber von begrenzter Aussagekraft:
  – Er sagt nichts über den Blutfluss aus.
  – Das Schocksyndrom beginnt bereits, bevor der Blutdruck auf nicht mehr akzeptable Werte abfällt.

■ **Schockindex**

Nur eingeschränkt verwertbar ist der sog. **Schockindex,** das Verhältnis von Puls zu Blutdruck.
▬ Index unter und um 0,5: kein Schock
▬ Index um 1,0: mäßiger Schock
▬ Index >1,5: schwerer Schock

▢ Tab. 41.1 Klinisches Bild verschiedener Schockformen

	Hypovolämischer Schock	Kardiogener Schock	Septischer Schock	Anaphylaktischer Schock	Neurogener Schock
Peripherer Kreislauf	Kalt, Vasokonstriktion	Kalt, Vasokonstriktion	Warm, Vasodilatation	Warm, Vasodilatation	Warm, Vasodilatation
Periphere Zyanose	Häufig	Häufig	Meist nicht	Meist nicht	Meist nicht
Puls	Schwach, fadenförmig	Schwach, fadenförmig	Gespannt	Schwach, fadenförmig	Schwach, fadenförmig
Zentraler Venendruck	Erniedrigt	Erhöht	Nicht erhöht	erniedrigt	erniedrigt
Auskultation des Herzens	Unauffällig	Galopp, Geräusche, Reiben	Unauffällig	unauffällig	unauffällig

- **Zentraler Venendruck (ZVD)**
- Im hypovolämischen Schock erniedrigt (<5 mmHg), im kardiogenen Schock erhöht (>12 mmHg)
- Kein geeigneter Parameter zur Beurteilung des Volumenstatus und zur Steuerung der Volumentherapie des hypovolämischen Schocks
- Mit der Sonographie kann der Füllungszustand der unteren Hohlvene und damit der Volumenstatus besser beurteilt werden

- **Herzzeitvolumen**
- Das HZV ist der wichtigste Funktionsparameter im Schockzustand.
- Im Schock ist das HZV stark erniedrigt, kann aber in der Frühphase noch normal sein.

- **Serumlaktat, Basenabweichung und Natriumbikarbonat**

Ein schwerer Schock führt zum globalen O_2-Mangel und zum anaeroben Stoffwechsel. Die **Folgen** sind:
- Anstieg des Serumlaktats
- Zunahme des Basendefizits (-BE), Abfall des Bikarbonats
- Abfall des pH-Werts durch metabolische Azidose

- **Zentralvenöse O_2-Sättigung**
- Je niedriger das HZV, desto niedriger die zentralvenöse O_2-Sättigung (svO_2).
- Steigt das HZV unter der Therapie wieder an, nimmt auch die svO_2 wieder zu.

- **Endexspiratorischer pCO_2**
- Bei niedrigem HZV fällt der $etpCO_2$ ab, weil weniger CO_2 ausgeatmet wird.
- Mit zunehmendem HZV unter der Therapie steigt auch der $etpCO_2$ wieder an.

- **Urinausscheidung**
- Oligurie bis Anurie bei schwerem Schock, bedingt durch Abnahme der Nierendurchblutung
- Eine Urinausscheidung von mindestens 0,5 ml/kgKG/h weist auf eine ausreichende Organdurchblutung und damit Herzleistung hin.

41.1.1.2 Schockursachen

Zusammen mit der Notfallbehandlung beginnt die Suche nach den Ursachen des Schocks:
- Klinische Untersuchung
- EKG
- Thoraxröntgenbild
- Sonographie: Herz, Thorax, Abdomen

41

- Spiral-CT
- Labor: Blutbild, Elektrolyte, Harnstoff, Kreatinin, Blutgerinnung, Säure-Basen-Status, Leberwerte

41.2 Schockbehandlung

Jeder Schockzustand muss sofort erkannt und behandelt werden.

- **Therapieziele**
- Wiederherstellung einer ausreichenden Herz-Kreislauf-Funktion und Blutversorgung der Organe
- Beseitigung der auslösenden Ursache

41.2.1 Allgemeine Therapiemaßnahmen

Die therapeutischen Maßnahmen richten sich so weit wie möglich nach den Auslösern:
- Lagerung: Flachlagerung, Beine hoch bei Hypovolämie; Oberkörperhochlagerung bei kardiogenem Schock
- Zufuhr von Sauerstoff
- Sicherung der Atemwege, wenn erforderlich endotracheale Intubation
- Sicherung der Ventilation und Oxygenierung, wenn erforderlich: Atemunterstützung durch NIV oder invasive Beatmung
- Volumenersatz, v. a. beim hämorrhagischen bzw. hypovolämischen Schock
- Stützung der Herz-Kreislauf-Funktion
- So früh wie möglich Schockursache erkennen und beseitigen

- **Venöse und arterielle Zugänge**
- Invasive Blutdruckmessung
- Mehrlumiger zentraler Venenkatheter

- **Kardiovaskuläre Medikamente**
- **Noradrenalin**: bei schwerem, anhaltendem Blutdruckabfall

Dobutamin: beim akuten Pumpversagen bzw. kardiogenen Schock (▶ Kap. 20)
- **Vasodilatatoren**: evtl. nützlich nach Volumensubstitution, um die Gefäßkonstriktion aufzuheben und die Vor- und Nachlast des Herzens zu senken (▶ Kap. 18)

- **Azidosetherapie (Pufferung)**
- Primär muss die Herz-Kreislauf-Funktion und die O_2-Versorgung der Organe wiederhergestellt werden
- Nur bei anhaltender Kreislaufinsuffizienz und zunehmender, schwerer Azidose ist die Pufferung Natriumbikarbonat indiziert.

41.3 Einzelne Schockformen

41.3.1 Anaphylaktischer Schock

Anaphylaxie Potenziell lebensbedrohliche allergische Sofortreaktion (hypersensitive Sofortreaktion), die den ganzen Körper erfassen kann.

Anaphylaktischer und anaphylaktoider Schock Schwerste Form der anaphylaktischen Reaktion mit Schocksymptomatik bis hin zum Herzstillstand und/oder lebensbedrohlichem Bronchospasmus

- **Auslöser**
- Beim Intensivpatienten meist durch Medikamente (v. a. Antibiotika und Muskelrelaxanzien)
- Latex

- **Pathophysiologie**
Durch die Reaktion des Allergens (Antigens) mit Immunglobulin E (IgE) werden zahlreiche Mediatorsubstanzen freigesetzt, die folgende **Wirkungen** haben:
- Zunahme der Gefäßpermeabilität mit Austritt von Flüssigkeit
- Vasodilatation
- Bronchospasmus

41.3.1.1 Klinisches Bild

Das Syndrom der Anaphylaxie setzt meist akut ein, ist lebensbedrohlich und muss notfallmäßig behandelt werden.

Manifestationsorte sind v. a. die Haut, die Atemwege, das Herzkreislaufsystem und der Gastrointestinaltrakt.

- **Haut:** Juckreiz, Erythem, Flush, Urtikaria, Angioödem
- **Atemwege:** Atemnot, Giemen, schwerer Bronchospasmus, Schleimhautödem der oberen Atemwege, Ersticken
- **Herz und Kreislauf:** massiver Blutdruckabfall mit Tachykardie; Bradykardien und Arrhythmien sind ebenfalls möglich, Herz-Kreislauf-Stillstand
- **Gastrointestinal:** Übelkeit, Erbrechen, Bauchkrämpfe, Koliken, Durchfälle

41.3.1.2 Diagnose

- Die Diagnose wird klinisch gestellt aufgrund der typischen Symptome und Zeichen
- Ein plötzlicher Anstieg der **Serumtryptase** weist auf eine Aktivierung der Mastzellen hin und kann diagnostisch verwertet werden

41.3.1.3 Behandlung

Die Behandlung ist symptomatisch:
- Allergenzufuhr sofort unterbrechen
- **Adrenalin** wirkt antiallergisch und ist das Medikament der ersten Wahl

---

■ **Worauf beruht die Wirkung von Adrenalin bei der Anaphylaxie?**
- Vasokonstriktion mit Anstieg des erniedrigten peripheren Widerstands durch Stimulation der α-Rezeptoren
- Verminderung der Gefäßpermeabilität und damit der Ödeme
- Bronchodilatation durch Stimulation der β_2-Adrenorezeptoren
- Steigerung des HZV durch Antagonisierung der negativ inotrop wirkenden Mediatorsubstanzen

---

Notfallbehandlung des anaphylaktischen Schocks
- Allergenzufuhr sofort unterbrechen
- Patienten flach lagern
- Atemwege und Ventilation sichern, O_2-zuführen
- **Adrenalin:** Boli von 1 µg/kgKG langsam i. v.
  Wenn erforderlich: Dauerinfusion von 0,05–1 µg/kgKG/min
- **Volumenersatz:** Rasche Infusion isotoner Vollelektrolytlösung, ca. 2–3 l oder mehr (je nach klinischem Bild), da große Mengen Flüssigkeit verloren gehen können (distributiver Schock)
- Wenn Blutdruck nicht ansteigt: **Noradrenalin** 0,02–0,15 µg/kgKG/min
- **Weitere Medikamente:**
  - H1-und H2-Rezeptorantagonisten i. v., z. B. Dimetiden (Fenistil) 1–2 Amp. (4–8 mg) i. v. und Cimetidin (Tagemet) 1–2 Amp. (200–400 mg) i. v.
  - Salbutamol: bei anhaltendem Bronchospasmus
  - Kortikosteroide: z. B. 8–40 mg Dexamethason (Fortecortin) i. v., jedoch erst, nachdem die Vitalfunktionen stabilisiert worden sind. Wirkung bei Anaphylaxie nicht gesichert.

■ **Ursachen für einen tödlichen Verlauf**
- Schwerster Bronchospasmus mit der Unmöglichkeit, den Patienten zu beatmen
- Lungenödem
- Ersticken durch Larynxödem und Schwellung der oberen Atemwege
- Irreversibler Kreislaufschock
- Kardiogener Schock durch Herzversagen

41

41.3.2 Kardiogener Schock

▶ Kap. 20

41.3.3 Septischer Schock

▶ Kap. 40

Präeklampsie, HELLP-Syndrom und Eklampsie

Inhaltsverzeichnis

© Springer-Verlag GmbH Deutschland, ein Teil von Springer Nature 2022
R. Larsen, *Wissens-Check Intensivmedizin für die Fachpflege*,
https://doi.org/10.1007/978-3-662-65062-2_42

42

42.1 In Kürze

Präeklampsie (früher EPH-Gestose) Schwangerschaftshypertonie mit neu aufgetretenen Organmanifestationen, für die keine andere Ursache festgestellt werden kann. **Kennzeichen:**

- Hypertonie ($\geq$140/90 mmHg)
- Proteinurie: $\geq$300 mg/dl oder Protein-Kreatinin Quotient von >30 mg/mmol

HELLP-Syndrom Typische Laborkonstellation bei Schwangeren, bestehend aus Hämolyse, erhöhten Transaminasen und Thrombozytopenie (<100 G/l), häufig verbunden mit einer Präeklampsie

Eklampsie In der Schwangerschaft auftretende tonisch-klonische Krampfanfälle, häufig in Verbindung mit einer Präeklampsie und ohne andere neurologische Ursache

42.1.1 Präeklampsie

- Hypertensive Schwangerschaftserkrankung
- **Ursache**: nicht bekannt. Vorkommen nur in der Schwangerschaft. Ausgangspunkt ist eine gestörte Entwicklung des Gefäßsystems der Plazenta (ohne Plazenta gibt es keine Präeklampsie)
- **Häufigkeit**: bei 2 % aller Schwangerschaften in Europa
- **Pathophysiologie**: generalisierte Funktionsstörung des Endothels der Blutgefäße mit Vasospasmus, Störungen der Mikrozirkulation und Schädigung von Organen
- **Organkomplikationen**: nur bei schweren Formen vorkommend:
  - Hypovolämie (Blutvolumenmangel) und Hämokonzentration durch gesteigerte Gefäßpermeabilität

- Lungenödem: kardial oder nicht kardial bedingt, ARDS
- Hypertensiver Notfall
- Peripartale Kardiomyopathie
- Nieren: Proteinurie, erniedrigter kolloidosmotischer Druck, generalisierte Ödeme, Oligurie, akutes Nierenversagen
- Thrombozytenabfall, DIC
- Leber: Leberzellschädigung mit Funktionsstörungen
- Gehirn: Kopfschmerzen, gesteigerte Erregbarkeit, generalisierte Krampfanfälle, hypoxische Hirnschädigung, Hirnödem, Hirnblutung
- Plazenta: Abnahme der Uterus- und Plazentadurchblutung mit fetalen Wachstumsstörungen, intrauterinem Fruchttod, Frühgeburtlichkeit, fetaler Asphyxie, Abruptio placentae
- Therapie: Symptomatisch. Die Entbindung ist die einzige kausale Maßnahme (▶ Abschn. 42.1.3). Schwerwiegende Organmanifestationen müssen intensivmedizinisch behandelt werden.

42.1.2 Intensivbehandlung

Nur Präeklampsie/Eklampsie-Patientinnen mit schweren **Organkomplikationen** werden auf der Intensivstation behandelt.

42.1.2.1 Antihypertensive Behandlung

- Eine Schwangerschaftshypertonie wird als schwer bezeichnet, wenn sie nicht mit oralen Antihypertensiva zu kontrollieren ist.
- Behandlung des hypertensiven Notfalls:
  - Urapidil: zu Beginn 6,25 mg langsam i. v. (2 min), dann 3–24 mg/h über Perfusor
  - Dihydralazin: Zu Beginn: 5 mg i. v. (2 min), dann 2–20 mg/h über Perfusor oder 5 mg alle 20 min

– Vorsicht: schlagartige Blutdruckabfälle sind möglich!
▬ **Zielblutdruckwerte: <150 systolisch** und **80–100 mmHg diastolisch**
Behandlungsdauer: meistens 3–6 Wochen nach der Entbindung

42.1.2.2 Prophylaxe und Behandlung der Krämpfe

▬ Kardinalzeichen der Eklampsie sind generalisierte tonisch-klonische Krämpfe
▬ Häufigkeit: bei 2–3 % der Patientinnen mit schwerer Präeklampsie und bei 0,6 % der Patientinnen ohne schwere Präeklampsie
▬ **Frühwarnzeichen** drohender Krämpfe sind: Hypertonie, Kopfschmerzen und Sehstörungen.
▬ **Status eclampticus**: anhaltende, lebensbedrohliche Krampfanfälle, zwischen denen die Patientin bewusstlos bleibt

▪ **Magnesiumsulfat**
▬ Medikament der Wahl zur Vorbeugung und Behandlung der Krämpfe
▬ hemmt, dosisabhängig, die neuromuskuläre Übertragung an der motorischen Endplatte
▬ Wird bei schwerer Präeklampsie bis 48 h nach der Entbindung i. v. zugeführt
▬ Kontraindikation: Myasthenie
▬ **Dosierung** von Magnesiumsulfat
 – Initial: 4–6 g i. v. als Kurzinfusion über 15–20 min
 – Danach: 1–2 g/h als Erhaltung über Perfusor
 – Antidot bereithalten: 10 ml Kalziumglukonat 10 % über 3 min i. v.
▬ Nach der Leitlinie der DGGG genügt bei der Magnesiumbehandlung die Intensivüberwachung folgender Parameter:
 – Patellarsehnenreflex: soll nur abgeschwächt sein

– Atmung: Frequenz >12/min
– Herzfrequenz und -rhythmus
– Urinausscheidung: >0,5 ml/kgKG/h (Magnesium wird primär über die Nieren ausgeschieden)

> **Zu beachten**
>
> Die Überdosierung von Magnesium kann zum zentralen **Atemstillstand** und zum **Herzstillstand** führen. **Sofortmaßnahmen**: Beatmung und Injektion von Kalzium i. v. als Antagonist.

42.1.2.3 Neurologische Störungen

▬ Bewusstlosigkeit und andere zerebrale Störungen gehören nicht zum typischen Bild der Präeklampsie und müssen daher umgehend neurologisch abgeklärt werden
▬ Gilt auch für Patientinnen, die nach einem Krampfanfall nicht umgehend wieder erwachen oder danach neurologische Symptome aufweisen

42.1.2.4 Lungenödem

▬ Tritt bei ca. 3 % der Präeklampsiepatientinnen auf, meist nach der Entbindung
▬ **Behandlung**: Furosemid 20–40 mg über 2 min i. v., bei Bedarf weitere 40–60 mg nach 30 min, wenn die Diurese in Gang kommt. Maximaldosis 120 mg/h
▬ Flüssigkeitsrestriktion und sorgfältige Bilanzierung der Ein- und Ausfuhr

42.1.2.5 Postpartales Nierenversagen

▬ Zunächst muss ein postrenales Nierenversagen ausgeschlossen werden!
▬ Die Indikation für eine Nierenersatztherapie stellt der Nephrologe!

42

42.1.2.6 Peripartale Kardiomyopathie

- Lebensbedrohliche Erkrankung mit plötzlich einsetzender **Herzinsuffizienz** in den letzten Schwangerschaftswochen bis 6 Monate nach der Geburt
- Ist bei Schwangeren mit Präeklampsie 4-mal häufiger als bei gesunden Schwangeren
- **Zeichen**: Luftnot bei geringster Belastung, Abgeschlagenheit und Husten
- **Diagnose**: Echokardiographie: Bild der dilatativen Kardiomyopathie, Bestimmung des BNP
- **Behandlung**: ACE-Hemmer, Diuretika, AT-II-Antagonisten, β-Blocker

42.1.2.7 Gerinnungsstörungen

- Disseminierte intravasale Gerinnung (DIC): bei ca. 3 % aller Schwangerschaftshypertonien und bei 10 % aller Eklampsien
- Kann auch noch nach der Entbindung auftreten
- Daher regelmäßige Kontrolle der Blutgerinnungsparameter während der Intensivbehandlung
- Ein Abfall der Thrombozytenzahl und ein Anstieg des Hämatokrits sind Frühzeichen eines schweren Krankheitsbildes

42.1.2.8 Flüssigkeitszufuhr

- Bei sehr schweren Formen der Präeklampsie: parenterale Flüssigkeitszufuhr.
- Bei Patientinnen, die Tokolytika (Wehenhemmer) und Kortikosteroide erhalten: sehr vorsichtige Volumenzufuhr wegen erhöhter **Lungenödemgefahr**!

42.1.2.9 Weitere Maßnahmen

- **Antibiotika**: Nicht prophylaktisch, sondern nur bei Infektionen und gezielt nach Antibiogramm
- **Abstillen**: medikamentös mit Bromkryptin (Pravidel), außerdem Hochbinden der Brüste

42.1.3 Geburtshilfliches Vorgehen

Die Intensivbehandlung der Präeklampsie-Eklampsie erfordert eine enge und lückenlose Zusammenarbeit zwischen Intensivmedizinern und Geburtshelfern.

- Bei schwerer Präeklampsie-Eklampsie wird die Entbindung in der Regel nach einer 12-stündigen Beobachtungsphase eingeleitet
- In dieser Phase werden Elektrolytstörungen ausgeglichen und die Urinausscheidung sowie die Atem- und Herz-Kreislauf-Funktion stabilisiert
- Lässt sich die Diurese nur mit Diuretika aufrechterhalten, wird die Schwangerschaft innerhalb von 4 h beendet

---

Pflege im Fokus
- Die Patientin in einer ruhigen Umgebung abschirmen. Stress und Aufregung können Krämpfe auslösen und müssen strikt vermieden werden
- Notfallausrüstung und Notfallmedikamente, einschließlich Antikonvulsiva, Kalziumglukonat (als Magnesiumantidot) und Anästhetika bereitstellen
- Atmung, Herz-Kreislauf-Funktion, Bewusstsein, Urinausscheidung und die Reaktion auf die medikamentöse Therapie sorgfältig überwachen
- Jederzeit auf plötzliche Krampfanfälle vorbereitet sein und die Frühwarnzeichen beachten
- Komatöse Patientinnen besonders sorgfältig neurologisch überwachen
- Wachen Patientinnen den Kontakt mit dem Neugeborenen ermöglichen

42.2 HELLP-Syndrom

- Schwerwiegende bis lebensbedrohliche Variante der Präeklampsie

— **Zeichen:** Schmerzen im rechten Oberbauch
weitere mögliche Zeichen: Kopfschmerzen, Übelkeit, Erbrechen, Sehstörungen, Ikterus

— **Diagnostische Kennzeichen:**
  – H: „Hemolysis", d. h. Hämolyse
  – EL: „Elevated Liver Enzymes", d. h. bzw. Anstieg der Transaminasen
  – LP: „Low Platelets" , d. h. Abfall der Thrombozyten (Thrombozytopenie <100 G/l)

⊙ — Bei schwerem HELLP-Syndrom mit DIC und Verbrauchskoagulopathie muss die Schwangerschaft sofort beendet werden.

▪ **Komplikationen beim HELLP-Syndrom**
— Plazentalösung
— Leberruptur
— Hirnblutungen
— Nierenversagen
— Lungenödem

▪ **Therapie**
— Intensivüberwachung und -behandlung
  ▶ Abschn. 42.1.2
— Bei Gerinnungsstörungen: Frischplasma, Gerinnungsfaktoren, AT III oder Thrombozytenkonzentrate.
— Bei **Oberbauchschmerzen** unbedingt an Leberruptur oder subkapsuläre Leberhämatome denken und mit Sonographie abklären

Akute Vergiftungen

Inhaltsverzeichnis

© Springer-Verlag GmbH Deutschland, ein Teil von Springer Nature 2022
R. Larsen, *Wissens-Check Intensivmedizin für die Fachpflege*,
https://doi.org/10.1007/978-3-662-65062-2_43

43

43.1   In Kürze

■ **Aufnahme des Giftes**
- Oral: häufigste Form
- Perkutan
- Per Inhalation

43.1.1   Klinisches Bild

- Eine sehr große Zahl an Substanzen wirkt toxisch, entsprechend vielfältig sind die Vergiftungserscheinungen
- Bestimmte Substanzen bewirken toxische Syndrome

43.1.1.1   Toxische Syndrome
Typische Symptomenkombination, aus der aber das auslösende Gift nicht eindeutig identifiziert werden kann

■ **Narkotisches Syndrom**
- **Kennzeichen**: Somnolenz oder Koma, Hypoventilation, niedriger Blutdruck und Miosis
- **Auslöser**: Hypnotika, Anästhetika, Opioide und Alkohol

■ **Sympathikomimetisches Syndrom**
- **Kennzeichen**: Exzitation, Tachykardie, Blutdruckanstieg, Krämpfe
- **Auslöser**: Kokain, Amphetamin, LSD, Koffein oder Theophyllin

■ **Anticholinerges Syndrom**
- **Kennzeichen**: trockene, warme Haut, Hyperthermie, Tachykardie, weite Pupillen und Halluzinationen
- **Auslöser**: Belladonna-Alkaloide (z. B. Tollkirschen), Pilztoxine und Antidepressiva

■ **Cholinerges Syndrom**
- **Zeichen**: Bradykardie, Miosis, gesteigerte Bronchialsekretion, Hyperperistaltik des Magen-Darm-Traktes, Durchfälle und Muskelfibrillationen

- **Auslöser**: Pflanzenschutzmittel, Azetylcholin, Pilztoxine

43.1.2   Diagnose

- Klinisches Bild
- Direkter Giftnachweis

■ **Toxikologisches Screening**
Bei Verdacht zunächst systematische toxikologische Analyse (STA) der wichtigsten Arzneimittel und toxischen Substanzen:
- Barbiturate
- Benzodiazepine
- Methaqualon
- Ethanol
- Opioide
- Amphetamine
- Drogen
- Phenzyklidin

■ **Basislaborwerte**
Zusätzlich zum Giftnachweis:
- Blutbild
- Gerinnungsstatus und Thrombozytenzahl
- Blutzucker
- Serumelektrolyte
- Serumkreatinin und -harnstoff
- Urinsediment
- Blutgasanalyse und Säure-Basen-Parameter: metabolische Azidose bei verschiedenen Noxen
- Leberenzyme
- Ammoniak
- Laktat
- Cholinesterase: bei Verdacht auf Alkylphosphat- oder Carbamatinsektizid, einen Nervenkampfstoff

43.1.3   Therapie

- Wiederherstellung und Sicherung Herz-Kreislauf-Funktion und der Atmung

- Sicherung der Atemwege und Schutz vor pulmonaler Aspiration
- Elimination des Giftes

43.1.3.1 Elimination des Giftes

■ Primäre Giftelimination

Wenn das **Gift** sich **noch im Magen-Darm-Trakt** befindet:

- Endoskopie: bei verklumpten Arzneistoffen, z. B. Carbamazepin
- Einmalige Zufuhr von Aktivkohle: 100 g in 1 l Wasser gelöst oder 2 Flaschen Ultracarbon
- Provoziertes Erbrechen: Trinken von Ipecacuanha-Sirup 20–30 ml, gefolgt von 100–200 ml Wasser oder Saft. Nur bei speziellen Indikationen anwenden
- Magenspülung: nicht routinemäßig; nur bei lebensbedrohlicher Giftaufnahme und nur in der ersten Stunde. Bewusstlose vorher intubieren

■ Sekundäre Giftelimination

Wenn das **Gift bereits resorbiert** worden und ins Blut gelangt ist:

- Forcierte Diurese
- Hämodialyse
- Hämoperfusion
- Plasmaseparation
- Plasmaperfusion
- **Extrakorporale Entgiftungsverfahren**: nur, wenn folgende Symptome bestehen:
  - Koma ohne Reaktion auf Schmerzreize
  - Kreislaufinsuffizienz und respiratorische Insuffizienz
  - Schwere EEG-Veränderungen

■ Alkalische Diurese

- Wird durch Zufuhr von Natriumbikarbonat ausgelöst
- Dadurch Ausscheidung des Gifts mit dem Urin
- Wird nur noch bei Intoxikationen mit Chlorphenoxycarbonsäuren angewendet

43.1.3.2 Antidote

Gebräuchliche Antidote sind u. a.:

- Alkylphosphatintoxikation: Atropin
- Blausäurevergiftung: Amylnitrit oder DMAP, Natriumthiosulfat
- Methanolvergiftung: Fomezipol oder Ethanol oral oder per Infusion
- Opioidvergiftung: Naloxon (Narcanti)
- Benzodiazepine: Flumazenil
- Paracetamol: Acetylcystein
- Neuroleptika: Biperiden
- Magnesiumsulfat: Terfenadin, Aconitin
- Methämoglobinbildner: Toloniumchlorid

43.2 Spezielle Vergiftungen

43.2.1 Ethanol

- Häufigste Vergiftung, die zu stationärer Behandlung führt
- Blutspiegel von über 3 ‰ sind lebensbedrohlich. Alkoholiker tolerieren oft höhere Konzentration.
- Die Ausscheidung ist nicht beeinflussbar.

■ Symptome

Abhängig von der Blutkonzentration:

- Erregung, Schlaf, Narkose
- Erstickung
- Hautrötung
- Abfall der Körpertemperatur durch periphere Vasodilatation
- zentrale Atemdepression.

■ Erstbehandlung

- Sicherung von Atemwegen und Atmung
- Wärmeschutz
- Magenspülung (bei nicht vollständiger Resorption)
- Bei Erregung: Benzodiazepine i. v.; Cave! Atemdepression

43

- **Intensivbehandlung**
- Bei respiratorischer Insuffizienz: kontrollierte Beatmung
- Behandlung der Hypothermie
- Prophylaxe pulmonaler Komplikationen

43.2.2 Methanol (Methylalkohol)

- Methanol wird im Körper zu Formaldehyd und Ameisensäure metabolisiert
- Metabolische Azidose
- Tödliche Dosis beträgt etwa 50 g.

- **Symptome**
- Atemnot
- Übelkeit und Erbrechen
- Sehstörungen, Erblindung

- **Erstbehandlung**
- Magenspülung und Aktivkohle
- Infusion von Ethanol (!) in 2 %iger Lösung bis 1 ‰ Blutspiegel. Hierdurch wird die Bildung von Formaldehyd und Ameisensäure gehemmt

- **Intensivbehandlung**
Bei schweren Vergiftungen: Hämodialyse

43.2.3 Schlafmittel und Tranquilizer

- **Schlafmittel:**
  - Häufig in suizidaler Absicht eingenommen
  - Wirken in höheren Konzentrationen narkotisch
  - Führen zu zentraler Atemdepression und Herz-Kreislauf-Schock sowie zur Hypovolämie durch Flüssigkeitsausstrom in den extravasalen Raum
- **Tranquilizer:**
  - Bewirken nur selten eine Atemdepression oder einen Kreislaufschock
  - Bewusstseinsstörung weniger stark ausgeprägt als bei Schlafmitteln

- **Erstbehandlung**
- Sicherung der Atemwege und der Atmung
- Magenentleerung, Aktivkohle, salinische Abführmittel
- Bei Bromkarbamidvergiftung: mechanische Zerkleinerung der Konglomerate durch ein Gastroskop

- **Intensivbehandlung**
- Kontrollierte Beatmung mit PEEP
- Schockbehandlung durch Volumenersatz und Zufuhr von Dopamin
- Bei schweren Vergiftungen venovenöse Hämoperfusion zur Beschleunigung der Giftelimination; die forcierte Diurese ist wenig wirksam (Ausnahme: lang wirkende Barbiturate) und nicht ungefährlich, weil leicht Wasser in der Lunge eingelagert wird

43.2.4 Trizyklische Antidepressiva und Antipsychotika

Auch diesen Vergiftungen liegt häufig eine suizidale Absicht zugrunde.

- **Symptome**
- **Antidepressivavergiftung**
  - Bewusstseinstrübung bis zum Koma, evtl. mit Atemdepression
  - Krampfanfälle
  - Atropinartige Wirkungen: lichtstarre weite Pupillen, rote, trockene Haut, Temperaturanstieg, Halluzinationen
  - Herzrhythmusstörungen
  - Blutdruckanstieg oder Blutdruckabfall
- **Antipsychotikavergiftung**
  - Bewusstseinstrübung bis zum Koma, evtl. mit Atemdepression
  - Extrapyramidale Störungen: Tremor, Rigor, Grimassieren, Dyskinesien (Bewegungsstörungen)

- **Erstbehandlung**
- Magenentleerung, Aktivkohle, salinische Abführmittel
- Infusion von molarem Natriumbikarbonat zur Membranstabilisierung
- Bei Herzrhythmusstörungen: Versuch mit β-Blockern oder Phenytoin
- Bei Krämpfen: Benzodiazepin i. v.

- **Intensivbehandlung**
- Bei Hypotonie: Volumenzufuhr, Vasopressoren, z. B. Angiotensin; keine Katecholamine, da sie ventrikuläre Tachyarrhythmien fördern
- Bei schweren Vergiftungen: transvenöser Schrittmacher
- Hämodialyse und Hämoperfusion sind nicht wirksam

43.2.5 Opioide

- **Symptome**
- Bewusstseinstrübung
- Zentrale Atemdepression
- Stecknadelkopfgroße Pupillen

- **Erstbehandlung**
- Endotracheale Intubation und Beatmung
- Vorsicht mit Opioidantagonisten (Naloxon bzw. Narcanti) bei Opioidsüchtigen; hierdurch können akute Entzugserscheinungen ausgelöst werden

- **Intensivbehandlung**
- Kontrollierte Beatmung
- Behandlung eines Abstinenzsyndroms mit Psychopharmaka

43.2.6 Insektizide, Alkylphosphate

- **Präparate**
- E 605 forte

- Metasystox R
- Perfekthion

- **Symptome**

Hemmen das Enzym Cholinesterase (indirekte Parasympathikomimetika). Auf der parasympathischen Wirkung beruhen die Zeichen und Symptome, entsprechen denen einer „Azetylcholinvergiftung":

- Enge Pupillen
- Evtl. Bradykardie
- Evtl. Blutdruckabfall
- Bronchokonstriktion
- Lungenödem
- Starker Speichelfluss, gesteigerte Bronchialsekretion
- Erbrechen, Durchfall
- Bauchschmerzen
- Spontaner Urinabgang
- Blutzuckeranstieg
- Metabolische Azidose
- Lähmung der Skelettmuskulatur
- Periphere Atemlähmung bei erhaltenem Bewusstsein
- Koma

- **Erstbehandlung**
- Sicherung der Atemwege und der Atmung
- Magenspülung, Abführmittel, Aktivkohle
- Atropin, anfangs 2–3 mg in 15 min, danach kontinuierlich 2 mg/h

- **Intensivbehandlung**
- Kontrollierte Beatmung mit PEEP
- Lungenpflege
- Atropin per Infusion,
- Toxogonin als Antidot 1- bis 2-mal 250 mg i. v. in den ersten 2–48 h nach der Giftaufnahme
- Schockbehandlung
- Behandlung der metabolischen Azidose
- Wärmeschutz
- Hämoperfusion

43

43.2.7 Herbizide

■ **Präparate**
- Paraquat (z. B. Gramoxone)
- Diquat (z. B. Reglone)

Die Substanzen sind extrem toxisch; die Vergiftung verläuft meist tödlich.

■ **Symptome**
- Anfangsphase symptomlos oder symptomarm
- Lokale Verätzungen
- Bei geringen Dosen
  - Diquat: nach einigen Tagen Niereninsuffizienz und andere vorübergehende Organfunktionsstörungen, danach evtl. Ausheilung
  - Paraquat: irreversible tödliche Lungenfibrose
- Bei hohen Dosen beider Substanzen: rascher Verlauf mit Herz-Kreislauf-Atem-Versagen

■ **Erstbehandlung**
- Sofort: Erbrechen auslösen, Magenspülung, Aktivkohle, Abführmittel, evtl. Darmspülung

■ **Intensivbehandlung**
- Evtl. tägliche Hämoperfusion
- Beatmung mit niedrigen O_2-Konzentrationen, sodass paO_2 um 50–70 mmHg. Sauerstoff fördert die Toxizität von Paraquat und Diquat.

43.2.8 Kohlenmonoxidvergiftung

- Beruht meist auf suizidalem Einatmen von Auspuffgasen
- Unbeabsichtigt und unbemerkt bei Verbrennung mit ungenügender O_2-Zufuhr (z. B. schlecht ziehender Kamin, defekte Heizgeräte, Holzkohlegrills, Brandrauch)

- Kohlenmonoxid besetzt das Hämoglobin, sodass kein Sauerstoff mehr gebunden werden kann
- Wenn mehr als 50 % des Hb mit CO gesättigt, verläuft die Vergiftung tödlich

■ **Symptome**
- Anfangs treten die zerebralen und kardiovaskulären Zeichen der Hypoxie auf
- Ab 20–30 % Hb-CO: Schwindel und Bewusstseinstrübung
- Ab 40–60 % Hb-CO: Koma mit Cheyne-Stokes-Atmung
- Rosa Haut, später blass-livide
- Zeichen des Hirnödems

■ **Erstbehandlung**
- Zufuhr von Sauerstoff in maximaler Konzentration

■ **Intensivbehandlung**
- Bei schwerer Vergiftung: kontrollierte Beatmung mit 100 %igem Sauerstoff und PEEP
- Schockbehandlung
- Ausgleich der metabolischen Azidose
- Behandlung des Hirnödems

43.2.9 Paracetamol

- Eine der häufigsten Ursachen eines akuten Leberversagens

■ **Symptome**
- Schleichender Beginn
- Leberschädigung ist 3–4 Tage nach der Aufnahme der Substanz maximal ausgeprägt

■ **Erstbehandlung**
- Bereits bei Verdacht Zufuhr des Antidots N-Acetylcystein: 150 mg/kgKG über 15 min zur Aufsättigung, dann 70 mg/kgKG in den nächsten 4 h, dann weitere 100 mg/kgKG über 16 h

Serviceteil

© Springer-Verlag GmbH Deutschland, ein Teil von Springer Nature 2022
R. Larsen, *Wissens-Check Intensivmedizin für die Fachpflege*,
https://doi.org/10.1007/978-3-662-65062-2

Stichwortverzeichnis